Bettina Busch
Hilde Schädle-Deininger
Susanne Schoppmann

Psychiatrische Pflege

Krankheitsbilder, Versorgungsstrukturen, Handeln – eine fallorientierte Einführung

2., erweiterte und überarbeitete Auflage

Verlag W. Kohlhammer

2., erweiterte und überarbeitete Auflage 2026

Gesamtherstellung: W. Kohlhammer GmbH, Heßbrühlstr. 69, 70565 Stuttgart
produktsicherheit@kohlhammer.de

Print:
ISBN 978-3-17-045499-6

E-Book-Formate:
pdf: 978-3-17-045500-9
epub: 978-3-17-045501-6

Kohlhammer

Die Autorinnen

Bettina Busch (geb. Nitzschke), B. Sc. Pflege- und Casemanagement, Fachkrankenschwester für Psychiatrie, war in verschiedenen Bereichen der psychiatrischen Pflege tätig und ist nun als Gesundheitskoordinatorin in einem Gesundheitsamt tätig.

Hilde Schädle-Deininger, Dipl. Pflegewirtin (FH), Lehrerin für Pflegeberufe, Fachkrankenschwester in der Psychiatrie, Fachautorin; war in verschiedenen Bereichen der psychosozialen Versorgung und in der Lehre tätig.

Susanne Schoppmann, Dipl. Pflegewirtin (FH), Fachkrankenschwester für psychiatrische Pflege, Dr. rer.medic.; war in verschiedenen Bereichen und Funktionen der psychiatrischen Pflege und als Pflegewissenschaftlerin in der Lehre und der Praxisentwicklung tätig.

Inhalt

Vorwort

Die überarbeitete Auflage dieses Buches soll einen Ein- und Überblick in die psychiatrische Pflege vermitteln sowie in das Arbeitsfeld einführen und neugierig auf die psychosoziale Versorgung machen. Es richtet sich an Auszubildende der Pflege in den unterschiedlichen Bildungsgängen. Ein Kernstück pflegerischer Arbeit ist der Pflegeprozess, der sich je nach Situation verschieden gestaltet und Konzepte bzw. Hilfsmittel mit einbindet.

Pflege als Beruf enthält per se schon eine große Vielfalt an Möglichkeiten, doch die psychiatrische Pflege nimmt hier einen besonderen Stellenwert ein. Nirgends sonst gibt es so viele interessante Geschichten, so viele unerwartete Begegnungen, so unterschiedliche Lebensentwürfe und so viele Anlässe, um über das Leben an sich aber auch über sich selbst nachzudenken.

In diesem Buch werden auch einige Aspekte angesprochen, die noch im Umsetzungsprozess sind, wie z. B. die Umstellung von ICD 10 auf ICD 11 (bis 2027). In den Fallbeispielen kommen ganz unterschiedliche Perspektiven, Betrachtungsweisen und Gesichtspunkte zum Tragen.

Für uns ist und bleibt psychiatrische Pflege ein spannendes und bereicherndes Arbeitsfeld, wofür wir Kolleg*innen begeistern möchten!

Bettina Nitzschke, Hilde Schädle-Deininger und Susanne Schoppmann

Januar 2025

I Basics

1 Allgemeine Einführung

In dieser Einleitung werden wichtige Teilaspekte zur Psychiatrie und psychiatrischen Pflege beschrieben. Sie dienen dazu, die Komplexität pflegerischen Handelns in diesem Fachgebiet zu verdeutlichen und eine Grundlage zu schaffen. Das psychiatrisch-psychosoziale Handlungsfeld kann während der Ausbildung nur punktuell kennengelernt werden, ebenso wie die sehr unterschiedlichen Erscheinungsformen und Ausprägungen psychischer Krisen, Störungen, Erkrankungen und deren Verlaufsformen. Deshalb ist es umso wichtiger, sich darauf einzulassen, neugierig zu sein und dann, wenn Psychiatrische Versorgung als längerfristiges Arbeitsfeld gewählt wird, dieses Wissen durch Fort- und Weiterbildung zu vertiefen und zu ergänzen.

Die Aufgaben professioneller Pflege im Fachgebiet der Psychiatrie sind sehr vielfältig und umfassend, da sie in den gesamten Versorgungsbereich, sowohl stationär und teilstationär als auch ambulant und komplementär/Umfeld-bezogen, eingebunden sind und sehr unterschiedliche Lebenssituationen sowie individuelle Ausgangspositionen betreffen. Die Disziplin *Psychiatrie* befasst sich mit der Vorsorge, Diagnostik, Therapie, Rehabilitation und Nachsorge von mentalen, emotionalen und verhaltensbezogenen Erkrankungen in ihrer Gesamtheit. Das heißt, dass sich dieses Arbeitsgebiet mit dem Denken, Fühlen und Wollen eines von einer psychischen Krise, Störung und/oder Erkrankung betroffenen Menschen beschäftigt und auseinandersetzt.

Die Begrifflichkeiten sind je nach Betrachtung unterschiedlich eingeführt und gewichtet. Beispielsweise wird als Erkrankung eine Störung der normalen psychischen oder physischen Funktionen bezeichnet, die ein Ausmaß erreicht hat, welches das Wohlbefinden und die Leistungsfähigkeit einer Person objektiv oder subjektiv wahrnehmbar negativ auf verschiedene Art und Weise beeinflusst. Deshalb ist eine individuelle Auseinandersetzung mit den gängigen Begriffen von Zeit zu Zeit für den eigenen Standpunkt sinnvoll bzw. erforderlich.

Die derzeit gültigen psychiatrischen Klassifikationssysteme sprechen nicht von psychischen Krankheiten, sondern von Störungen. Psychische Störungen können sich durch viele unterschiedliche Symptome äußern. Deshalb werden grundsätzlich alle psychischen Erkrankungen als psychische Störungen bezeichnet, die beträchtliche Abweichungen vom Verhalten und/oder Erleben seelisch gesunder Menschen aufweisen. Das umfasst sowohl das Fühlen und Denken als auch das Handeln der einzelnen Person.

Das Hauptziel einer psychiatrischen Diagnose ist laut Mental Health Europe, die Kommunikation zwischen Gesundheitsexpert*innen untereinander zu fördern und zu ermitteln, welche Behandlungs- und Betreuungsform möglicherweise am besten geeignet ist.

Begriffsklärungen

Da die Felder der *Psychotherapie* und *Psychiatrie* eng miteinander verknüpft sind, hier einige Begriffsklärungen:

Psychotherapeutische Ansätze sind in allen Bereichen der psychosozialen Versorgung zu finden. Es handelt sich um Therapieverfahren, die auf psychoanalytischen Grundlagen beruhen und unterschiedliche Ansätze haben: tiefenpsychologische, verhaltenstherapeutische und humanistische. Die *Psychoanalyse,* von Breuer und Freud gegründet, beruht auf dem Konzept des dynamischen Unbewussten. Die *Psychologie* beschäftigt sich mit dem Erleben und Verhalten von Menschen. Ein Teilgebiet ist die *klinische Psychologie,* die sich mit der Persönlichkeitsdiagnostik, psychologischer Beratung (auch in Krisensituationen) und der Behandlung von psychischen Störungen/Erkrankungen befasst. Die *Sozialpsychiatrie* hat die gesellschaftlichen und familiären Entstehungsbedingungen und Behandlungsmöglichkeiten von psychischen Erkrankungen/Krisen im Blick, verbunden mit einer entsprechenden Grundhaltung, beispielsweise die zwischenmenschlichen Beziehungen aber auch Arbeits- und Wohnverhältnisse sowie die psychosoziale Versorgung. *Systemische Denkmodelle* versuchen kontinuierlich die Interaktion menschlicher Prozesse und deren Verhältnis zur Außenwelt abzubilden und sind zeitweise, vor allem in den 1970er Jahren vorwiegend bei Paaren, Familien und Gruppen angewendet worden. Inzwischen werden diese Methoden auch in der Einzeltherapie eingesetzt und finden Eingang im Alltag psychosozialen Handelns.

Die zahlreichen Aufgaben der Psychiatrie haben zu Spezialisierungen geführt. Die *Kinder- und Jugendpsychiatrie* ist ein eigenes Teilgebiet und umfasst die Schnittstellen zwischen Psychiatrie, Kinder- und Jugendhilfe, Kinderheilkunde sowie Entwicklungspsychologie. Die *Gerontopsychiatrie* oder Alterspsychiatrie ist ein weiterer Schwerpunkt, der sich mit psychischen Störungen im Alter befasst, seien es Depressionen oder Psychosen, aber auch altersbedingte Phänomene und Demenzerkrankungen. Die *Psychosomatik* befasst sich mit den psychischen Erkrankungen, die körperliche Veränderungen und Symptome hervorrufen bzw. körperlichen Erkrankungen, die seelisch mitbedingt sind. Hier wird in der Regel mit psychotherapeutischen Methoden behandelt. Die Forensische Psychiatrie ist ein Teilbereich der Psychiatrie und an der Schnittstelle von Justiz und Psychiatrie angesiedelt. Ihr Aufgabengebiet umfasst die Begutachtung, Diagnostik und Behandlung von Menschen, die im Zusammenhang mit einer psychischen Störung eine Straftat begangen haben. Kommt das Gericht zu dem Urteil, dass diese Menschen teilweise oder vollständig schuldunfähig sind, werden sie in der Regel im Maßregelvollzug (Forensik) behandelt.

Heilpädagogische Bereiche befassen sich mit Menschen mit geistiger Behinderung, Der Bereich betreut die Gruppe von Betroffenen, die spezielle psychiatrische, psychologische und pädagogische Hilfen benötigen. Dieser psychosoziale Sonderbereich soll einen Lern- und Handlungsrahmen schaffen, den Menschen mit geistiger Behinderung verstehen und auf die spezifischen Bedürfnisse, Fähigkeiten, Grenzen und Möglichkeiten eines in einer psychischen Krise befindlichen geistig behinderten Menschen ausgerichtet sind. Eine zentrale Informationsquelle ist die Bundesvereinigung Lebenshilfe e. V.

Das Robert Koch-Institut (RKI – ein Geschäftsbereich des Ministeriums für Gesundheit) betont, dass psychische Gesundheit eine wesentliche Voraussetzung für Lebensqualität, Leistungsfähigkeit sowie soziale Teilhabe ist. Beeinträchtigungen der psychischen Gesundheit sind weit verbreitet und reichen von leichten Einschränkungen des seelischen Wohlbefindens bis zu schweren psychischen Störungen. Sie gehen mit erheblichen individuellen und gesellschaftlichen Folgen einher und beeinflussen das Gesundheitsverhalten und die körperliche Gesundheit. Das RKI geht aufgrund der weiten Verbreitung davon aus, dass insbesondere Depressionen, Angststörungen, Sucht- und Demenzerkrankungen eine große Public-Health-Relevanz (Gesundheit der Bevölkerung) haben.

1.1 Pflegerisches Gesundheits- und Krankheitsverständnis

> »Psychiatrische Symptome zu entwickeln ist der Versuch der Betroffenen, sich vor einer unerträglich gewordenen Situation zu schützen. Damit haben Symptome die Funktion, die Patient*innen zu entlasten, sie von Verantwortung freizusprechen, Rückzug zu ermöglichen oder tabuisierte Wünsche ausdrücken zu lassen. Art und Inhalt der Symptome haben folglich eine Bedeutung, die sich nur aus dem Lebenszusammenhang und der Persönlichkeit der Betroffenen heraus verstehen lassen« (Schädle-Deininger/Villinger 2014, S. 34).

Die Auseinandersetzung damit, was für den einzelnen Menschen, auch für professionell Helfende, psychisch krank oder psychisch gesund bedeutet, ist wesentliche Voraussetzung für die Betrachtungsweise und die damit verbundenen Hilfen in der alltäglichen psychosozialen Arbeit. Das pflegerische Handlungsmodell von psychischer Erkrankung geht davon aus, dass Gesundheitsprobleme den einzelnen Menschen daran hindern, die eigenen Bedürfnisse zu befriedigen. Die vorhandenen Ressourcen, die jeder Mensch trotz einer Erkrankung zur Verfügung hat, werden genutzt, um ein größtmögliches Wohlbefinden zu erreichen. Anders ausgedrückt: Der pflegerische Blick richtet sich auf die Vulnerabilität (Verletzlichkeit, Dünnhäutigkeit), die damit verbundenen Risiken und die daraus resultierenden menschlichen Reaktionen; Pflege bedeutet hier, den Menschen mit Fürsorge zu begleiten und zu betreuen. Es ist sicher sinnvoll, wenn neben dem pflegerischen Modell auch andere Krankheitsmodelle mit zum Tragen kommen, wie das soziale, medizinische, Kommunikationsmodell oder das zwischenmenschliche, aber auch das psychoanalytische oder Verhaltensmodell.

Soziales Modell

Das *soziale Modell* stellt die sozialen Bedingungen in Familie und Umfeld in den Mittelpunkt. Ein Mensch, der unter Armut, familiärer Instabilität und/oder dem Verlust bestimmter Fähigkeiten leidet, erwirbt weniger Möglichkeiten mit Stress fertig zu werden und sich an neue Lebensbedingungen anzupassen.

Medizinisches Modell

Das *medizinische Modell* beschreibt Krankheitssymptome, stellt eine Diagnose, sucht nach körperlichen Ursachen der Erkrankung, bekämpft sie oder ihre Symptome, z. B. mit medikamentöser Therapie, und strebt Heilung an.

Kommunikationsmodell

Das *Kommunikationsmodell* deutet Verhaltensweisen als geglückte oder missglückte Versuche von Einzelnen, einer anderen Person etwas mitzuteilen. Die Botschaften können verschlüsselt oder verzerrt sein, die Kommunikationswege indirekt. Wenn abweichendes Verhalten schwerpunktmäßig unter der Fragestellung betrachtet wird, was die Patient*innen mit welchen Mitteln mitteilen möchten, kann das eigene Handeln direkt daraus abgeleitet werden, sofern die jeweilige Biografie und persönliche Zielvorstellungen bekannt ist.

Zwischenmenschliches Modell

Das *zwischenmenschliche Modell* beschreibt abweichendes Verhalten als Ergebnis von mangelndem Selbstwertgefühl, das sich in der Sozialisation der Betroffenen nur ungenügend entwickelt hat. Die Betroffenen leiden in allen sozialen Situationen, ob in einer Zweierkonstellation oder in einer Gruppe von Menschen, unter der Angst, zurückgewiesen zu werden, und sind in allen zwischenmenschlichen Kontakten unsicher.

Psychoanalytisches Modell

Das *psychoanalytische Modell* interpretiert Krankheitssymptome als ungeeignete Mittel der Patient*innen, eine aktuelle Konfliktsituation zu beherrschen. Die Betroffenen brauchen für die Aufrechterhaltung ihrer Abwehrmechanismen so viel Energie, dass ihnen zur sinnvollen Problemlösung zu wenig Kraft übrigbleibt.

Verhaltensmodell

Das *Verhaltensmodell* geht davon aus, dass jegliches Verhalten erlernt wird und deshalb wieder verlernt werden kann. Jedes Verhalten, ob erwünscht oder unerwünscht, wird durch positive und negative Verstärker zur Gewohnheit. Zum Beispiel wird abweichendes Verhalten von Patient*innen aufrechterhalten, wenn dies die Angst reduziert. In diesem Zusammenhang gilt es gemeinsam herauszufinden, welche anderen Möglichkeiten die Patient*innen haben, mit ihrer Angst umzugehen.

Pflegerisches Modell

Das *pflegerische Modell* betrachtet in erster Linie, wie ein Mensch mit seinen Gesundheitsproblemen umgeht, welche Ressourcen ihm trotz Krankheit zur Verfügung stehen und wie sie eingesetzt werden können, um seine Bedürfnisse zu befriedigen.

Je nach Störung können wir Patient*innen eher mithilfe des analytischen Modells verstehen, andere vor den Hintergrund des sozialen und bei wieder anderen, wird unser Handeln vom pflegerischen Modell bestimmt. Das heißt wir arbeiten immer mit mehreren Modellen (Schädle-Deininger/Villinger 2014, S. 27 f.).

Psychisch zu erkranken kann jeden von uns treffen, daher ist es wichtig, sich reflexiv der eigenen Anteile von »Depressiv-Sein«, »Überdreht-Sein«, »die Arbeit nicht mehr bewältigen«, »sich zurückzuziehen«, »den Lebensmut verlieren« oder »vermehrt das Bedürfnis zu haben, Alkohol zu trinken« bewusst zu sein.

Welche Hilfe würde ich annehmen, welche Widerstände würde ich haben und welcher Therapie würde ich zustimmen können?

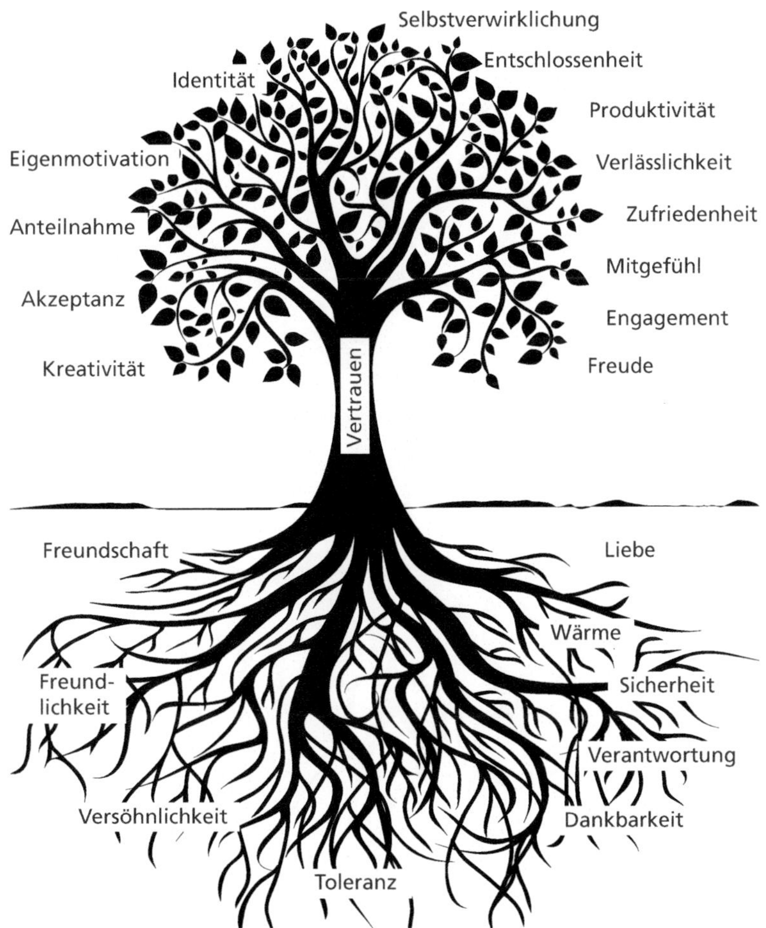

Abb. 1.1: Der Baum der seelischen Gesundheit (nach Perko/Kreigh 1988, in Schädle-Deininger/Villinger 2014, S. 36 f., Übersetzung Ulrike Villinger)

Wenn wir dann zudem davon ausgehen, dass in jeder Krise, in jeder Erkrankung, die Chance liegt, zu lernen, sich selbst besser zu verstehen, zu reifen, aber auch manchmal an den Anforderungen zu scheitern, dann wird uns deutlich, dass trotz allen beobachtbaren Krankheitszeichen jede psychische Erkrankung anders und von der persönlichen Entwicklung geprägt ist und deshalb jeder Weg aus der Erkrankung heraus oder mit ihr zu leben, individuell erlebt und gestaltet werden muss.

Vor diesem Hintergrund wird deutlich, dass die Übergänge von psychischer Gesundheit und psychischer Erkrankung fließend und häufig nicht so deutlich zu benennen oder zu erkennen sind. Eine Annäherung kann das Baummodell der seelischen Gesundheit und das Baummodell der seelischen Krankheit aus Perko/Kreigh (1988, in Schädle-Deininger/Villinger 2014, S. 36 f., ▶ Abb. 1.1 und ▶ Abb. 1.2) liefern. Diese Modelle stellen Gegenpole dar, wie sie in der Wirklichkeit so eindeutig in der Regel nicht vorkommen, jedoch die Verwobenheit und Komplexität demonstrieren.

Abb. 1.2: Der Baum der seelischen Krankheit (nach Perko/Kreigh 1988, in Schädle-Deininger/Villinger 2014, S. 37 f., Übersetzung Ulrike Villinger)

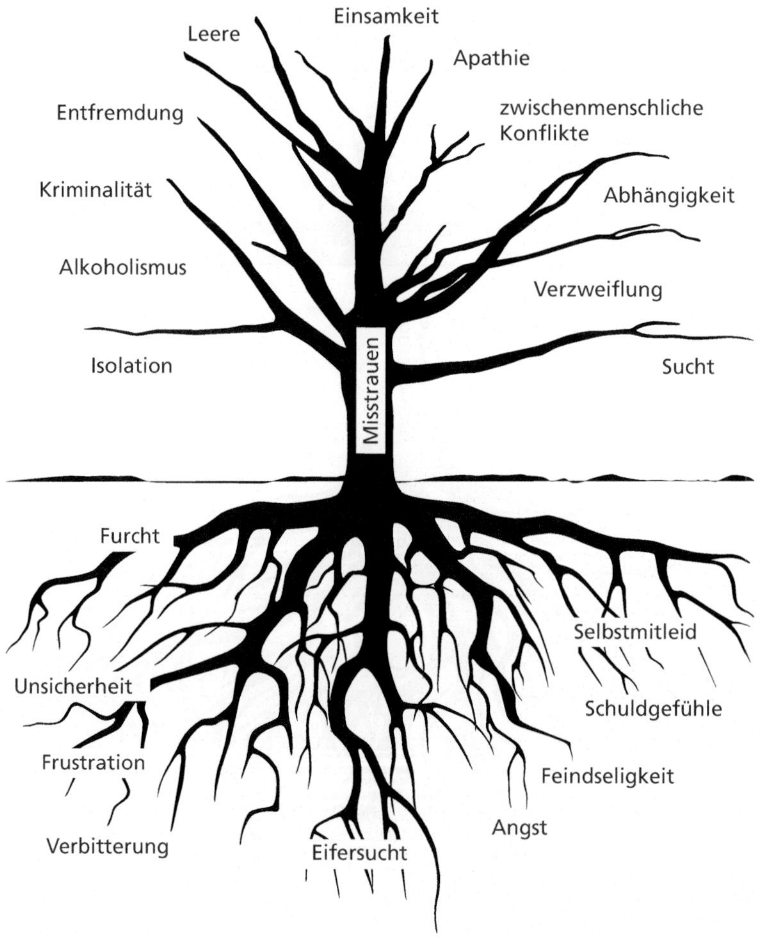

Psychische oder seelische Erkrankung bezeichnet veränderte oder krankhafte Störungen in der Erlebnisverarbeitung, in der Wahrnehmung, im Verhalten, in den sozialen Beziehungen oder auch in veränderten seelisch bedingten Körperfunktionen. Diese Störungen sind durch die Betroffenen selbst nicht mehr zu steuern oder zu beeinflussen, die bisherigen Mechanismen der Bewältigung greifen nicht mehr.

Es wird davon ausgegangen, dass psychische Erkrankungen multifaktoriell (z. B. psychisch, physisch, sozial, kulturell etc.) bedingt sind. Je nach wissenschaftlicher Richtung wird das eine oder andere mehr betont werden. Es ist jedoch unstrittig, dass mehrere Faktoren zusammentreffen müssen.

Allgemeine zentrale beobachtbare Störungen, die bei den meisten psychischen Erkrankungen in unterschiedlicher Intensität auftreten, sind:

- *Ich-Schwäche* oder schwach ausgeprägte Identität, die dazu führt, dass der betroffene Mensch unter dem Widerspruch seiner ambivalenten Gefühle leidet und zerrieben wird.
- *Gestörte Beziehungsfähigkeit* bedeutet, dass bei vielen psychisch erkrankten Menschen die Fähigkeit, Kontakt zu Mitmenschen aufzunehmen und Beziehungen tragfähig fortzuführen, nicht gegeben ist.
- *Mangelnde Konfliktfähigkeit* bedeutet, dass notwendige Handlungsstrategien, um Konflikte zu lösen, fehlen, dadurch werden Konflikte oft angehäuft.
- *Gering ausgeprägte Frustrationstoleranz* bedeutet im Zusammenhang mit psychischer Erkrankung, dass, wenn Wünsche nicht erfüllt werden, die Betroffenen sich abgelehnt fühlen, sich zurückziehen oder sich selbstschädigend verhalten.
- *Mangelnde soziale Kompetenz* bedeutet eingeschränkte bis »verloren gegangene« Fähigkeiten in den Alltagsfertigkeiten, den alltäglichen Abläufen und Anforderungen. Dies schränkt die Mobilität ein und reduziert die sozialen Kontakte.
- Die *Stressreaktion* ist bei psychisch erkrankten Menschen ausgeprägt, und führt zu empfindlichen Reaktionen, es fehlt häufig die Fähigkeit, Wichtiges von Unwichtigem zu unterscheiden, Erschöpfung tritt schneller ein und hält länger an usw.

Die Vulnerabilitäts-Stress-Hypothese (▶ Abb. 1.3) zeigt auf, dass bei allen psychischen Erkrankungen eine besondere Verletzlichkeit oder Dünnhäutigkeit zugrunde gelegt werden kann. Wenn dann zu dieser Verletzlichkeit noch Stressfaktoren hinzukommen, kann eine psychische Krise/Erkrankung entstehen, wenn nicht genügend Schutzfaktoren bzw. Ressourcen zur Abwehr zur Verfügung stehen. Stressfaktoren sind z. B. kritische Lebensereignisse, biologische, psychologische oder soziale Stressoren. Dies zeigt sich in der übergroßen Offenheit für Außenreize und erschwerter Konzentration und beeinflusst den Verlauf im Hinblick auf Wohlbefinden und Gesundung.

Das Vulnerabilitäts-Stress-Modell wird damit verbunden, dass eine psychiatrische Störung einen positive Entwicklung nach sich zieht, wenn der Stress durch die Umwelt reduziert wird.

Abb. 1.3: Vulnerabilitäts-Stress-Modell(Krug 2008)

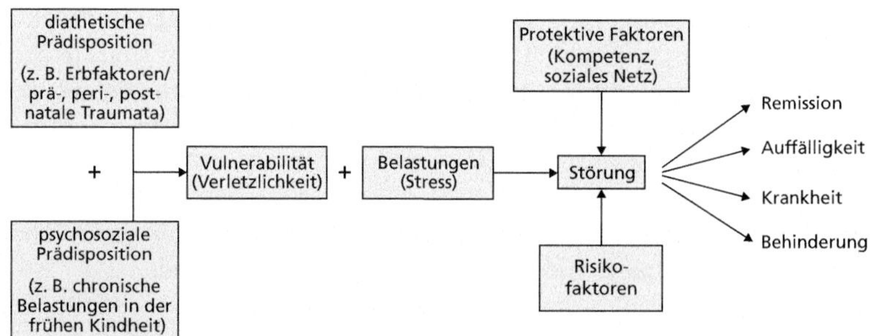

Weiterführende Literaturempfehlung

Ermann, M.; Frick, E.; Kinzel, C.; Seidl, O. (2014): *Einführung in die Psychosomatik und Psychotherapie*. Stuttgart: W. Kohlhammer Verlag.
Hammer, M.; Plößl, I. (2023): *Irre verständlich – Menschen mit psychischer Erkrankung wirksam unterstützen*. Köln: Psychiatrie Verlag.
Heinz, A. (2014): *Der Begriff der psychischen Krankheit*. Berlin: Suhrkamp Verlag.
Hülsmann, I.; Greving, H. (2024): *Menschen mit Behinderung im Krankenhaus - Begleitung und besondere Herausforderungen im stationären Setting*. Stuttgart: W. Kohlhammer Verlag.
Noelle, R. (2015): *Grundlagen und Praxis gerontopsychiatrischer Pflege*. Köln: Psychiatrie Verlag.
Preuß, U.; Stümpfig, S. (2010): *Kinder- und Jugendpsychiatrie: Für Pflege- und Sozialberufe*. München: Elsevier Urban & Fischer Verlag.
Trost, A.; Rogge, S.; Schoppmann, S. (2024): *Menschen im Maßregelvollzug begleiten*. Köln: Psychiatrie Verlag.

1.2 Psychiatrische Versorgungsstrukturen

Die Grundlagen zur Reform der psychiatrisch/psychosozialen Versorgung wurden durch die vom Bundestag einberufene Enquête-Kommission gelegt. Im Ergebnis wurden in den Ausführungen die unwürdigen Zustände in der deutschen Psychiatrie festgestellt und Wege aufgezeigt, Veränderungen herbeizuführen. Der Bericht der Enquête-Kommission zur Lage der Psychiatrie in der Bundesrepublik Deutschland von 1975 legt zur Weiterentwicklung psychiatrischer Versorgung folgende Ziele fest, die in den Grundaussagen noch heute Bestand haben:

- Gemeindenahe Versorgung
- Bedarfsgerechte und umfassende Versorgung aller psychisch Kranken und Behinderten
- Koordination aller Versorgungsdienste
- Gleichstellung von psychisch mit somatisch Kranken

Die *Expertenkommission der Bundesregierung* schloss sich in ihrer Auswertung des Modellprogramms Psychiatrie 1988 diesen Zielen an und orientierte sich an der Grundlage des WHO-Konzepts, Einstufung nach Störungen, der *Klassifikation des ICIDH* (International Classification of Impairment, Disability and Handicap – WHO 2001). Diese Einteilung orientiert sich an dem *Erscheinungsbild* der zugrunde liegenden Erkrankung (z. B. Störung der Wahrnehmung, des Antriebs, der Affektivität, der Konzentration oder Merkfähigkeit). Die *funktionale Einschränkung* beschreibt die Folge der Erkrankung auf der personalen und Verhaltensebene (z. B. berufliche Anforderung, Alltagsbewältigung oder soziale Rollenerfüllung). Die *soziale Beeinträchtigung* ist eine potenzielle Konsequenz aus den beiden vorab genannten Schädigungen (z. B. Verlust von Beziehungspersonen, Diskriminierung, Stigmatisierung, Verlust von Arbeitsplatz und/oder Wohnung oder auch soziale Isolation). 2005 wurde die Einteilung umbenannt in »International Classification of Functioning, Disability and Health (ICF)« – »Internationale Klassifikation der Funktionsfähigkeit, Behinderung und Gesundheit«[1].

Die einzelnen Ebenen sind sicher nicht scharf zu trennen, zeigen jedoch die Folgen einer psychischen Störung oder Erkrankung auf und ermöglichen so eine differenzierte Betrachtungsweise der einzelnen Probleme, um entsprechend flexibel die Hilfsangebote zu gestalten.

Dies bedeutet jedoch auch, dass nicht jede Beeinträchtigung einen hohen Hilfebedarf auslöst, wenn die Ausrichtung an der Förderung der vorhandenen Fähigkeiten erfolgt und sich problemlösungsorientiert gestaltet. Dazu ist eine kontinuierliche, realitätsbezogene Begleitung und Betreuung notwendig, die vom persönlichen Engagement, hoher Fachlichkeit und Verantwortung getragen ist.

Das ICF-Konzept greift auf und beschreibt, was das Gesundheitsproblem im Leben einer Person bewirkt und durch welche Faktoren dies positiv und negativ beeinflusst wird, und nimmt die Kontextfaktoren mit ihren Wechselwirkungen in den Blick.

Am 01. Januar 2022 trat die ICD-11 in Kraft, die eine fünfjährige Übergangszeit zur Umsetzung gewährt. Das Bundesinstitut für Arzneimittel und Medizinprodukte (BfArM) geht davon aus, dass die Evaluierung und Einführung, insbesondere für die Codierung von Krankheiten, diese fünf Jahre beansprucht. In diesem Kontext kommt der individuellen

1 https://www.bfarm.de/DE/Kodiersysteme/Klassifikationen/ICF/_node.html, Zugriff am 21.10.2025.

Ausprägung von Symptomen, besonders bei Persönlichkeitsstörungen, eine wesentliche Rolle zu, um eine Diagnose zu erstellen.[2]

Ein weiterer Aspekt in der Versorgung psychisch erkrankter Menschen sind die Leitlinien der Arbeitsgemeinschaft der Wissenschaftlichen Medizinischen Fachgesellschaften e. V. (AWFM) – Federführung in der BRD: Deutsche Gesellschaft für Psychiatrie, und Psychotherapie, Psychosomatik und Nervenheilkunde e. V. (DGPPN). Die Leitlinien werden kontinuierlich überarbeitet, sie sind in einer Kurz- und Langfassung im Internet herunterzuladen[3].

Übersicht: Auswahl S3-Leitlinien (alphabethisch geordnet)

- S3-Leitlinie: ADHS bei Kindern, Jugendlichen und Erwachsenen
- S3-Leitlinie: Autismus-Spektrum-Störungen im Kindes-, Jugend- und Erwachsenenalter, Teil 1: Diagnostik
- S3-Leitlinie: Autismus-Spektrum-Störungen im Kindes-, Jugend- und Erwachsenenalter, Teil 2: Therapie
- S3-Leitlinie: Behandlung von Angststörungen
- S3-Leitlinie: Borderline-Persönlichkeitsstörung
- S3-Leitlinie: Demenzen
- S3-Leitlinie: Medikamentenbezogene Störungen
- S3-Leitlinie: Posttraumatische Belastungsstörung
- S3-Leitlinie: Psychosoziale Therapien bei schweren psychischen Erkrankungen
- S3-Leitlinie: Rauchen und Tabakabhängigkeit: Screening, Diagnostik und Behandlung
- S3- Behandlungsleitlinie: Schizophrenie
- S3-Leitlinie: Screening, Diagnose und Behandlung alkoholbezogener Störungen
- S3-Leitlinie: Verhinderung von Zwang: Prävention und Therapie aggressiven Verhaltens bei Erwachsenen
- S3-Leitlinie: zur Diagnostik und Therapie Bipolarer Störungen

Leitlinien sollen wesentlich dazu beitragen, dass Patient*innen nach aktuellem Erkenntnisstand versorgt und behandelt werden. Sie geben vorrangig Mediziner*innen Behandlungsempfehlungen, richten sich jedoch auch an Pflegefachpersonen und andere Fachleute im Gesundheitswesen. Relevante Aspekte der Leitlinien sind in den Fallbeispielen aufgenommen.

Um dies alles in der Praxis anzuwenden und zu gewährleisten, ist ein umfassendes Hilfesystem erforderlich, das sowohl den stationären, teilstationären als auch den ambulanten und komplementären Bereich umfasst und in einem Gremium, wie z. B. dem Gemeindepsychiatrischen Verbund

2 Die aktuelle Fassung ist einzusehen unter https://www.bfarm.de/DE/Kodiersysteme/Klassifikationen/ICD/ICD-11/_node.html, Zugriff am 21.10.2025.

3 https://www.dgppn.de/publikationen/leitlinien.html, Zugriff am 21.10.2025.

(GPV), zusammenarbeitet, mit dem Ziel der Sicherstellung bedarfsgerechter Hilfen für alle psychisch erkrankte Menschen in einer Region. Ein GPV ist ein verbindlicher Zusammenschluss von Leistungserbringern (Trägern der ambulanten und stationären Eingliederungshilfe) in einer festgelegten Versorgungsregion. Die verschiedenen Versorgungsbereiche, Betroffene sowie An- und Zugehörige sind in diesem Gremium vertreten. Ziel des GPVs ist, dass Betroffenen benötigte – individuell zugeschnittene – Hilfen in ihrem Lebensumfeld zur Verfügung gestellt werden.

Stationärer und teilstationärer Bereich

Intensiv- und Akutstation	Schwerpunktstationen/ Behandlung krankheitsspezifisch	Rehabilitative Ansätze/Stationen	Spezifische Tageskliniken oder übergreifend
Konzepte der Durchlässigkeit: Stationsäquivalente Behandlung (StäB) Überleitung stationär – ambulant/komplementär			

Ambulanter Bereich

Ambulante (psychiatrische) Pflegedienste (APP, pHKP)	Institutsambulanz	Sozialpsychiatrischer Dienst	Kontakt- und Beratungsstellen	Psychosozialer Dienst	Niedergelassene/r (Fach-) Arzt/Ärztin	Psychologische Psychotherapeuten

Komplementärer Bereich

Wohnheime mit unterschiedlicher Verweildauer	Betreutes Wohnen in unterschiedlicher Betreuungsintensität	Tagesstätten/Tagesstruktur/ Werkstätten, Beschützte Arbeitsbereiche

Aus Sicht des/der Betroffenen

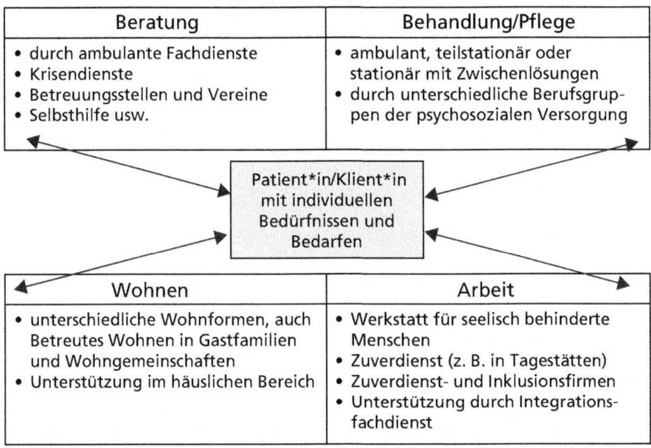

Abb. 1.4: Die Säulen gemeindepsychiatrischer Grundversorgung

Die psychiatrisch-psychosoziale Versorgung von psychisch erkrankten Menschen, vor allem von längerfristig erkrankten, muss sich an den Bedürfnissen der einzelnen betroffenen Menschen und ihrer Angehörigen/ ihrem Umfeld orientieren. Die Versorgungsangebote müssen den vielfältigen Bedürfnissen der einzelnen Person Rechnung tragen und eine große Flexibilität mit zahlreichen anpassungsfähigen Unterstützungsmöglichkeiten aufweisen. Ziel muss die Integration, Inklusion und Teilhabe psychisch erkrankter und behinderter Menschen am öffentlichen und privaten Leben sein.

Transparenz und Übersichtlichkeit bedeuten in diesem Zusammenhang, dass die Organisationsformen sich patienten-/klientenorientiert gestalten, die Hilfen leicht zugänglich sind und der einzelne psychisch erkrankte Mensch gleichberechtigt einbezogen ist. Psychiatrisch/psychosoziale Versorgung muss sich an den chronisch psychisch Erkrankten messen lassen, damit in den Hilfen die notwendige Flexibilität und Fachlichkeit zum Tragen kommen kann.

Kommunale oder gemeindenahe Psychiatrie als Merkmal in der Versorgung, Betreuung und Begleitung von psychisch erkrankten Menschen ist die zentrale Voraussetzung dafür, Erkrankungen dort zu behandeln, wo sie entstehen und wo die betroffenen Menschen leben. Dazu gehört auch, dass die Hilfsangebote vernetzt sind und die anbietenden Dienste eng kooperieren und zusammenarbeiten. Das bedeutet, dass die psychiatrische Versorgung auf einen Einzugsbereich festgelegt ist und eine Versorgungsverpflichtung für die Bürger*innen dieser Region besteht. In gut entwickelten Versorgungsgebieten erstreckt sich die Versorgungsverpflichtung auch auf den komplementären/lebensweltbezogenen und ambulanten Sektor. Grundsätzliche Überlegungen sind der nachfolgenden ► Tab. 1.1 zu entnehmen.

Ein wesentlicher Aspekt in der psychosozialen Versorgung sind die stationären, ambulanten und komplementären Schnittstellen. Beispielsweise umfasst die stationsäquivalente psychiatrische Behandlung (StäB, 2018) eine Behandlung im häuslichen Umfeld durch mobile, ärztlich geleitete multiprofessionelle Behandlungsteams, die das komplexe vollstationäre Angebot beinhaltet. Dazu gehören auch die umfassenden Angebote der ambulanten psychiatrischen Pflege in allen außerstationären Bereichen, die zum Ziel hat, dass psychisch beeinträchtigte Personen im Rahmen ihrer Möglichkeiten in ihrer häuslichen Umgebung leben und dabei unterstützt werden, ihr Leben selbst und so autonom wie irgend möglich zu gestalten.

Mit den bisher angeklungenen Veränderungen und Entwicklungen hat sich viel in der psychiatrisch-psychosozialen Versorgungslandschaft bewegt. Es ist an der Zeit zu überprüfen, inwieweit eine erneute Bestandsaufnahme dazu beitragen würde, um beispielsweise Selbstbestimmung, Partizipation, rechtsübergreifende Aspekte oder auch Risikogruppen in Konzepten mehr zu verankern und Forschungen anzustoßen.

Tab. 1.1: Kriterien und Grundsätze einer Gemeindepsychiatrie (Schädle-Deininger 2006, S. 196 f.)

Merkmal	Auswirkung	Bemerkung
Gemeindeintegration ist oberster Grundsatz	Die Verantwortung für die psychiatrische Versorgung wird von der Länderebene auf die Gemeindeebene zurückverlagert. Seelische Schwierigkeiten und Krankheiten werden dort bearbeitet, wo sie entstehen und gelebt werden; in der Stadt, in der	Die Gefahr bei immer geringeren finanziellen Mitteln steigt, dass auf Gemeindeebene im Kampf um die Mittel die psychiatrische Versorgung zum Spielball wird.

Tab. 1.1: Kriterien und Grundsätze einer Gemeindepsychiatrie (Schädle-Deininger 2006, S. 196 f.) – Fortsetzung

Merkmal	Auswirkung	Bemerkung
	Gemeinde/Kommune, am Arbeitsplatz, in der Familie.	
Sektorisierung mit Versorgungsverpflichtung	Ein Sektor (Versorgungsgebiet) umfasst 100.000 bis 150.000 Einwohner (lt. Expertenkommission). Alle Menschen, die psychiatrische Hilfen in Anspruch nehmen, müssen ein entsprechendes Angebot in ihrem Sektor (Versorgungsgebiet) vorfinden. Das gilt insbesondere für schwer kranke und schwierige Patienten.	Bisher ist der stationäre Bereich weitgehend zur Versorgung verpflichtet. Der ambulante und komplementäre Dienst ist in vielen Versorgungsgebieten nicht als ein vernetztes umfassendes Angebot einbezogen.
Selbsthilfe geht vor Fremdhilfe	Das gilt für den einzelnen Menschen, die Familie, die Nachbarschaft, die natürliche Umwelt und die Gemeinde.	Beratung und Unterstützung des Umfelds fallen aus den Finanzierungsmöglichkeiten der Einrichtungen weitgehend oder ganz heraus.
Prävention geht vor Behandlung	Die Patienten werden möglichst frühzeitig mit ihren Schwierigkeiten konfrontiert. Ziel ist es, ihre Unabhängigkeit von Betreuung so schnell wie möglich zu erreichen.	Prävention und Gesundheitsförderung müssen in Konzepten auf den unterschiedlichen Ebenen noch mehr verankert werden.
Ambulante geht vor stationärer Behandlung	Ausweitung der ambulanten Dienste und des Rehabilitationsbereichs, der die soziale Rehabilitation mit einschließt. Ein Patient kommt nicht in die psychiatrische Klinik, weil die ambulante Versorgung unzureichend ist, sondern nur, weil sein Befinden dies notwendig macht.	Das ambulante Netz hat die unterschiedlichen Möglichkeiten zu berücksichtigen, die Krisen oder ein veränderter Bedarf an Hilfen mit sich bringen. Die Gratwanderung zwischen Fürsorge, Selbstständigkeit und Verwahrlosung spielt dabei eine zentrale Rolle, ebenso wie Vernetzung.
Aufklärung des Patienten	Der Patient hat das Recht, vollständig über seine Erkrankung, deren Behandlung und Verlauf in verständlicher Form informiert zu werden. Er hat das Recht, Behandlungsformen und Hilfen abzulehnen, soweit dies gesetzlich zulässig ist. Er muss über die Folgen seiner Entscheidung unterrichtet werden.	Im psychiatrischen Alltag geht oft unter, dass der psychisch kranke Mensch seine Krankheit in sein Leben integrieren und für sich selbst Erklärungen suchen muss. Professionelle stellen hierfür ihr Wissen zur Verfügung.
Kontinuität	Die Mitarbeiter aller an der Versorgung beteiligten Einrichtungen und Dienste kooperieren im Sinne des einzelnen Patienten miteinander. Die Bezugspersonen eines Patienten sollen möglichst dieselben bleiben.	Es gilt mehr Möglichkeiten zu schaffen, wie die strikte Trennung zwischen ambulanten, stationären oder rehabilitativen Ansätzen

Tab. 1.1: Kriterien und Grundsätze einer Gemeindepsychiatrie (Schädle-Deininger 2006, S. 196 f.) – Fortsetzung

Merkmal	Auswirkung	Bemerkung
		aufzuweichen ist, wie z. B. StäB und pflegerische aufsuchenden Hilfen.
Koordination	Jedes Standardversorgungsgebiet braucht ein Gremium oder Forum, das den Austausch und die Abstimmung der Aktivitäten zwischen allen Diensten herstellt, z. B. eine Arbeitsgemeinschaft oder einen Gemeindepsychiatrischen Verbund	Die Bedeutung von Kommunikation und Absprache und die Suche nach gemeinsamen Lösungen muss im Sinne einer Qualitätssicherung und zum Wohl des Patienten zentraler Bestandteil in der gemeindenahen Versorgung sein.
Aus-, Fort- und Weiterbildung	Gemeindeintegrierte Psychiatrie entsteht unter der Voraussetzung, dass die in ihr Tätigen solide ausgebildet sind und durch Fort- und Weiterbildung ihr Handeln weiterentwickeln können.	Der einzelne fachkompetente Mitarbeiter soll nur die notwendige Krücke im Sinne von Unterstützung in der Weiterentwicklung des psychisch Erkrankten sein. Dies muss Bestandteil in der psychiatrischen Versorgung und Hilfe bleiben, bei gleichzeitiger partizipativer Arbeit mit Betroffenen und Angehörigen.
Öffentlichkeitsarbeit	Sie richtet sich an die allgemeine Öffentlichkeit, mehr noch an Politiker und Berufsgruppen, die mit Menschen zu tun haben, An- und Zugehörige sowie Umfeld. Die Haltung der psychiatrisch Tätigen ist der entscheidende Faktor, der Meinungen der allgemeinen Öffentlichkeit steuert. Aufklärung enthält die Forderung nach kritischer Solidarität mit den seelisch Kranken sowie nach Abbau ihrer Benachteiligung.	Angehörige und Psychiatrie-Erfahrene gehören zur Entwicklung in der psychiatrischen Versorgungslandschaft. Öffentlichkeitsarbeit kann davon profitieren. Die Einstellung jedes einzelnen psychiatrisch Tätigen und die gesundheits-, sozial- und psychiatriepolitische Verantwortung ist im gemeinsamen Miteinander gefragt.

Psychiatrische Pflege und psychosoziale Versorgung stehen in engem Zusammenhang mit gesundheits- und gesellschaftspolitischen Rahmenbedingungen. Pflegerische Mitarbeitende haben vor diesem Hintergrund vielfältige Aufgaben. Das wirkt sich sowohl im professionellen als auch im staatsbürgerlichen Verantwortungsbereich aus. Das bedeutet, dass psychiatrisch-pflegerisches Fachwissen nicht nur am jeweiligen Arbeitsplatz, sondern auch in den entsprechenden Gremien, Arbeitsgruppen und Verbänden eingebracht wird und werden muss.

Im stationären Bereich gibt es unterschiedliche Konzepte und inhaltliche Angebote, die von verschiedenen theoretischen Ansätzen geprägt sind. Es gibt Kliniken, die grundsätzlich offen geführt werden und entsprechende bauliche, strukturelle und konzeptionelle Bedingungen zugrunde legen. Es gibt auch psychiatrische Krankenhäuser, die offene und geschlossene Stationen vorhalten oder Stationen, die alle Krankheitsbilder behandeln und solche, die störungsspezifisch ausgerichtet sind.

Die Rahmenbedingungen sowie die Arbeitsstruktur hängen vom jeweiligen Konzept der Einrichtung oder der stationären Einheit ab, beispielsweise ob eher Einzel- oder Gruppenarbeit angeboten wird, wie sich die Zusammenarbeit mit anderen Berufsgruppen (u. a. Ärzte und Ärztinnen, Psycholog*innen, Sozialarbeitende, Ergo-, Physio- oder Musiktherapeut*innen oder auch Hauswirtschaft usw.) gestaltet. Ein entscheidender Faktor ist zudem wie Expert*innen aus Erfahrung (Betroffene) und Expert*innen aus Miterleben (An- und Zugehörige) mit einbezogen werden und selbstverständlicher Bestandteil der psychosozialen Versorgung sind.

Eine regelmäßige Überprüfung, inwieweit die Betreuungs- und Behandlungsangebote den Bedürfnissen und dem Bedarf der zu versorgenden Region mit ihren Bürger*innen entspricht, muss allen Beteiligten ein vorrangiges Anliegen sein, um die Qualität der Versorgung zu sichern.

Weiterführende Literaturempfehlung

Borbé, R. (2022): *Gemeindepsychiatrie: Theorie – Geschichte – Standortbestimmung.* Stuttgart: W. Kohlhammer Verlag.

Gutmann, J. (2019): *Humane Psychiatrie – Psychosoziale Versorgung zwischen Anspruch und Wirklichkeit.* Stuttgart: W. Kohlhammer Verlag

Mosher, L. R.; Burti, L. (1992): *Psychiatrie in der Gemeinde. Grundlagen und Praxis.* Bonn: Psychiatrie Verlag.

1.3 Ein kurzer Blick in die Geschichte

Im Rahmen dieser Einführung in das Fachgebiet der Psychiatrie, psychosozialen Versorgung und psychiatrischen Pflege müssen Ausführungen zur Geschichte begrenzt bleiben, sollen aber dazu anregen, sich der Thematik vertiefend zuzuwenden.

1.3.1 Wenige Einblicke in die Geschichte der psychiatrischen Pflege

Wer in der Psychiatrie arbeitet und sei es auch nur für einen Einsatz oder ein Praktikum, muss sich in einem gewissen Maß mit der Historie der psychiatrischen Pflege und der Psychiatrie auseinandersetzen. Die Geschichte der psychiatrischen Pflege weist im Unterschied zur somatischen Pflege einige Besonderheiten auf.

Im 18. Jahrhundert lebten die Wärter*innen zusammen mit den Patient*innen in der »Irrenanstalt«, lange schliefen sie im selben Schlafsaal, nur das Oberwartpersonal hatte eigene Wohnungen in der Anstalt. Das Wartpersonal erhielt ein geringes Entgelt, hatte Kost und Logis frei. Wenn sie ausgehen oder gar heiraten wollten, benötigten sie die Erlaubnis der vorgesetzten Anstaltsleitung. Das Personal war genauso ausgegrenzt wie die untergebrachten Kranken. In den Anstalten arbeiteten zu diesem Zeitpunkt überwiegend Männer, nicht selten waren die Mitarbeiter Landarbeiter, Bauern oder auch entlassene Straffällige und Soldaten. Die Pflege »Geisteskranker oder Irrer« war weithin eine »verachtete« Tätigkeit. Doch die Anstaltsleiter bemerkten, dass zu wenig Qualifikation Probleme mit sich brachte. Die Jahresversammlung des Vereins Deutscher Irrenärzte nahm sich des desolaten Problems der Wärter*innen an und forderte folgende Verbesserungen (Höll/Michel 1989):

- Das Personal muss mehr Kenntnisse haben, um sich der besonderen Aufgabe der Geisteskranken zu stellen, vor allem auch, dass es möglichst lange im Dienst bleibt.
- Die entsprechende Ausbildung soll von der jeweiligen Anstalt selbst durchgeführt werden, Direktor und Ärzte sollen die Krankenpflege unterrichten.
- Die Zukunft des Personals soll durch entsprechende Einrichtungen sichergestellt werden.
- Die notwendige Erholung und Schonung des Personals sollen durch entsprechende Maßnahmen sichergestellt werden.

Das wohl dunkelste Kapitel der psychiatrischen Pflege und der Psychiatrie ist die Zeit des Nationalsozialismus. Das bis dahin benutzte »Lehrbuch: Leitfaden des Irrenpflegers« wurde ergänzt durch »Erbpflege und Rassenpflege«. Am 18. September 1938 wurde das »Gesetz zur Ordnung der Krankenpflege« beschlossen, damit wurden für das gesamte deutsche Reich die Ausbildungsbedingungen der Krankenpflege vereinheitlicht und somit auch die Ausübung des Berufs. Die Gesetzesbegründung: »Nach nationalsozialistischer Weltanschauung ist die Erhaltung der Volksgesundheit eine der wichtigsten Aufgaben des Staates. Der nationalistische Staat hat daher dafür Sorge zu tragen, daß gut ausgebildete Pflegepersonen in ausreichendem Maße zur Verfügung stehen […]« (Reichsgesetzblatt, S. 1309, zitiert nach Schädle-Deininger/Villinger 2014, S. 21).

Unter dem Postulat von Humanität wurden in den Heil- und Pflegeanstalten psychisch kranke Menschen nicht mehr behandelt, weggeschlossen und verwahrt, sondern systematisch ermordet. Die Mitarbeitenden waren meist von dem Gedanken überzeugt, dass der Einzelne und die Gesellschaft vom Leiden befreit werden können und dass Gesundheit, namentlich Volksgesundheit, anzustreben sei. Hier zeigte sich – als Folge von hierarchischem Denken und niedrigem Bildungsniveau –, dass Pflegende es nicht gewohnt waren, selbstständig und eigenverantwortlich Entscheidungen zu treffen, zu handeln und ärztliche Anordnungen zu hinterfragen. So konnten Pflegende zu Beginn der »Euthanasie-Maßnahmen« durchaus der Ansicht sein, dass die Anordnungen schon richtig seien, weil sie ja von »oben« kommen und durch den Arzt verantwortet werden. Nachweislich führte dies dann nach Hilde Steppe (2001) dazu, dass das Pflegepersonal bei der Ermordung vor allem in den folgenden Punkten beteiligt war:

- Bei der Vorbereitung zum Abtransport, z. B. durch Auflistung der persönlichen Gegenstände, Kennzeichnen der Patient*innen, beim An- und Auskleiden der Patient*innen
- Begleitung der Transporte zu den Zwischen- und Tötungsanstalt, z. B. durch Medikamentengabe oder Fesselungen während der Fahrt
- Begleitung der Patient*innen in die Tötungsanstalten, z. B. Hilfe beim Entkleiden, Vorführung beim Arzt
- Begleitung der Patient*innen bis zur Gaskammer, z. B. Entgegennahme der Anstaltskleidung und der persönlichen Dinge vor der Ermordung

Alle Maßnahmen, die im Rahmen der »Euthanasie« gegen Geisteskranke sowohl Erwachsene und Kinder als auch gegen behinderte Menschen erfolgten, entsprechen dem Tatbestand des Mordes und sind ein Verbrechen gegen die Menschlichkeit.

Diese wenigen Aspekte machen deutlich, wie sehr die Pflegenden gerade in der Betreuung von psychisch erkrankten Menschen von Weltanschauungen, Ideologien, gesellschaftlichen Auffassungen und dem herrschenden Gesundheits- und Krankheitsverständnis abhängig sind.

Um mit der Geschichte lernen zu können, gilt es wachsam zu bleiben gegen jegliche Form der Ausgrenzung und Beurteilung von menschlichem Leid – gerade in der Arbeit mit psychisch erkrankten Menschen, die häufig in Situationen und mit Einschränkungen leben, die wir uns nicht vorstellen können. Sätze wie »alle Therapien nutzen bei Herrn X. nichts« oder »das ist sowieso ein hoffnungsloser Fall, da ändert sich nie etwas« sollten vor diesem Hintergrund Alarm auslösen und Widerstand erzeugen!

Wenn professionell Helfende hoffnungslos sind und nicht mehr an mögliche Veränderungen glauben, überträgt sich das auf die Patient*innen und sie können erst recht nicht ihre Blickrichtung wechseln.

Die Psychiatrie ist damals wie heute in Gefahr, sich für mehr zuständig zu fühlen, als verantwortet werden kann. Viele Belange oder Probleme sind von der Psychiatrie alleine nicht zu lösen, weil sie gesellschaftlicher, sozialer und/oder ökonomisch-wirtschaftlicher Natur sind, wie z. B. Arbeitslosigkeit, die psychisch erkrankte Menschen in erster Linie trifft, oder auch Armut und fehlende Solidarität.

Weiterführende Literaturempfehlung

Brückner, B. (2023): *Kurze Geschichte der Psychiatrie*. Stuttgart: UTB GmbH.

Schott, H.; Tölle, R. (2020): *Geschichte der Psychiatrie: Krankheitslehren – Irrwege – Behandlungsformen*. München: C. H. Beck.
Steppe, H. (Hrsg.) (2020): *Krankenpflege im Nationalsozialismus*. Frankfurt/Main: Mabuse Verlag.

1.3.2 Ausgewählte Eckpunkte psychosozialer und pflegerischer Entwicklungen

Einige wenige Aspekte der Entwicklung: Krankenpflege und Fürsorge wurde als »berufsmäßiger Dienst« an Hilfsbedürftigen verstanden. Deshalb schickte Theodor Fliedner erstmals 1844 eine Kaiserswerther Diakonisse in die Gemeinde Jöllenbeck bei Bielefeld, um aufgrund kirchlicher Initiativen in den Gemeinden Pflegestationen aufzubauen. Ende des 19. Jahrhunderts waren nahezu flächendeckend im gesamten Deutschen Reich Gemeindepflegestationen in katholischer und evangelischer Trägerschaft entstanden. 1895 verabschiedete der Preußische Staat ein Gesetz zur Regelung der Tätigkeiten der Gemeindekrankenschwester. In der Dienstordnung der Gemeindekrankenschwestern des Mutterhauses Sarepta in Bethel ist ausgeführt, dass zu den Aufgaben u. a. gehört, in der Gemeinde einzelne Hilfestellungen für Gemeindemitglieder zu leisten, die Pflege von Kranken, sich besonders der weiblichen Jugend anzunehmen, die Anleitung und Ausbildung von Helferinnen in der Krankenpflege usw.

Mit der ersten Weiterbildungs- und Prüfungsordnung zur/zum Fachkrankenschwester/-pfleger in der Gemeindekrankenpflege (DKG-Richtlinie 1970) sollte das breite Spektrum der pflegerischen Arbeit in der Gemeinde abgedeckt werden. So wurden u. a. praktische Einsätze für bisher in der Klinik Tätige in einer Sozialstation sowie für ambulant Tätige in der Rehabilitation festgelegt, außerdem ein Einsatz in einer psychiatrischen Klinik oder für geriatrisch Kranke, in einer Tagesstätte oder einem Heim für körperlich und geistig behinderte Kinder sowie ein Einsatz im Gesundheits-, Sozial- oder Jugendamt oder einer Dienststelle der freien Wohlfahrtspflege.

Um die Entwicklung psychiatrischer gemeindenaher Pflege einzuordnen und in den Kontext des allgemeinen Ausbaus psychosozialer Hilfen zu setzen, müssen zentrale bzw. einschneidende Veränderungen, Richtlinien und Gesetze mit in den Blick genommen werden, die die Versorgung von psychisch erkrankten Menschen beeinflusst und zur Weiterentwicklung beigetragen haben und auch heute das tägliche Handeln unterstützen. Dies sind u. a.:

1.3.2.1 Psychiatrie-Enquête

Mit der Psychiatrie-Enquête (1970–1975) kam Grundlegendes in der Versorgung psychisch erkrankter Menschen in Gang, es wurde auf unterschiedlichen Ebenen diskutiert. Allerdings muss festgestellt werden, dass sich unter den engeren Mitgliedern der Sachverständigenkommission zur

Erarbeitung einer Enquête über die Lage der Psychiatrie in der Bundesrepublik Deutschland keine Person aus der Pflege befand. Es ist jedoch zu bemerken, dass in den Unterarbeitsgruppen und im weiteren Umfeld der Enquête Mitarbeitende aus der Pflege im Einzelnen mehr oder weniger intensiv beteiligt waren. Festzustellen ist zudem, dass pflegerisch-psychiatrische Inhalte und theoretische Ansätze von der Berufsgruppe selbst weniger in die Ergebnisse der Enquête eingeflossen sind.

Festgestellt wurde, dass eine Reform psychiatrischer Krankenversorgung im Sinne einer Rekommunalisierung nur dann erfolgreich sein kann, wenn ausreichend flankierende soziale Einrichtungen wie Wohn- und Übergangswohnheime, Arbeitsplätze und beschützte Werkstätten, Tagesstätten usw. geschaffen werden. Als Ziel wurde eine gemeindenahe, bedarfsgerechte und umfassende Versorgung aller psychisch Kranken und Behinderten festgelegt sowie die Koordination aller Versorgungsdienste und die Gleichstellung von psychisch mit somatisch Kranken.

Festgestellt wurde zudem, dass eine Behandlungseinrichtung, die versucht, eine lückenlose Versorgung anzubieten, nur dann erfolgreich arbeiten kann, wenn qualifizierte Pflegende, Beschäftigungs- und Arbeitstherapeut*innen, Sozialarbeitende, Psycholog*innen und Ärzte sowie Ärztinnen in jeweils klar definierten Bereichen selbständig Verantwortung übernehmen und zugleich als Team zusammenarbeiten. Weiterhin wird für Pflegende davon ausgegangen, dass die zweite berufliche Qualifizierung durch eine Weiterbildung zur Fachkrankenschwester für Psychiatrie bzw. zum Fachkrankenpfleger für Psychiatrie folgen muss, welche berufliche Aufstiegsmöglichkeiten eröffnet und mit finanzieller Besserstellung verknüpft sein sollte. Im 24. Tarifänderungs-Vertrag zum BAT sind solche Höhergruppierungsmöglichkeiten bereits festgelegt worden. »Krankenschwestern bzw. Krankenpfleger in Beamtenstellungen müsste nach Absolvierung der Weiterbildung zu Fachkrankenschwester bzw. zum Fachkrankenpfleger für Psychiatrie eine den Tarifverbesserungen im Rahmen des BAT vergleichbare Zulage zum Gehalt gegeben werden« (Finzen/Schädle-Deininger 1976, S. 95–96).

Die Psychiatrie-Enquête hat wesentliche Inhalte der psychiatrischen Pflege angesprochen, z. B. in den Empfehlungen zur Weiterbildung. Es folgte das Modellprogramm Psychiatrie der Bundesregierung (1980 bis 1985).

1.3.2.2 Empfehlungen der Expertenkommission

Die Expertenkommission der Bundesregierung schließt sich in ihrer Auswertung des Modellprogramms Psychiatrie 1988 den Zielen der Enquête an und stellt fest, dass eine Gemeindepsychiatrie folgende Merkmale aufzeigen muss:

- die Versorgung muss vollständig sein,
- die Versorgung muss den vielfältigen Bedürfnissen der Klientel Rechnung tragen,
- die einzelnen Versorgungselemente müssen miteinander verbunden sein und für die Klienten eine hohe Durchlässigkeit haben,
- die komplexe Organisationsform der Versorgung braucht Übersichtlichkeit und Transparenz,
- Betreuungsqualität und deren Überprüfung.

Nach der Wiedervereinigung Deutschlands berichtete die Aktion Psychisch Kranke e. V. (APK) unter dem Aspekt der »Einheitlichkeit der Lebensverhältnisse« 1991: »Zur Lage der Psychiatrie in der ehemaligen DDR« von vielen Defiziten, die als »katastrophal und menschenunwürdig« bezeichnet wurden (Aktion Psychisch Kranke (APK) e.V., 1991).

1.3.2.3 Personalverordnung Psychiatrie (PsychPV)

Der Vollständigkeit halber soll die PsychPV kurz Erwähnung finden, da sie eine Konsequenz der Reformen und Entwicklung in der psychosozialen Versorgung waren. In der Präambel 1990 ist zu lesen: »Die Wertschätzung einer Gesellschaft für ihre psychisch kranken Mitbürger ist u. a. ablesbar an der Ausstattung – auch mit Personal – psychiatrischer Institutionen.« Weiter wird begründet, dass die Verordnung vor allem dem Ziel dient, in der Psychiatrie eine Therapie zu ermöglichen, die Patient*innen befähigt, außerhalb stationärer Einrichtungen ihr Leben weitgehend selbst zu gestalten, sie also wieder in die Gesellschaft einzugliedern. Der Verordnung liegt ein patientenorientierter, nicht institutionszentrierter Ansatz zugrunde. Betont wird, dass die Verordnung sich am Ziel der wohnortnahen psychiatrischen Versorgung für alle psychisch Kranken orientiert, wie in der Psychiatrie-Enquête (1975) und den Empfehlungen der Expertenkommission (1988) formuliert.

1.3.2.4 Resolution der Generalversammlung der Vereinten Nationen

1992 verabschiedete die UNO (United Nations Organization) 25 Grundsätze zum Schutz von psychisch Kranken und zur Verbesserung der psychiatrischen Versorgung.
Wenige Beispiele:

- *Grundsatz 3 – Leben in der Gemeinschaft*
  Jeder psychisch Kranke hat das Recht, nach Möglichkeit in der Gemeinschaft zu leben und zu arbeiten.
- *Grundsatz 7 – Die Rolle von Gemeinschaft und Kultur*
  Jeder Patient hat das Recht, nach Möglichkeit in der Gemeinschaft, in der er lebt, behandelt und gepflegt zu werden. Findet die Behandlung in

einer psychiatrischen Klinik statt, so hat ein Patient das Recht, wann immer dies möglich ist, in der Nähe seines Wohnsitzes bzw. des Wohnsitzes seiner Verwandten oder Freunde behandelt zu werden und so bald wie möglich in die Gemeinschaft zurückzukehren.

- *Grundsatz 9 – Behandlung*
  Die Behandlung eines jeden Patienten muss auf die Erhaltung und Stärkung der persönlichen Selbständigkeit gerichtet sein.

1.3.2.5 Konvention über die Rechte des Kindes

1946 wurde das Kinderhilfswerk der Vereinten Nationen UNICEF (United Nations Children's Emergency Fund) als Sonderorganisation der Vereinten Nationen gegründet, um in Europa nach dem Zweiten Weltkrieg Kindern zu helfen. Die Arbeit richtete sich vor allem auf die Bekämpfung von Krankheiten, aber auch gegen Armut, Diskriminierung und Gewalt. Das Deutsche Komitee für UNICEF wurde 1953 gegründet

Am 20. November 1989 wurde die »Kinder-Rechts-Konvention« verabschiedet. Diese wurde am 26.01.1990 von der Bundesrepublik unterzeichnet und trat 1992 in Kraft. Die Konvention gilt für alle Kinder und Jugendlichen, die jünger als 18 Jahre sind und fordert, dass im besten Interesse des Kindes zu handeln ist.

1.3.2.6 Pflege Charta 2006

Die elfte Auflage (2014) der »Charta der Rechte hilfe- und pflegebedürftiger Menschen« legt nach wie vor fest:

- Artikel 1: Selbstbestimmung und Hilfe zur Selbsthilfe
  Jeder hilfe- und pflegebedürftige Mensch hat das Recht auf Hilfe zur Selbsthilfe sowie auf Unterstützung, um ein möglichst selbstbestimmtes und selbständiges Leben führen zu können.
- Artikel 2: Körperliche und Seelische Unversehrtheit, Freiheit und Sicherheit
  Jeder hilfe- und pflegebedürftige Mensch hat das Recht, vor Gefahren für Leib und Seele geschützt zu werden.
- Artikel 3: Privatheit
  Jeder hilfe- und pflegebedürftige Mensch hat das Recht auf Wahrung und Schutz seiner Privat- und Intimsphäre.
- Artikel 4: Pflege, Betreuung und Behandlung
  Jeder hilfe- und pflegebedürftige Mensch hat das Recht auf eine an seinem persönlichen Bedarf ausgerichtete, gesundheitsfördernde und qualifizierte Pflege, Betreuung und Behandlung.
- Artikel 5: Information, Beratung und Aufklärung
  Jeder hilfe- und pflegebedürftige Mensch hat das Recht auf umfassende Informationen über Möglichkeiten und Angebote der Beratung, der Hilfe, der Pflege sowie der Behandlung.

- Artikel 6: Kommunikation, Wertschätzung und Teilhabe an der Gesellschaft
  Jeder hilfe- und pflegebedürftige Mensch hat das Recht auf Wertschätzung, Austausch mit anderen Menschen und Teilhabe am gesellschaftlichen Leben.
- Artikel 7: Religion, Kultur und Weltanschauung
  Jeder hilfe- und pflegebedürftige Mensch hat das Recht, seiner Kultur und Weltanschauung entsprechend zu leben und seine Religion auszuüben.
- Artikel 8: Palliative Begleitung, Sterben und Tod
  Jeder hilfe- und pflegebedürftige Mensch hat das Recht, in Würde zu sterben.[4]

Die beschriebenen Rechte der Pflege Charta gelten für Menschen aller Altersgruppen. Die grundlegenden Rechte werden in den Erläuterungen zu den einzelnen Artikeln näher ausgeführt.

1.3.2.7 UN-BRK

Grundsatz der UN-BRK: »Nichts über uns ohne uns«.

Mit dem Übereinkommen der Vereinten Nationen (UNO) über die Rechte von Menschen mit Behinderung (Convention of the United Nations on the rights of persons with disabilities) von der Generalversammlung verabschiedet und in Kraft getreten im Jahr 2008, wurde eine Menschenrechtskonvention verabschiedet, die einem Großteil der weltweit geschätzten 600 Millionen Menschen mit physischen und psychischen Behinderungen erstmalig Zugang zu verbrieften Rechten verschafft. In Deutschland leben ca. 10 Millionen Menschen mit Behinderung, das sind 12,2 % der Gesamtbevölkerung der Bundesrepublik (weltweit sind es 650 Millionen Menschen, etwa 10 %, damit sind behinderte Menschen die größte Minderheit).

Betont wird, dass der Zweck des Übereinkommens ist, den vollen und gleichberechtigten Genuss aller Menschenrechte und Grundfreiheiten durch alle Menschen mit Behinderungen zu fördern, zu schützen und zu gewährleisten und die Achtung der ihnen innewohnenden Würde zu fördern. Deutschland hat die Konvention 2009 und die Europäische Gemeinschaft (EU) 2010 ratifiziert.

Die UNO verweist auf die in der Charta der Vereinten Nationen verkündeten Grundsätze, denen zufolge die Anerkennung der Würde und des Wertes, die allen Mitgliedern der menschlichen Gesellschaft innewohnen, sowie ihrer gleichen und unveräußerlichen Rechte die Grundlage von Freiheit, Gerechtigkeit und Frieden in der Welt bildet. Zudem wird auf die allgemeinen Menschenrechte verwiesen.

4 Arbeits- und Schulungsmaterialien zur Pflege-Charta sind unter www.pflege-charta.de zu finden.

Es handelt sich um ein menschenrechtliches Übereinkommen mit staatlicher Verpflichtung zur Einhaltung und staatliche Pflicht zur Umsetzung sowie Verantwortlichkeiten für nichtstaatliche Akteure des Gesundheitswesens. Es geht also um die Einhaltung der Menschenrechte und Grundfreiheiten behinderter Menschen. Die zugrunde liegende Definition des Sozialen Modells von Behinderung: »Zu den Menschen mit Behinderung zählen Menschen, die langfristige körperliche, seelische, geistige oder Sinnesbeeinträchtigungen haben, welche sie in Wechselwirkung mit verschiedenen Barrieren an der vollen, wirksamen und gleichberechtigten Teilhabe an der Gesellschaft hindern können.« (UN-BRK, Art. 1)

Grundsätze des Übereinkommens:

- Menschenwürde und Entscheidungsfreiheit
- Nichtdiskriminierung
- gesellschaftliche Teilhabe
- Unterschiedlichkeit und Vielfalt
- Chancengleichheit
- Zugänglichkeit
- Gleichberechtigung von Mann und Frau
- Achtung der Kinder mit Behinderung

Angeführt wird, dass die Vertragsstaaten die Gesundheitsleistungen anbieten, die von Menschen mit Behinderungen speziell wegen ihrer Behinderungen benötigt werden, soweit angebracht, einschließlich Früherkennung und Frühintervention, sowie Leistungen, durch die, auch bei Kindern und älteren Menschen, weitere Behinderungen so gering wie möglich gehalten oder vermieden werden. Das bedeutet vor allem gesellschaftliche Aufklärung und Abbau von Barrieren hinsichtlich der jeweiligen Behinderung. Angesprochen wird beispielsweise auch: Keine Diskriminierung von Menschen mit Behinderung in der Krankenversicherung und Stärkung der Teilhabe durch Ausbau der Patientenrechte.

Die UN-BRK fordert folgende verfahrensmäßig innerstaatliche Ebenen für die Umsetzung:

- Eine »Staatliche Anlaufstelle« (Focal Point):
  Diese ist beim ist beim Bundesministerium für Arbeit und Soziales (BMAS) angesiedelt,
- eine »Unabhängige Stelle« (Monitoring-Stelle):
  Diese Aufgabe nimmt das Deutsche Institut für Menschenrechte (DIMR) wahr,
- eine »Staatliche Koordinierungsstelle«:
  Diese Aufgabe liegt beim/bei der Beauftragten der Bundesregierung für die Belange von Menschen mit Behinderungen. Damit soll die Umsetzung der UN-BRK erleichtert und gleichzeitig die Schnittstelle staatliche Ebene und Zivilgesellschaft eingebunden werden.

Das bedeutet u. a. die *Abschaffung von Barrieren* (behindertengerechte Räume), aber auch in den Köpfen der Bevölkerung sowie barrierefreie Internetseiten, die Etablierung von Gebärdensprache, Blindenschrift und Leichter Sprache. Weitere ausgewählte zentrale Forderungen sind:

- *Ein selbstbestimmtes Leben* ermöglichen: d. h. keine Eingriffe in persönliche Rechte und Menschenrechte, keine Entmündigungen oder Ausgrenzung von der Gemeinschaft durch freie Wahl von Wohnart und -ort, Unterstützungsangebote und Assistenzen für ein selbstbestimmtes Leben.
- *Gleiche Rechte für alle:* Recht auf Bildung und Erziehung in einer Schule für Kinder mit und ohne Behinderung. Recht auf Arbeit. Menschen mit Behinderung verdienen ihren Lebensunterhalt selbst, in einem offenen, zugänglichen und inklusiven ersten Arbeitsmarkt.

In der UN-Konvention wird jede Form der Behinderung berücksichtigt. Eine psychische Behinderung wirkt sich in der Störung mehrerer psychischer Funktionen des Betroffenen aus und resultiert in andauernden Symptomen der Erkrankung, beispielsweise Aufmerksamkeit, Antrieb, emotionale Stabilität, Motivation, Konzentration, Wahrnehmung, Orientierung usw. Aber auch im Bereich der persönlichen Bewältigungsstrategien, beispielsweise bei der Selbstversorgung, Kommunikation, Arbeit usw. können Probleme auftreten. So können Störungen von Beziehungen und der Verlust der Arbeit mögliche Auswirkungen der Erkrankung sein.

Die psychische Behinderung ist abzugrenzen von der geistigen Behinderung, die gekennzeichnet ist durch eine beeinträchtigte Intelligenz sowie von der verringerten Fähigkeit, neue oder komplexe Informationen zu verstehen und neue Fertigkeiten zu erlernen und anzuwenden. Dadurch sind Betroffene in ihrer sozialen Kompetenz und in der selbstständigen Lebensführung beeinträchtigt.

1.3.2.8 Deklaration von Turku

Die Deklaration von Turku (2011) definiert den Beitrag der psychiatrischen Pflege zur Versorgung von Menschen mit psychischen Beeinträchtigungen und das Arbeitsbündnis als eine Basis der Übereinstimmung für das Miteinander. Die erste Fassung geht auf ein HORATIO (European Psychiatric Nurses) Vorstandstreffen im Oktober 2010 zurück und lag im Februar 2011 vor. Durch die Schirmherrschaft der Deutschen Fachgesellschaft Psychiatrische Pflege e. V. (DFPP) steht eine deutsche Fassung zur Verfügung.

Darin wird aufgegriffen, was psychiatrische Pflege leistet und leisten kann. Es wird auf die pflegerische Bildung eingegangen, auf die klinische Praxis (Zusammenarbeit mit und die Arbeit im Interesse der Patient*innen), sowie die Entwicklung von Forschung und Praxis.

Es wird deutlich, dass die Herausforderungen in den verschiedenen Ländern hinsichtlich der psychiatrischen Pflege vergleichbar sind.

»Die Erkenntnis einer gemeinsamen Basis ist ein großer Wert an sich. Sie hilft, wenn auf Station oder im ambulanten Dienst, auf kommunaler Ebene oder bei der Entwicklung von curricularen Inhalten um den professionellen Weg gerungen wird. Auch im Rahmen von Ausbildung und Hochschule können auf der Grundlage dieser Publikation gegenwärtiges Handeln reflektiert und zukunftsfähige Wege entwickelt werden.« (2018 Hogrefe-Sonderdruck mit freundlicher Genehmigung von HORATIO – European Psychiatric Nurses)

1.3.2.9 Gemeindenahe oder Gemeindepsychiatrische Pflege

Ambulante psychiatrische Pflege zielt darauf ab, dass psychisch beeinträchtigte Menschen im Rahmen ihrer Möglichkeiten in ihrer Häuslichkeit verbleiben und ihr Leben durch Anleitung, Unterstützung und Hilfe gestalten können. Außerdem können dadurch Krankenhausaufenthalte vermieden und/oder verkürzt werden.

Mit der Einführung des Gesetzes zur Weiterentwicklung und Vergütung für psychiatrische und psychosomatische Leistungen (PsychVVG 2016/2020) können Krankenhäuser Patient*innen in psychischen Krisen auch im häuslichen Umfeld im Rahmen der psychiatrischen Regelversorgung behandeln. Bei der stationsäquivalenten Behandlung handelt es sich um eine zeitlich begrenzte, umfassende psychiatrische und psychotherapeutische Behandlung durch ärztlich geleitete multiprofessionelle Teams mit Schwerpunkt im persönlichen Lebensumfeld der jeweiligen Patient*innen. Diese Form der flexiblen und komplexen Zuhausebehandlung kann somit unter Berücksichtigung von Erkrankung und individuellen Faktoren eine gleichwertige Alternative zur vollstationären Behandlung darstellen und diese ersetzen.

Die ICF (International Classification of Functioning, Disability and Health; dt.: Internationale Klassifikation der Funktionsfähigkeit, Behinderung und Gesundheit), gehört zu den internationalen Klassifikationen, die von der Weltgesundheitsorganisation der Vereinten Nationen (WHO 2001) entwickelt worden sind. Die unterschiedlichen Instrumente bieten einen Rahmen für die Beschreibung eines breiten Spektrums von Informationen über gesundheitliche Themen und verwenden eine standardisierte Sprache, die eine Kommunikation über Gesundheit und Gesundheitsversorgung weltweit in verschiedenen Disziplinen ermöglicht und unterstützt. Von daher ist die ICF als gemeinsame interdisziplinäre Sprache auch ins Bundesteilhabegesetz eingeflossen. Professionelle Pflege stellt einen wesentlichen Bestandteil im Gesundheits- und Sozialwesen dar, von daher ist die praktische Anwendung der ICF im pflegerischen Alltag erforderlich.

Weiterführende Literaturempfehlung

Bundesministerium für Jugend, Frauen, Familie und Gesundheit (Hrsg.) (1988): *Empfehlungen der Expertenkommission der Bundesregierung zur Reform der Versorgung im psychiatrischen und psychotherapeutisch-psychosomatischen Bereich auf der Grundlage des Modellprogramms Psychiatrie der Bundesregierung.* Bonn

Finzen, A.; Schädle-Deininger, H. (1976): Die Psychiatrie-Enquête – kurz gefaßt. *Werkstattschriften zur Sozialpsychiatrie,* 15, veröffentlicht: Deutsche Gesellschaft für Soziale Psychiatrie e. V.; Sozialpsychiatrischer Freundeskreis Wunstorf und Tübinger Verein für Sozialpsychiatrie und Rehabilitation.

Kardorff, E. von (1985): *Psychiatriereform über Modellprogramme. Anmerkungen zur Geschichte einer Reformillusion.* In: Kardorff E von (Hrsg.): *Das Modellprogramm und die Folgen.* Rehburg-Loccum: Psychiatrie Verlag.

Kunze H. (1977): Psychiatrie-Reform zu Lasten der chronischen Patienten? Entwicklungstendenzen der stationären Versorgung chronisch psychisch Kranker in England, den USA und der Bundesrepublik Deutschland. *Nervenarzt,* 48, Seite 83–88.

Malek, M.; Nickel, I.; Seidel, A. (2023): *ICF in der Pflege – Praxishandbuch zur Internationalen Klassifikation der Funktionsfähigkeit, Behinderung und Gesundheit (ICF) für Pflegepersonen.* Bern: Hogrefe Verlag.

Reumschüssel-Wienert, C. (2024): *Psychiatriereform in der Bundesrepublik Deutschland - Eine Chronik der Sozialpsychiatrie und ihres Verbandes - der DGSP.* Bielefeld: Transkript Histoire.

Schädle-Deininger, H. (Hrsg.) (1981): Den psychisch Kranken im Alltag begleiten – Pflege in der Psychiatrie. *Werkstattschriften zur Sozialpsychiatrie,* 31. Rehburg-Loccum: Psychiatrie Verlag.

Schädle-Deininger, H. (Hrsg.) (1990): Pflege – Pflege-Not – Pflege-Not-Stand: Entwicklungen in der psychiatrischen Pflege. *Werkstattschriften zur Sozialpsychiatrie,* 46. Rehburg-Loccum: Psychiatrie Verlag (Nachdruck im Mabuse Verlag Frankfurt 1994 und 2011).

Schädle-Deininger, H. (2020): *Psychiatrische Pflege im Kontext der Psychiatrie-Enquete – Ein punktueller Rückblick,* Geschichte der Pflege, 1. Hungen: hpsmedia.

Internet[5]

Psychiatrie-Enquête, Drucksache 7 (4200 ist auf unterschiedlichen Homepages in Internet zu finden)

https://dserver.bundestag.de/btd/12/040/1204016.pdf.

www.unicef.de/kinderrechte.

https://www.bmfsfj.de/ charta-der-rechte-hilfe-und-pflegebeduerftiger-menschen.pdf

www.horatio-web. (Deutsche Fassung Homepage der DFPP)

1.4 Weitere Aspekte für die Versorgung psychisch erkrankter Menschen

Neben einem Gesundheits- und Krankheitsverständnis, den Versorgungsstrukturen und der Geschichte spielen in der psychiatrischen Pflege Überlegungen zu Vorurteilen, Stigmatisierung, Empowerment, einer trialogischen Haltung, die Anwendung der UN-Konvention über die Rechte

5 Letzter Zugriff aller Internetquellen, wenn nicht anders angegeben am 04.12.2025.

von Menschen mit Behinderung und die multiprofessionelle Zusammenarbeit eine zentrale Rolle.

Vorurteile

Das Bild der Psychiatrie in der Öffentlichkeit: Vorurteile gegenüber psychisch erkrankten Menschen sind verbreitet. Es herrscht im Allgemeinen häufig die Meinung, dass Menschen, die eine psychische Erkrankung haben, unberechenbar oder gar gewalttätig sind und dass in der Psychiatrie höchste Vorsicht geboten ist. Vorurteilen ist in der Regel schwer zu begegnen. Umso wichtiger ist es, dass professionell Helfende in der Psychiatrie sich ihrer eigenen Vorurteile bewusst sind.

Alltagssprachlich ist ein Vorurteil ein vorab wertendes Urteil, das eine Handlung leitet und in diesem Sinne endgültig ist. Häufig hat es mit einer wenig reflektierten inneren Haltung zu tun. Die fehlende verstandesmäßige Würdigung aller relevanten Eigenschaften eines Sachverhalts oder einer Person macht eine vorschnelle Beurteilung möglich. Anders als bei einem Urteil ist das wertende Vorurteil öfter Ausgangspunkt für motivgesteuertes Handeln. Mögliche Fragen für den pflegerischen Alltag im Hinblick auf eigene Vorurteile:

- Welche Möglichkeiten habe ich unvoreingenommen einem schwierigen Menschen zu begegnen?
- Wie distanziere ich mich von der Meinung anderer und bilde meine eigene Meinung?
- Wer kann mir helfen oder mit wem kann ich reden, wenn ich Verhalten und Handlungen eines Menschen nicht verstehe?

Stigmatisierung

Viele Psychiatrie-Erfahrene und Angehörige erleben täglich in kleinen Dingen, dass sie nicht ernst genommen und in eine Schublade gepackt, also stigmatisiert werden. Stigmatisierung, Diskriminierung und Ausgrenzung stellen für psychisch erkrankte Menschen die häufigste Kränkung und Verletzung dar, die sie in der Regel schlimmer empfinden als die Störung oder Erkrankung selbst. Das Stigma, psychisch krank zu sein, beeinträchtigt wiederum die Lebensqualität der Erkrankten, aber auch die ihres Umfelds. Eine defizitorientierte Sichtweise sowie die häufig entsprechend geforderte Dokumentation zur Rechtfertigung der notwendigen stationären Behandlung verstärken die Orientierung am Negativen und somit die Stigmatisierung. Deshalb müssen professionell Helfende in der psychiatrischen Versorgung »Anti-Stigma-Kompetenzen« haben oder entwickeln. Mögliche Ansätze für das pflegerische Handeln sind:

- *Haltung* umfasst eine sensible Wahrnehmung von Stigmatisierungsprozessen und Empathie für das Gegenüber, Eigenreflexion und Selbstakzeptanz, Respektieren der Einzigartigkeit des psychisch erkrankten Menschen und seiner Würde sowie Ressourcen- und Recovery-Orientierung;
- *Wissen* um psychische Erkrankungen und deren Auswirkung, auch im geschichtlichen Zusammenhang, Menschen- und Patient*innen-Rechte, Selbsthilfe und Krankheitsbewältigungsansätze;

- *Verhalten* bedeutet einen achtsamen Umgang mit der Sprache, direktes Ansprechen von Diskriminierung, Stigmatisierung, Aufklärung über diese Prozesse, Empowerment-Orientierung, Zusammenarbeit im Trialog und konstruktive Konfliktbearbeitung.

Antistigma-Kampagnen kommen in vielfältiger Weise zum Tragen, z. B. durch Symbole wie die »Grüne Schleife«, durch *Wochen der Psychiatrie* als Öffentlichkeitsarbeit auch Auszeichnungen wie der Antistigma-Preis der DGPPN oder Initiativen wie das »Aktionsbündnis Seelische Gesundheit« helfen dabei, psychische Krankheiten zu entstigmatisieren.

Ein weiterer Aspekt der an Bedeutung in der (psychiatrischen) Pflege mehr und mehr zunimmt und selbstverständlich werden muss, ist Migration sowie Transkulturalität und daraus folgend kultursensible Pflege. Unter kultursensibler Pflege ist zu verstehen, dass die Pflegefachperson migrationsbedingte und kulturelle Dimensionen in ihr Handeln einbezieht, d. h., religiöse und kulturelle Prägung, individuelle Werte und Bedürfnisse der zu Pflegenden kommen bewusst und kontinuierlich in der alltäglichen Pflege und Unterstützung der hilfebedürftigen Person zum Tragen. Transkulturelle Kompetenz von Pflegenden bedeutet in diesem Zusammenhang die Fähigkeit, dem anderen ohne Vorurteile zu begegnen, eine verständliche Sprache zu benutzen und kulturelle Unterschiede zu benennen, zu erklären und ins gemeinsame Handeln zu integrieren.

Die heutige Welt ist geprägt von Vernetzungen hinsichtlich wirtschaftlicher, sozialer und ökologischer Begebenheiten. Flucht und Migration nehmen aus ganz unterschiedlichen Gründen zu. Während Flucht bedeutet, dass Menschen ihr Land aus erzwungenen Gründen verlassen müssen, um Schutz zu suchen, z. B. aus politischen Gründen, steht im Kontext von Migration das freiwillige Verlassen und eine Bleibe zu suchen im Vordergrund, z. B. bzgl. Arbeit oder hinsichtlich der Bildung. Menschen verlassen ihre Heimat aufgrund von Kriegen, Konflikten oder Verfolgung, aber auch aufgrund von Armut, fehlender Zukunftsperspektive oder Naturkatastrophen und hoffen, in einem anderen Land diese Probleme lösen oder ihnen entgehen zu können.

Ein immer aktuelleres Thema sind von daher auch die Klimafolgen und deren Bedeutung für die (psychiatrische) Pflege. Das Robert-Koch-Institut fordert in seinem Sachstandsbericht, dass die Bevölkerung über die psychischen und physischen Risiken sowie Vorsichtsmaßnahmen der Klimakrise aufgeklärt werden und dass die Berufe im Gesundheitswesen in die politischen Entscheidungsprozesse mit einbezogen werden, wie z. B. eine Psychosoziale Notfallversorgung diesbezüglich aussehen kann. In diesem Kontext werden die Förderung individueller Resilienz und Psychotherapie angeregt. Das bedeutet, dass sich professionell Pflegende auf veränderte gesundheitliche Bedürfnisse einstellen und ihre Konzepte sowie die Pflegepraxis anpassen müssen (Gebhardt et. al. 2023; Hax-Schoppenhorst 2024).

1.4.1 Empowerment, Recovery, Resilienz und Partizipation

Hoffnung macht Mut trotz einer psychiatrischen Erkrankung.

Konzepte, die dies vermitteln, lassen sich rasch in psychiatrische Pflegekonzepte integrieren. Beispielsweise das Recovery-Konzept, das als ein Prozess verstanden wird, der zum Ziel hat, dass Menschen – trotz Erkrankung oder weiter bestehenden Problemen ein aktives und zufriedenen Leben führen können. Das bedeutet, dass der Weg zum Wohlbefinden und zur Genesung ein sehr vielfältiger sein kann und nicht linear ist, jedoch einen umfassenden und gesundheitsfördernden sowie bejahenden Blick auf die psychische Krise oder Erkrankung ermöglicht. Von daher wird der Prozess als ein einzigartiger und persönlicher bezeichnet, der Veränderungen nach sich zieht. Das bedeutet jedoch auch sich aktiv dafür zu entscheiden und Verantwortung zu übernehmen, sozusagen das Leben wieder in die eigenen Hände zu nehmen.

Empowerment

Empowerment bedeutet Übertragung der Verantwortung, Ermächtigung. Damit werden Maßnahmen und Strategien bezeichnet, die den einzelnen Menschen dazu befähigen, sich selbstbestimmt und eigenverantwortlich zu vertreten, sozusagen sich seiner Interessen zu bemächtigen, seine Fähigkeiten wahrzunehmen und zu nutzen. Diese Selbstkompetenz löst das Gefühl der Machtlosigkeit, des Ausgeliefertseins und wenig bis gar keinen Einfluss zu haben, ab.

Recovery-Modell

Das *Recovery-Modell* ist die Basis für einen persönlichen Prozess der Gesundung. Im Kern geht es darum, die Genesungspotenziale von Menschen – gleich mit welchen psychischen Störungen – zu unterstützen. Hoffnung und förderliche zwischenmenschliche Beziehungen sowie soziale Integration, Problemlösungskompetenz, Selbstbestimmung und Lebenssinn sind die Inhalte der gemeinsamen Arbeit von Betroffenen, Helfenden und sozialem Umfeld.

Resilienz

Resilienz beschreibt die Widerstandsfähigkeit, die Toleranz, die Menschen gegenüber Störungen haben. Resilienz kann als Fähigkeit verstanden werden, mit Veränderungen umzugehen, sich bei »Niederlagen« wieder aufzurichten – deshalb steht »Selbstregulation« eng im Zusammenhang mit Resilienz. »Resilire« bedeutet im Lateinischen abprallen oder zurückspringen. Somit hat Resilienz auch die Funktion, sich nach einer Krise wieder davon zu distanzieren und sich für kommende Schwierigkeiten zu wappnen.

Partizipation

Das Wort *Partizipation* kommt aus dem Lateinischen und wird übersetzt mit Mitwirkung, Mitbestimmung, Einbeziehung, Beteiligung, Teilhabe und Teilnahme. Partizipation im soziologischen Sinn meint, dass Individuen, Gruppen oder Organisationen in Willensbildungs- und Entscheidungsprozesse eingebunden werden, wobei es unterschiedliche Beteiligungsformen gibt. Hinsichtlich der psychiatrischen Versorgung bedeutet dies, dass Betroffene, aber auch ihre An- und Zugehörigen an Behandlungs- und Entscheidungsprozessen entscheidend mitwirken.

Diese Ansätze führen dazu, dass zunächst einmal ressourcenorientiert gefragt und gedacht werden muss; die einzelnen Schritte mit dem psychisch erkrankten Menschen besprochen werden und eine Übereinkunft erzielt wird. Im pflegerischen Handeln können folgende Fragen hilfreich sein (Beispiele für ressourcenorientierte Fragen nach Knuf 2006, S. 25 f., eine Auswahl):

- Wann haben Sie das Problem nicht?
- Was ist der Unterschied zwischen Situationen, in denen das Problem existiert, und solchen, in denen es nicht vorkommt?
- Was müsste geschehen, damit die Ausnahmen häufiger werden?
- Woran würden Sie merken, dass es Ihnen besser geht?
- Woran würde es Ihre Umgebung merken?
- Was haben Sie schon alles getan, um Ihr Problem zu lösen?

1.4.2 Trialog

Der trialogische Ansatz ist eine Form der Beteiligungskultur und keine therapeutische Methode. Das bedeutet, dass Psychiatrie-Erfahrene, An- und Zugehörige und in der Psychiatrie Tätige voneinander lernen, aufeinander zugehen und sich somit besser in den anderen hineindenken können. Mit diesem Perspektivenwechsel soll auch die einseitige Definitionsmacht von fachlichen Experten zugunsten demokratischer Handlungs- und Behandlungsstrukturen aufgehoben und ein offener Diskurs ermöglicht werden. Das beinhaltet u. a. ein partizipatives Miteinander, in dem der Betroffene in Willens- und Entscheidungsprozesse aktiv eingebunden ist. Der trialogische Gedanke geht auf das von Dorothea Buck (Psychiatrie-Erfahrene) und Prof. Dr. Thomas Bock (Psychologe) 1989 gegründete Psychose-Seminar zurück, eine Broschüre dazu ist kostenlos erhältlich über www.irremenschlich.de. Für die psychiatrische Pflege bedeutet das:

- Ständige Reflexion, wie ich den einzelnen psychisch erkrankten Menschen einbeziehen kann
- An- und Zugehörige auf der Station, in der Einrichtung willkommen heißen, im häuslichen Umfeld beteiligen
- Patient*innen und Angehörige als Experten in eigener Sache mit ihren individuellen Erfahrungen mit der Erkrankung, dem Verlauf und den Behandlungsangeboten als Ressource sehen und aus ihrem Erfahrungsschatz lernen

Weiterführende Literaturempfehlung

Amering, M., Schmolke, M. (2012): *Das Ende der Unheilbarkeit*. Köln: Psychiatrie Verlag.

Binder, W.; Bender, W. (2008): *Angehörige und Trialog: Auf dem Wege zu einer Trialogischen Psychiatrie*. Köln: Klaus Richter Verlag.
Bombusch, J.; Hansen, H.; Blume, J. (Hrsg.) (2004): *Trialog praktisch – Psychiatrie-Erfahrende, Angehörige und Professionelle gemeinsam auf dem Weg zur demokratischen Psychiatrie*. Neumünster: Paranus Verlag.
Bonacker, M., Geiger, G. (Hrsg.) (2021): *Migration in der Pflege: Wie Diversität und Individualisierung die Pflege verändern*. Heidelberg: Springer-Verlag GmbH.
Hax-Schoppenhorst. T. (Hrsg.) (2024). *Das Klimafolgen-Buch Wie Pflege- und Gesundheitsberufe der Klima- und Biodiversitätskrise begegnen können*. Bern: Hogrefe Verlag.
Gebhardt, N.; Saur, C.; Herrmann, B. et al. (2023): »Nun sag' wie hast du's mit der Klimakrise?«. *Die Psychotherapie*, 68 (5), S. 381-387. doi: 10.1007/s00278-023-00683-5
Knuf, A. (2020): *PraxisWissen: Recovery und Empowerment*. Köln: Psychiatrie Verlag.
Schilder, M., Brandenburg, H. (Hrsg.) (2019): *Transkulturelle Pflege: Grundlagen und Praxis*. Stuttgart: W. Kohlhammer Verlag
Schirilla, N. (2024): *Migration und Flucht – Orientierungshilfe für die Soziale Arbeit*. Stuttgart: W. Kohlhammer Verlag.
Rönnau-Böse, M.; Fröhlich-Gildhoff, K. (2020): *Resilienz und Resilienzförderung über die Lebensspanne*. Stuttgart: W. Kohlhammer Verlag.

1.5 Grundverständnis und allgemeine Aufgaben der psychiatrischen Pflege

Professionell handeln erfordert in erster Linie die Bereitschaft zur Weiterentwicklung. Das bedeutet, sich sowohl auf Beziehungen einzulassen als auch sein Wissen und seine Kompetenzen zu erweitern. Wichtig erscheint in diesem Zusammenhang, dass in der psychiatrischen Pflege sowohl intuitives Wissen, persönliche Erfahrung und fachlich, wissenschaftlich geprüftes Wissen gleichermaßen zusammengehören. Im psychiatrischen Handlungsfeld hat Pflege neben aller Fachlichkeit viele kreative und phantasievolle Anteile, wenn es um die Begleitung und Betreuung des einzelnen psychisch erkrankten Menschen geht.

Selbstreflexion

Weil psychiatrische Pflege in einzelnen Situationen im Wesentlichen mit dem eigenen Verhalten und der eigenen Person arbeitet, ist es besonders wichtig, über sich selbst nachzudenken, wie man auf andere Menschen wirkt. Reflexion gehört zum alltäglichen Handwerkszeug. Selbstreflexionsfragen können z. B. sein:

- Wo sind meine Fähigkeiten, Defizite und Grenzen?
- Mit welchen Verhaltensweisen anderer Menschen kann ich schlecht umgehen?
- Wann wird mir das Zusammensein mit Menschen zu viel?
- Wie gehe ich mit meinen eigenen Schwierigkeiten und Konflikten um, welche erscheinen mir nicht lösbar?
- Welche Haltungen und Wertvorstellungen sind mir besonders wichtig?

- Wodurch zeigt mir mein Körper, dass ich ungelöste Probleme oder Belastungen mit mir herumschleppe?
- Wer steht mir zur Verfügung, um rechtzeitig Hilfe zu holen?

Selbstreflexion bedeutet das eigene Denken, Fühlen und Handeln in Frage zu stellen, zu analysieren und zu hinterfragen, um Veränderungen und persönliche Weiterentwicklung zu ermöglichen. Selbstreflexion hilft, aus Fehlern zu lernen, unbedachte Reaktionen zu vermeiden, die eigenen Fähigkeiten und Fertigkeiten zu nutzen und führt zu Selbsterkenntnis und zur Erweiterung des Bewusstseins. Das erfordert ganz selbstverständlich Zeit – sei es bezogen auf die Organisation oder auf die einzelnen Mitarbeitenden.

Reflektiert Handeln in der psychiatrischen Pflege setzt u. a. pflegespezifisches Wissen, das richtige und individuelle Einsetzen von Arbeitsinstrumenten, sei es beispielsweise die Anwendung des Pflegeprozesses als Problemlöseprozess oder die Wahrnehmung von Pflegephänomenen, sowie die Erstellung von Pflegediagnosen voraus. Theoriegeleitetes Handeln der Pflege orientiert sich an den Fähigkeiten und Fertigkeiten, also den Ressourcen des oder der Einzelnen und sucht gemeinsam mit den Betroffenen nach Wegen, um die persönlichen Probleme zu lösen. Dazu können ganz unterschiedliche Pflegetheorien zum Einsatz kommen, welche sich beispielsweise an Aspekten der Selbstpflege (Dorothea Orem), an kulturspezifischer Fürsorge (Madeleine Leininger), an Beziehungsgestaltung und Rollen (Hildegard Peplau), an Bedürfnissen im Alltag (Monika Krohwinkel) oder an Recovery und Gesundungswegen (Gezeitenmodell Phil Barker und Poppy Buchanan-Barker) orientieren.

Weiterführende Literaturempfehlung

Barker, P.; Buchanan-Barker, P. (2020): *Das Gezeiten-Modell – Der Kompass für eine recovery-orientierte, psychiatrische Pflege*, Bern: Hogrefe.

Juchmann, U. (2022): *Selbstfürsorge in helfenden Berufen. Wie Achtsamkeit gelingt.* Stuttgart: W. Kohlhammer Verlag.

Krohwinkel, M. (2024): *Fördernde Prozesspflege mit integrierten ABEDLs – Forschung, Theorie und Praxis.* Bern: Hogrefe.

Leininger, M. (1998): *Kulturelle Dimensionen menschlicher Pflege.* Freiburg: Lambertus.

Neumann-Ponesch, S. (2021): *Modell und Theorien in der Pflege.* Wien: Facultas.

Peplau, H. E. (2009): *Zwischenmenschliche Beziehungen in der Pflege.* Bern: Huber.

Rövekamp-Wattendorf, J. (2020): *Berufliche Belastungen bewältigen – Psychosoziale Herausforderungen in helfenden Berufen.* Stuttgart: W. Kohlhammer Verlag.

Taylor, S.; Renpenning, K.; Rekel, G, (Hrsg.) (2013): *Selbstpflege: Wissenschaft, Pflegetheorie und evidenzbasierte Praxis.* Bern: Huber.

1.5.1 Spezifische Aufgaben Psychiatrischer Pflege

Theorie-geleitetes und reflektiertes Handeln in der Pflege basiert auf fachlichem Wissen, das in der Praxis nach dem neusten wissenschaftlichen Stand angewendet und kontinuierlich überprüft sowie bei Bedarf angepasst wird. Berufliches Handeln erfordert kontinuierliche Entscheidungen, was zu tun und zu lassen ist. In einer mitmenschlichen Tätigkeit wie der (professionellen) Pflege gehören deshalb zwangläufig eine gute berufliche Bildung, eine humanistische Grundhaltung, ein reflektiertes Berufsbild sowie berufliche Identität und ethisch-fachlich-kompetentes Handeln zusammen. Die Bereitschaft sich auf Entwicklungsprozesse einzulassen und von anderen zu lernen, sei es von Betroffenen, Angehörigen oder anderen Berufsgruppen, ist ein wichtiges Fundament.

Die übergeordneten Ziele der psychiatrischen Pflege sind laut Arbeitskreis Pflege der Deutschen Gesellschaft für Soziale Psychiatrie (DGSP):

- die Wiederherstellung und der Ausbau der Beziehung zu sich selbst und zu anderen
- Förderung der Autonomie, Selbstbestimmung und Eigenverantwortung
- Erweiterung der sozialen Kompetenz, im Besonderen in den alltagspraktischen Fähigkeiten
- das Erlernen bzw. Erweitern von Bewältigungsstrategien

Ansatzpunkte sind:

- der Alltag des/der Einzelnen
- die Lebens- und Krankengeschichte
- die Fähigkeiten und Grenzen des/der Einzelnen

Dabei bedienen sich Pflegende unterschiedlicher *Zugangswege,* beispielsweise

- den *körpernahen,* über z. B. essen und trinken, kleiden, Verdauung oder Verletzungen, schwerpunktmäßig bei Menschen, die ihre Grundbedürfnisse oder ihren Körper nicht genügend wahrnehmen.
- knüpft man mit *Konversation* an allgemeinen Themen und Gepflogenheiten an, wie Wetter, Fußball, Nachrichten, Familie und Heimat, Kochen, Berufe, vor allem bei Menschen, die nicht über sich selbst sprechen können oder sich mit ihren Problemen im Kreis drehen.
- kann beim *gemeinsamen Tun* geredet werden oder auch nicht, bei Aktivitäten wie gemeinsam einkaufen, spazieren gehen, backen und kochen, Bett beziehen oder Geschirr spülen, fernsehen, Album ansehen, Spielen; dies gilt besonders für Menschen, die sich verbal nicht äußern können, durcheinander, antriebsgestört oder isoliert sind und ihre Fähigkeiten nicht zeigen können.
- stehen beim *problemorientierten Zugang* die Konflikte im Mittelpunkt, z. B. Einsamkeit, Konflikte mit Mitpatienten, traurige Stimmung oder erlebte Wertlosigkeit. Diese Art des Zugangs benutzen wir bei Menschen, die ihre Probleme negieren oder bagatellisieren, ihren Konflikten aus dem Weg gehen und ihre Gefühle nur unzureichend wahrnehmen können.

- benutzt man beim *medizinisch-pflegerischen Zugang* (medizinnaher Zugang) medizinisches Handwerkzeug, um Kontakt zu Patient*innen aufzunehmen. Man misst z. B. Blutdruck oder Puls, spricht über und erklärt eine bevorstehende Untersuchung, redet über die Nebenwirkungen von Medikamenten und erläutert Krankheitssymptome. Dieser Zugangsweg ist besonders hilfreich bei Menschen, die ihre psychische Erkrankung negieren und nur über diesen Weg Hilfe annehmen können.

1.5.2 Weitere Aspekte psychiatrischer Pflege

> »Mit psychisch Kranken begegnen uns Menschen, deren Beziehung zu sich selbst und zur Umgebung durch eine veränderte Wahrnehmung beeinträchtigt ist und die sich deshalb im zwischenmenschlichen Beziehungsgeflecht schlecht orientieren können. Viele von ihnen haben Probleme, mit ihren Gefühlen konstruktiv umzugehen, sie für andere verständlich zu äußern, und sie leiden an einer ausgeprägten Sensibilität« (Schädle-Deininger 2008, S. 15).

Deshalb können Pflegende nur über die Kontaktaufnahme sowie eine hilfreiche und unterstützende Arbeitsbeziehung, gemeinsam Ziele erreichen. Vor diesem Hintergrund muss pflegerisches Handeln begründbar sein und einer humanen, fachlichen und ethischen Überprüfung standhalten. In diesem Zusammenhang sind die Rahmenbedingungen und das Gestalten eines *förderlichen Milieus* von großer Bedeutung, d. h. die Organisation der Lebensumwelt von psychisch erkrankten Menschen sowohl durch einen ansprechenden Rahmen wie Räumlichkeiten, Umgangsweisen, Stimmung, Klima, Atmosphäre als auch durch die agierenden Personen. Dabei sind folgende vier grobe Aspekte zu verfolgen:

- *Offene Kommunikation*
  Informationsaustausch und Informationsklarheit sowie die individuelle und emotionale Begegnung
- *Partizipation*
  Mitentscheid und Mitverantwortung sowie Förderung der Autonomie
- *Leben in der Gemeinschaft*
  das Zusammenleben als soziales Aktionsfeld zum Ausbau der sozialen Kompetenz und Erweiterung der Kommunikationsfähigkeit
- *Soziales Lernen*
  Stärken der Reflexionsmöglichkeiten und Aktivierung bzw. Motivation, Dinge selbst in die Hand zu nehmen

1.5.3 Zentrale Aufgaben

Pflegerische Aufgaben

Die Inhalte der psychiatrischen Pflege werden in dieser Einführung nur grob und übergeordnet dargestellt, die differenzierten Sichtweisen sind in den Fallbeispielen verdeutlicht. In der Personalverordnung Psychiatrie (PsychPV) (Kunze/Kaltenbach 1996) wurden erstmals pflegerische Aufgaben explizit festgelegt. Die 2019 in Kraft getretene »Personalausstattung

Psychiatrie und Psychosomatik-Richtlinie« (PPP-RL) orientiert sich an der PsychPV (letzte Änderung: 01.07.2024). Die PPP-RL zielt darauf ab für die Einrichtungen den Dokumentationsaufwand zu verringern und den Personaleinsatz zu flexibilisieren, Ein weiteres Ziel ist die Qualitätssicherung und eine Leitlinien-basierte aktuelle Versorgung psychisch erkrankter Menschen im Kontext ihres Umfeldes. Die Aufgaben der psychiatrischen Pflege lassen sich vor diesem Hintergrund wie folgt (▶ Tab. 1.2) zusammengefasst festhalten:

Tab. 1.2: Punktuell zusammengefasste Aufgaben psychiatrischer Pflege

Aufgaben	Inhalte
Allgemeine und Somatische Pflege	• Pflegeprozess einschließlich individueller Pflege- und Behandlungspläne sowie Dokumentation • Krankenbeobachtung und Informationsweitergabe • Anleitung und Hilfe bei der Bewältigung von Lebensaktivitäten und Alltagsbewältigung • Durchführung von prophylaktischen Maßnahmen, Vitalzeichenkontrolle und Hygiene • Vor- und Nachbereitung von Untersuchungen, Begleitung zu diagnostischen und therapeutischen Maßnahmen • Wundversorgung, Injektionen, Blutentnahmen sowie Notfallversorgung • Medikamente vorbereiten und Ausgabe • Betreuung und Versorgung Sterbender • usw.
Spezifisch psychiatrische Pflege (muss dem jeweiligen psychiatrisch/psychosozialen Arbeitsfeld angepasst werden)	• Wahrung der Rechte und Individualität des einzelnen psychisch erkrankten Menschen • Gestaltung der Aufnahme, Vorbereitung von Verlegung und Entlassung • kontinuierliche Betreuung und Krankenbeobachtung in der jeweils festgelegten Intensität, Krisenintervention, Einzelbetreuung in Krisen- und Gefährdungssituationen, • Entlastende und orientierungsgebende Gesprächskontakte, Gespräche mit Angehörigen, Anlaufstelle für Patient*innen, Angehörige und andere außenstehende Personen, einschließlich telefonischer Kontakte • Trainingsmaßnahmen im Rahmen des Pflegeprozesses und Mithilfe bei der Bewältigung des Tagesablaufs, Hilfe bei allen Aktivitäten des täglichen Lebens, beispielsweise Training lebenspraktischer Fähigkeiten, Sozialtraining, Aktivitätsgruppen im Rahmen des therapeutischen Stationsmilieus; Planung, Gestaltung und Durchführung von Aktivitäten innerhalb (z. B. Stationsversammlung, Morgenrunden usw.) und außerhalb der Station (z. B. Spaziergänge, Ausflüge, Freizeitangebote) usw. • Mitwirkung bei Einzel- und Gruppen-/Familientherapien sowie spezifischen psychotherapeutischen Maßnahmen und speziellen Therapien anderer Berufsgruppen, z. B. Gesprächspsychotherapie, Beschäftigungs- und Bewegungstherapie oder auch Rollenspiel/Psychodrama usw. • Begleitung bei Hausbesuchen und Terminen bzw. Überleitung in Einrichtungen, Institutionen, Behörden usw.

Tab. 1.2: Punktuell zusammengefasste Aufgaben psychiatrischer Pflege – Fortsetzung

Aufgaben	Inhalte
	• Sich der gegenseitigen Bedingtheit bewusst sein, dass psychische Beschwerden sich körperlich auswirken, ebenso wie körperliche Beschwerden auf die Psyche; es gilt beide Aspekte im Blick zu behalten • usw.
Administration und mittelbar bezogene pflegerische Aufgaben	• Dienstübergaben, Teilnahme an Therapiekonferenzen, Konzept- und Teambesprechungen sowie an stationsübergreifenden Dienstbesprechungen, stationsbezogener Supervision, Balintgruppe (eine spezifische Methode der Fallbesprechung) • Vorbereitung, Teilnahme und Ausarbeitung von Visiten • Materialbeschaffungen wie Pflegehilfsmittel, andere Materialien und Bevorratung von Medikamenten sowie Verwaltungsaufgaben, Statistiken usw. • Interne und externe Terminplanung und Koordination diagnostischer und therapeutischer Leistungen • Stationsorganisation: Koordination der Arbeitsabläufe, Einsatz der pflegerischen Mitarbeitenden, Dienstplanung, Anlaufstelle für Mitarbeitende • Anleitungs- und Unterweisungsaufgaben, z. B. von neuen Mitarbeitenden, externen Pflegeschüler*innen, andere Auszubildende, Praktikant*innen usw. • Teilnahme an hausinternen und externe Fort- und Weiterbildungen • usw.

Daraus ergibt sich, dass psychiatrische Pflege die Stärken der einzelnen Patient*innen wahrnimmt, die Fähigkeiten und Ressourcen fördert, größtmögliche Autonomie gemeinsam übt und pflegt und soweit möglich das Umfeld mit einbezieht.

Im stationären und teilstationären Bereich sind psychiatrische Pflege, ihre Hilfsmöglichkeiten und Sichtweisen selbstverständlicher Bestandteil. Im ambulanten und komplementären Bereich der psychiatrischen Versorgung besteht mancherorts noch Nachholbedarf.

Die allgemeinen Ansätze werden in den einzelnen Fallbeispielen vertieft und plastisch dargestellt, unterschiedliche Schwierigkeitsgrade, Hilfsmittel, Vorgehensweisen sowie Handlungsmöglichkeiten aufgezeigt und entsprechendes Wissen vermittelt.

Lernziele und Kompetenzerwerb

Lernziele und Kompetenzerwerb sind in der psychiatrischen Pflege, beispielsweise:

- Die bisher erlernten theoretischen Ansätze wie Pflegetheorien, Pflegeprozess, Gesprächsführung in den praktischen Pflegealltag einzubringen und reflektiert anzuwenden
- Sich die eigene Grundhaltung und Vorbehalte bewusst machen und mit der Realität im Einsatz vergleichen
- Menschen mit einer psychischen Erkrankung mit Achtung und Würde begegnen und ihre Besonderheiten akzeptieren

- Die besonderen Lebens- und Krankheitsgeschichten (die Krankheitsgeschichte ist nicht gleichzusetzen mit der biografischen Geschichte) und deren Auswirkungen kennenlernen und mit Respekt begegnen
- Fähigkeiten und Bedürfnisse von Patient*innen sowie die des sozialen Umfelds wahrnehmen
- Klassische psychiatrische Symptome erkennen, grob einordnen und angemessen damit im pflegerischen Alltagshandeln umgehen (ggf. mit Unterstützung)
- Kontakt aufnehmen können und Nähe und Distanz reflektieren
- Faktoren kennenlernen, die ein förderliches Milieu schaffen
- Sinn und Möglichkeiten von tages- und wochenstrukturierenden Maßnahmen kennenlernen
- Sich auf die unterschiedlichen Krankheitsbilder im vorgegebenen Rahmen unter Anleitung einlassen und entsprechend handeln können
- Einen sicheren und souveränen Umgang mit entgrenztem Verhalten anstreben
- Einfache gruppendynamische Prozesse erkennen und in Gruppen je nach Wissensstand teilnehmen oder Teilverantwortung übernehmen
- Kennen der wichtigsten Psychopharmaka und ihrer Nebenwirkungen einschließlich pflegerischer Unterstützung und Handlungsmöglichkeiten
- Eigene Gefühle in Bezug auf Situationen mit Patient*innen ausdrücken können
- Krisen und Gewaltsituationen reflektieren und präventive Lösungsmöglichkeiten erfahren
- Wissen um die Grenzen von psychiatrischer Pflege und Behandlung
- Informationen über Beobachtung und pflegerisches Handeln nicht wertend weitergeben können und sich der Subjektivität von Wahrnehmung bewusst werden
- usw.

Im Kontext der vielfältigen Aufgaben und Tätigkeitsbereiche der Pflege ist es dringend notwendig, Pflegebildung und benötigte Qualifikationsgrade in der Pflege generell, jedoch auch im Zusammenhang mit der psychosozialen Versorgung auf den unterschiedlichen Ebenen und in den verschiedenen Kontexten, zu diskutieren und Pflege auch im internationalen Vergleich zukunftsfähig zu entwickeln.

Psychiatrisch-pflegerisches Handeln wird in den nachfolgenden sechs Kapiteln anhand der unterschiedlichen Fallsituationen geschildert. Die Fallbeispiele beinhalten die verschiedenen theoretischen Grundlagen und Ansätze sowie die vielfältigen pflegerischen Interventionen und Handlungsweisen, die zu einer Basis pflegerischen Handelns in der Psychiatrie zusammengeführt werden können.

1.5.4 Zum Schluss

Was haben diese Menschen gemeinsam? Frederic Chopin (Komponist), Isaac Newton (Physiker), Peter Tschaikowski (Komponist), Winston Churchill (Politiker), Vincent van Gogh (Maler), Ludwig van Beethoven (Komponist), Lew Nikolajewitsch Tolstoi (Dichter), Virginia Woolf (Literatin), Gustav Mahler (Komponist)?

Sie waren kulturprägende und kulturschaffende Menschen und psychisch erkrankt.

> »Worte und Bilder bestimmen unser Denken.
> Entscheidend ist, dass sie uns helfen zu lernen
> Was wir zu lernen haben, ist so schwer und doch so einfach und klar:
> Es ist normal, verschieden zu sein.«
> Richard von Weizsäcker

Weiterführende Literaturempfehlung

Als weiterführende Literatur und zur Vertiefung für die Ausbildung bieten sich die kleinen PraxisWissen und Basiswissen-Bände im Psychiatrie Verlag Köln an, die ständig ergänzt werden. Hier eine Auswahl:

Bock, T. (2020): *PraxisWissen: Menschen mit Psychose-Erfahrung begleiten.* Köln: Psychiatrie Verlag.

Brückner, B. (2010): *Basiswissen: Geschichte der Psychiatrie.* Köln: Psychiatrie Verlag.

Eink, M.; Haltenhof, H. (2022): *PraxisWissen: Beziehungsgestaltung mit suizidgefährdeten Menschen.* Köln: Psychiatrie Verlag.

Finzen, Asmus (2009): *Basiswissen: Medikamentenbehandlung bei psychischen Störungen.* Köln: Psychiatrie Verlag.

Laabdallaoui, M., Rüschoff, I. (2016): *Basiswissen: Umgang mit muslimischen Patienten.* Köln: Psychiatrie Verlag.

Mahnkopf, A. (2015): *Basiswissen: Umgang mit depressiven Patenten.* Köln: Psychiatrie Verlag.

Marschner, R., Brosay, D. (2022): *Rechtliche Grundlagen psychiatrischer Arbeit.* Köln: Psychiatrie Verlag.

Rahn, E.: (2019): *PraxisWissen: Menschen mit Borderline begleiten.* Köln: Psychiatrie Verlag.

Reker, M. (2022): *PraxisWissen: Menschen mit Abhängigkeit begleiten.* Köln: Psychiatrie Verlag.

Rupp, M. (2018): *PraxisWissen: Psychiatrische Krisenintervention.* Köln: Psychiatrie Verlag.

Schädle-Deininger, H. (2020): *Basiswissen: Grundlagen psychiatrischer Pflege.* Köln: Psychiatrie Verlag.

Scherer, E., Lampert, T. (2017): *Basiswissen: Angehörige in der Psychiatrie.* Köln: Psychiatrie Verlag.

Schwarze, T., Steinauer, R., Beeri, S. (2019): *Somatische Pflege in der psychiatrischen Arbeit.* Köln: Psychiatrie Verlag.

Schwarz, G. (2021): *PraxisWissen: Menschen mit Demenz begleiten.* Köln: Psychiatrie Verlag.

Steinert, T. (2008): *Basiswissen: Umgang mit Gewalt in der Psychiatrie.* Köln: Psychiatrie Verlag.

Stich, M. (2013): *Basiswissen: Patientengruppen erfolgreich leiten.* Köln: Psychiatrie Verlag.

Trost, A.; Rogge, S.; Schoppmann, S. (2024): *PraxisWissen: Menschen im Maßregelvollzug begleiten*. Köln: Psychiatrie Verlag.

Belletristik

Berg-Peer, J. (2014): *Schizophrenie ist scheiße, Mama – Ein Leben mit meiner psychisch erkrankten Tochter*. Frankfurt/Main; S. Fischer Verlag.
Hansen, H. (Hrsg.) (2014): *Der Sinn meiner Psychose*. Neumünster: Paranus Verlag.
Prins, S. (2006): *Seitenwechsel – Psychiatrieerfahrene Professionelle erzählen*. Neumünster: Paranus.
Prins, S. (2005): *»Jetzt lebe ich richtig« – Geschichten, Glossen, Gedanken*. Neumünster: Paranus.
Strathenwerth, I., Bock, T. (1998): *Die Bettelkönigin*. Freiburg: Core.

Fachzeitschriften

PPH: die Zeitschrift für psychiatrische Pflege heute, Stuttgart: Georg Thieme Verlag.
»Psychiatrische Pflege«, Bern: Hogrefe AG.

II Fälle

2 Menschen, die unter Depression leiden – Gefangen in mir?

Jeder Mensch kennt in seinem Leben Phasen vermehrter Niedergeschlagenheit, Momente der Nachdenklichkeit und Erschöpfung. Doch ab wann wird von Depression gesprochen? Im Unterschied zu der »normalen«, bei allen Menschen vorkommenden Erschöpfung beschreiben die Betroffenen, dass die Bewältigung alltäglicher Arbeiten und die Pflege sozialer Kontakte kaum noch zu bewältigen erscheinen und dass sie Schwierigkeiten haben, ihrer Arbeit oder Schule nachzugehen. Es erscheint ihnen unmöglich, den Erfordernissen ihres Alltags gerecht zu werden. Des Weiteren ist die Dauer der anhaltenden Beschwerden von mindestens zwei Wochen ausschlaggebend. Depression ist eine psychiatrische Erkrankung, die behandelt werden muss. Sie kann im schlimmsten Fall lebensbedrohlich werden und/oder unbehandelt einen chronischen Verlauf nehmen. Eine Depression kann jeden Menschen treffen unabhängig von seinem Alter, seinem Geschlecht oder seinem sozialen Status. Das Gefühl der Ausweglosigkeit kann unerträgliche Maße annehmen. Oftmals nehmen Betroffene die Warnsignale nicht rechtzeitig wahr und nicht selten werden sie auch vom Hausarzt übersehen – denn Depressionen können sich unterschiedlich äußern. Nach Schätzungen der Weltgesundheitsorganisation WHO (2001/2017) sind Depressionen nach den Herzkreislauferkrankungen die zweithäufigste Volkskrankheit.

2.1 Fallbeispiel Herr Novak

Falldarstellung

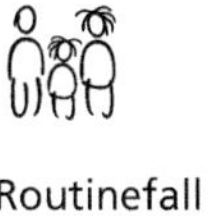
Routinefall

Herr Adam Novak[6], 41 Jahre, hatte sich vor vier Wochen erneut bei seinem Hausarzt vorgestellt, da es ihm trotz Krankschreibung zunehmend schlechter ging. Er beschrieb gegenüber seinem Arzt sich ständig müde und erschöpft zu fühlen. Die vergangenen zwei Wochen habe er fast nur im Bett gelegen. Alles falle ihm schwer, er fühle sich kraftlos und selbst die kleinsten Tätigkeiten im Haushalt blieben liegen. Er schaffe es schon lange nicht mehr seine Ehefrau im Haushalt und bei der ge-

6 Alle Namen aus den Fallbeispielen sind frei erfunden.

meinsamen Kindererziehung zu unterstützen. Stattdessen schlafe er viel und müsse ständig grübeln. Als leitender Bauunternehmer sorge er sich sehr um seine berufliche Situation, fühle sich wertlos und zu nichts nutze.

Der Hausarzt von Herr Novak hatte ihm, seinen Schilderungen zu folge, eine Einweisung in eine psychiatrische Klinik ausgeschrieben, mit der Empfehlung sich dort stationär behandeln zu lassen. Er begründete dies kurz damit, dass er das Vorliegen einer akuten Depression vermute. Eine Woche später fasste sich Herr Novak ein Herz und vereinbarte in der zuständigen Klinik für Psychiatrie und Psychotherapie einen Aufnahmetermin.

Aktuell befindet sich Herr Novak seit drei Wochen in stationärer Behandlung. Im gemeinsamen Aufnahmegespräch mit dem behandelndem Arzt und der zuständigen Bezugspflegenden erzählte Herr Novak, dass er gebürtig aus Polen stamme, was man nur an einem leichten Akzent hörte. Er berichtete in eher einfachen Verhältnissen geboren zu sein. Da er in Polen keine berufliche Zukunft für sich gesehen hatte, kam er mit 20 Jahren das erste Mal nach Deutschland. Schnell ist es ihm durch Fleiß, Ehrgeiz und gute Schulbildung gelungen, in Deutschland beruflich Fuß zu fassen und sich zum selbstständigen Bauunternehmer hochzuarbeiten. Sein Lebensmittelpunkt wechselte währenddessen langjährig zwischen Polen und Deutschland – zum einen wegen beruflicher Verknüpfungen zu polnischen Geschäftspartnern, jedoch auch wegen seines stark ausgeprägten familiären Verpflichtungsgefühls gegenüber seiner früh verwitweten Mutter.

Erst im Alter von 33 Jahren hatte Herr Novak seine heutige Ehefrau kennengelernt und wurde gemeinsam mit ihr endgültig in Deutschland sesshaft. Er kaufte ein Einfamilienhaus und ein Jahr später folgte die Hochzeit. Ein weiteres Jahr später wurde die heute sechsjährige Tochter geboren. Die Geburt seiner Tochter hauchte Herrn Novak erstmals »eigenes Leben« ein, wie er im Gespräch sagte. Zum ersten Mal im Leben fühlte er sich wirklich glücklich und zufrieden. Die Sorgen um seine Mutter rückten allmählich in den Hintergrund.

Das veränderte sich jedoch im Laufe des vergangenen Jahres. Die Firma lief schlecht und Herr Novak machte einige finanzielle Einbußen. Außerdem wurde seiner Mutter eine beginnende Demenz attestiert, was Herrn Novak sehr besorgte und verunsicherte. Er fühlte sich für das Wohlergehen aller Familienmitglieder sehr verantwortlich und war gleichzeitig vollkommen überfordert. Lange hatte er seine Sorgen mit niemandem geteilt, da er es als unmännlich empfand Schwäche zu zeigen. Stattdessen hatte er versucht, die Situation mit sich selbst auszumachen, um gegenüber seiner Frau und seiner Tochter weiterhin fröhlich und unbeschwert zu wirken. Doch als seine Kräfte und seine Energien zunehmend nachließen, schaffte er es schon bald nicht mehr seinen eigenen Erwartungen zu entsprechen. Er ging nicht mehr zur Arbeit, zog sich ins Bett zurück, sorgte sich viel im Stillen und weinte, wenn es keiner sehen konnte. Er fühlte sich als Versager und verlor bald jegliches Selbstwertgefühl. Ab und an beschlichen ihn Gedanken, es seinem Vater gleich zu tun und sich das Leben zu nehmen, jedoch konnte er dies seiner Familie nicht zumuten – vor allem der Gedanke an seine kleine Tochter hielt ihn, trotz starker Verzweiflung und schwindender Lebenslust, davon ab.

Seine Schilderungen bestätigten den Verdacht des Hausarztes, dass Herr Novak unter einer Depression leidet, weswegen ihm eine mehrwöchige Therapie angeboten wurde. Herr Novak ließ sich zögerlich und mit einiger Skepsis zunächst auf eine Behandlung von drei Wochen ein. Eine längere Behandlung, so sagte er, könne er sich als selbstständiger Unternehmer wegen der aktuellen finanziellen Situation nicht erlauben und wolle dies auch seiner Familie nicht zumuten.

Während der stationären Behandlung zeigte sich Herr Novak von Anfang an als sehr bemühter Patient. Er nahm pflichtbewusst alle ihm verordneten Therapien wahr und erschien pünktlich zu allen Gesprächsterminen mit Ärzt*innen, Pflegenden und Psycholog*innen. In der therapiefreien Zeit jedoch war er anfangs überwiegend im Bett anzutreffen. Oftmals schien es ihm morgens unmöglich aufzustehen, so dass er oft das Frühstück und manchmal sogar das Mittagessen verpasste. Ohnehin hatte sein Appetit in letzter Zeit stark nachgelassen, so dass er binnen der vergangenen Wochen fünf Kilogramm abgenommen hatte. Seine innere Verzweiflung merkte man ihm äußerlich sehr an. Er wirkte oft traurig, lachte kaum, hielt nur selten Blickkontakt und suchte von sich aus wenig Kontakt zu den Mitarbeitenden. Gegenüber seinen Mitpatient*innen war Herr Novak sehr zurückhaltend. Die Gesprächsthemen strengten ihn an und machten ihn zugleich wütend. Er konnte die Gesprächsrunden, in denen andere von ihren Sorgen erzählten nur schwer aushalten und empfand deren Äußerungen als »Jammern«, was überhaupt nicht zu seinen Vorstellungen von Männlichkeit passte.

Aus diesem Grund fiel es ihm zunächst schwer sich gegenüber seinen behandelnden Ärzt*innen und seiner Bezugspflegenden emotional zu öffnen. Er äußerte sich eher sachlich und nüchtern über sein bisheriges Leben. Das Beschreiben seiner Empfindungen und Gefühle strengte ihn sehr an. Deswegen war zunächst eine intensive Beziehungsarbeit notwendig, in deren Verlauf Herr Novak langsam Vertrauen fassen konnte.

Je mehr er schließlich seiner Bezugspflegenden vertraute, desto mehr begann er sich zu öffnen und berichtete über eine lange bestehende nächtliche Schlaflosigkeit mit morgendlichem Früherwachen, Schuld- und Schamgefühlen und der hartnäckigen Empfindung einer inneren Leere und Sinnlosigkeit. Er beschrieb traurig, niedergeschlagen und verzweifelt zu sein, wofür er sich selbst ablehnte. Er sah sich selbst und seine Zukunft sehr negativ und verglich das Leben oftmals mit einer Einbahnstraße, die ihm »kein Zurück« ermöglichte.

Während der stationären Behandlung, die unterschiedliche Therapieformen, einschließlich intensiver Gespräche mit der Bezugspflegenden und dem behandelnden Arzt und eine medikamentöse Begleittherapie beinhaltete, verbesserte sich Herr Novaks Zustand allmählich. Er zeigte morgens weniger Antriebsmangel, schaffte es zeitnah aufzustehen – unabhängig von Terminen – bekam wieder Appetit und nahm auf der Station regelmäßig an den Mahlzeiten teil. Er begann auch, sich mehr auf Kontakte zu anderen Patient*innen einzulassen: So unterhielt er sich immer öfter, tauschte Erfahrungen aus und nahm häufiger an Angeboten der Station teil, wie beispielsweise gemeinsames Backen am Wochenende oder Spielerunden am Abend. Bei seinen Mitpatient*innen galt Herr Novak schnell als ein kluger, erfahrener und nachdenklicher Mann und beliebter Gesprächspartner. So beliebt zu sein, gefiel Herrn Novak und er gewann wieder an Offenheit, Lebendigkeit und Selbstachtung.

Zu Beginn der stationären Behandlung hatte Herr Novak seine Frau gebeten, ihn nicht in der psychiatrischen Klinik zu besuchen, weil er sich schämte, diese Hilfe überhaupt in Anspruch nehmen zu müssen. Inzwischen kam die Ehefrau nun regelmäßig an den Wochenenden und teilweise auch kurz an Werktagen, um ihn zu besuchen. Am vierten Wochenende fühlte sich Herr Novak erstmalig bereit, eine Nacht zu Hause zu schlafen. Es war ihm wichtig, wieder aktiv Zeit mit seiner Familie zu verbringen und obwohl ihn diese gemeinsame Zeit zu Hause noch sehr anstrengte, bemerkte er, wie er allmählich wieder Freude empfinden konnte. Er begann sich seiner Ehefrau gegenüber zu öffnen und traute sich, seine inneren Konflikte auszusprechen. Den Vorschlag des Arztes, gemeinsam mit ihm ein Paargespräch zu führen, nahm er nach anfänglichem Zögern, dankend an.

Herr Novak begann zunehmend von der stationären Therapie zu profitieren. Sein allmählich stabilisierter Zustand erlaubte es ihm immer aktiver auf die Behandlung Einfluss zu nehmen. Er formulierte persönliche Behandlungsziele und stimmte zu, noch für weitere vier Wochen in stationärer Behandlung zu bleiben.

2.2 Die Erkrankung: Begriffe, Ursachen, Verlauf und Diagnostik

2.2.1 Begriffe

Depression

(lat. Deprimere, depressus = niederdrückend, herabziehend)
Depressionen gehören zu dem Formenkreis der affektiven Störungen. Sie sind gekennzeichnet durch die Unfähigkeit zur Freude, Hemmung des Denkens und der Psychomotorik und durch vegetative Störungen. Aufgrund der mit ihr verbundenen Phänomene wie Antriebslosigkeit,

Freudlosigkeit, Appetitlosigkeit usw. werden sie auch als die Krankheit der »-losigkeit« bezeichnet.

Affektive Störungen

Affektive Störung ist eine Sammelbezeichnung für jede deutliche von der Norm abweichende Veränderung der Gestimmtheit eines Menschen. Dabei kann die Stimmung nach oben abweichen, z. B. in Form einer Antriebssteigerung verbunden mit euphorischen Gefühlen oder mit besonderer Niedergeschlagenheit und Antriebslosigkeit wie bei den depressiven Störungen.

Affekt

(lat: affectus = Gemütsverfassung)
Bezeichnung für zeitlich kurze und intensive Gefühlsregung. In der Regel mit physiologischen Veränderungen. Emotion und Stimmung bezeichnet dagegen länger andauernde Grundbefindlichkeiten.

2.2.2 Risikofaktoren und mögliche Ursachen von Depression

Ursachen

Es gibt nicht die eine Ursache bei der Entstehung von Depression. Bei psychischen Erkrankungen geht man von einem multifaktoriellen Entstehungsmechanismus aus, d. h., es müssen erst verschiedene Faktoren zusammenkommen, damit der Mensch erkrankt.

Belastende Lebensereignisse

Belastende Lebensereignisse können verschiedene Ausmaße annehmen und unterschiedlicher Natur sein. Als Beispiele dafür können Trennung von Lebenspartner*innen, Arbeitsplatzverlust, chronischer Stress oder traumatische Erlebnisse gelten. Jedoch auch positiv einschneidende Momente können Auslöser sein, wie die Geburt eines Kindes, der bestandene Schulabschluss, Heirat etc.

Am Fallbeispiel

Die Firma machte Herrn Novak vermehrt Sorgen – die Aufträge stockten und die Familie geriet zunehmend in finanzielle Engpässe. Seiner Auffassung nach war es seine Aufgabe als Familienoberhaupt, die Familie materiell gut zu versorgen und auch dem Wunsch seiner Ehefrau nach einem größeren Haus zu entsprechen. Deswegen arbeitete Herr Novak sehr hart, bemühte sich um Neukunden und sah seine Familie bald nur noch am späten Abend. Als Herr Novak dann vor circa einem halben Jahr von der Verschlechterung der Gesundheit seiner Mutter erfuhr, der die Ärzt*innen in Polen eine beginnende Demenz attestierten, verschlechterte sich auch sein eigener gesundheitlicher Zustand. Er machte sich viele Sorgen um seine Mutter und seine eigene familiäre Situation.

Biologische, genetische Faktoren

Biologische, genetische und physische Faktoren beinhalten Störungen des Neurotransmittersystems oder das Vorliegen anderer körperlicher Erkrankungen wie z. B. Schilddrüsenerkrankungen, Apoplex, Parkinson. Es kann auch eine erbliche Vorbelastung in einer Familienanamnese bestehen.

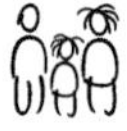

Am Fallbeispiel

Herr Novaks Vater setzte seinem Leben durch Suizid ein Ende. In diesem Zusammenhang könnte man das Vorliegen einer psychischen Erkrankung und somit eine familiäre Vorbelastung vermuten.

Soziale Faktoren

Zu den *sozialen Faktoren* zählen nicht nur die aktuelle Situation des Menschen in Bezug auf seinen Arbeitsplatz, seine sozialen Kontakte und seine Partnerschaft. Sie beinhalten ebenso andere Lebensereignisse wie den Verlauf der Kindheit und der Schulzeit.

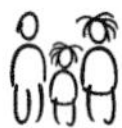

Am Fallbeispiel

Herr Novak wuchs in wenig stabilen Verhältnissen auf. Die frühere Familienatmosphäre war durch chronische Geldsorgen ständig überlagert. Seine Eltern, er selbst sowie sein jüngerer Bruder waren den materiellen Verzicht gewohnt. Als sich sein Vater ums Leben brachte, als Herr Novak 18 Jahre alt war, fühlte er sich frühzeitig für das Wohl seiner Familie sehr verantwortlich. Damals hatte er es sich als Familienältester zur Aufgabe gemacht, die Familie bestmöglich zu versorgen.

Umwelteinflüsse

Umwelteinflüsse können den Ausbruch einer Erkrankung begünstigen. Vor allem betrifft dies in den Wintermonaten die verminderte Lichtkonzentration und durch die Kälte eventuelle verminderte Freizeitaktivität.

Traumata

Frühere *Traumata* beinhalten traumatische Ereignisse im Leben eines Menschen, deren Verarbeitung nicht ausreichend stattfinden konnte. Was bei einem Menschen ein Trauma auslösen kann ist sehr unterschiedlich und muss im Kontext der jeweils vorhandenen Bewältigungsfähigkeiten gesehen werden.

Klimakterium und Entbindung

Klimakterium und Entbindung können durch die hormonellen Veränderungen psychische Erkrankungen begünstigen.

Medikamente

Manche *Medikamente* können als Nebenwirkung Auswirkung auf die Psyche haben z. B. Betarezeptorenblocker, Antihistaminika oder Antiparkinsonmittel.

2.2.3 Verbreitung

Die Weltgesundheitsorganisation geht davon aus, dass Depressionen eine häufige psychiatrische Erkrankung ist und etwa 5 % aller Erwachsenen weltweit auftreten. Frauen erkranken zu 50 % häufiger an einer depressiven Störung als Männer (WHO 2023).

2.2.4 Verlaufsformen

Eine einmalige Episode beinhaltet das Auftreten einer Depression entweder zum ersten Mal im Leben einer Person oder das einmalige Auftreten der Erkrankung. Von rezidivierenden, also wiederkehrenden depressiven Episoden spricht man, wenn zwischen den Phasen eine »gesunde« Zeit von mindestens sechs Monaten besteht. Der chronische Verlauf ist gekennzeichnet durch ein Anhalten der depressiven Beschwerden länger als zwei Jahre. Saisonal abhängige Depression, auch »Herbst-Winter-Depression« genannt, ist vor allem im Zusammenhang mit der dunklen Jahreszeit zu sehen.

2.2.5 Schweregrade

Depressionen können in unterschiedliche Schweregrade eingeteilt werden. Je nach Anzahl der vorhandenen Symptome kann der Schweregrad in leicht, mittelgradig und schwer definiert werden. Es gibt bei einer schweren depressiven Episode die Kategorisierung in »mit oder ohne psychotische Symptome«. Zudem werden die Symptome in Haupt- und Zusatzsymptome unterteilt. Zu den Hauptsymptomen der Depression zählen unter anderem der Verlust von Interessen und Freude, die depressive Stimmung und die Verminderung des Antriebs. Als Zusatzsymptom kann zum Beispiel die Konzentrationsstörung, eine Appetitminderung und suizidale Gedanken gewertet werden. Diese Einteilung dient zur Orientierung und zur Festlegung des Therapiezeitraums und ausgewählter Therapie- und Pflegeziele.

Tab. 2.1: Unterscheidung Schweregrade

Schweregrad	Erläuterung
Leichte depressive Episode	Über einen Zeitraum von mindestens zwei Wochen treten zwei Hauptsymptome plus zwei Zusatzsymptome auf.
Mittelschwere depressive Episode	Über einen Zeitraum von mindestens zwei Wochen treten zwei Hauptsymptome plus 3–4 Zusatzsymptome auf.
Schwere depressive Episode	Über einen Zeitraum von mindestens zwei Wochen treten alle drei Hauptsymptome plus mindestens vier Zusatzsymptome auf.

2.2.6 Prognose

Depressionen können sehr gut behandelt werden, allerdings werden nur etwa ein Drittel der Menschen, die wegen einer Depression Hilfe aufsuchen richtig diagnostiziert und bekommen die richtige Therapie (Skärsäter 2010). Trotz der guten Behandlungsmöglichkeiten gibt es nach der ersten Episode jedoch eine Rückfallhäufigkeit von 50–60 %, die mit jeder weiteren Episode zunimmt. Je länger die Dauer einer Episode ist, desto wahrscheinlicher bleiben Restsymptome oder die Erkrankung nimmt eventuell einen chronischen Verlauf. Dies betrifft ca. 20 % der an Depression erkrankten Menschen. Eine ungünstigere Prognose haben ältere Menschen und Menschen, die an weiteren psychiatrischen Erkrankungen leiden.

2.2.7 Diagnostik

- Eigen- und Fremdbeurteilungsbögen
- Diagnostisches Interview zur Erfassung der Beschwerden und Schweregrad der Störung.
- Ausschluss einer anderen psychiatrischen Erkrankung, z. B. Alkoholabhängigkeit, Angststörung, Essstörung
- Ausschluss einer organischen Erkrankung mit psychiatrischen Symptomen, z. B. Parkinson, Hirntumor, M. Alzheimer, Betablocker-Einnahme, Epilepsie, Hypothyreose
- Anamnese, Labor, CT

2.3 Umgang mit den Betroffenen und eigene Grundhaltung

Empathie

Der Umgang mit depressiv Erkrankten ist nicht immer leicht und erfordert ein hohes Maß an Geduld, Ermutigung und Empathie. Unter Empathie wird die Fähigkeit, sich sensibel in einen anderen Menschen einzufühlen, verstanden. Psychiatrisch Arbeitende nutzen diese Fähigkeit, um die Stimmung und Emotion der Patient*innen bei sich selbst zu erleben und zu verstehen. Es kann unter Umständen schwer auszuhalten sein, die depressive Phase zu begleiten. Pflegende werden mit starken Hilflosigkeits- und Ohnmachtsgefühlen konfrontiert. Eine gewisse Distanz ist notwendig, um sich nicht in das depressive Geschehen mit hineinziehen zu lassen. Auch wenn man als professionelle Pflegefachperson weiß, dass eine depressive Episode vorübergehen wird, ist es manchmal nicht leicht, stellvertretend für die Betroffenen die Hoffnung aufrechtzuerhalten und ihnen immer wieder zu versichern, dass die Episode vorübergehen wird. Herr Novak ist sehr belastet durch seine starke Hoffnungslosigkeit, die nur allmählich nachlässt. Es fällt ihm schwer, Gefühle mitzuteilen und sich auf sein Gegenüber einzulassen. Es benötigt einige Zeit, um Vertrauen entstehen zu lassen und dies braucht Geduld und eine konstante und wohl dosierte Ansprache seitens der Pflegenden.

Es ist eine der Aufgaben von Pflegefachpersonen, den Kontakt und die Beziehung zu den Betroffenen aufzubauen und zu halten, da die Betroffenen sich oftmals wie in sich gefangen fühlen. Auch eine bereits aufgebaute Beziehung kann am nächsten Tag wieder deutlich anders aussehen durch eine Veränderung in der Erkrankung. Ein besonders hilfreiches System stellt hier die Bezugspflege dar, da es einen festen kontinuierlichen Ansprechpartner für die Patient*innen gibt und dies dem Betroffenen als Orientierungspunkt während des gesamten stationären Aufenthalts dienen kann.

Motivierung und Aktivierung

Einen Teil der Arbeit mit depressiven Menschen stellen die Motivierung und Aktivierung dar. Zum einen um den Menschen darin zu unterstützen, seinen Bedürfnissen wie Nahrungsaufnahme und Körperpflege nachzukommen, zum anderen ist dies eine Möglichkeit, langsam wieder neue positive Eindrücke zu gewinnen, zum Beispiel durch einen achtsamen Spaziergang in der Natur oder den Austausch mit anderen. Es bedarf eines sensiblen Umgangs und guten Einfühlungsvermögens bei der Aktivierung von depressiv erkrankten Menschen, damit sie sich nicht unter Druck gesetzt fühlen. Dies braucht Zeit. Auch Zeit, sich erst einmal zu erholen und Kraft zu schöpfen. Besonders herausfordernd kann es sein, die richtige Balance zu finden zwischen Aktivierung/Förderung und Entlastung. Es besteht die Gefahr, den Betroffenen zu viel abzunehmen, vor allem bei zu treffenden Entscheidungen. Die Betroffenen können dadurch das Gefühl der Selbstbestimmtheit und Selbstwirksamkeit verlieren und das vermindert den Glauben an sich selbst und seine Entscheidungen. So muss man als Pflegende in jeder Situation und in jeder Begegnung aufs Neue entscheiden, welcher Umgang nun der richtige sein kann.

Deswegen ist es wichtig, dass die Pflegenden sich selbst gegenüber eine Fehlerfreundlichkeit haben, um sich nicht zu schnell entmutigen zu lassen. Vermieden werden sollte oberflächlicher Trost wie »das wird schon wieder«. Denn dadurch fühlt sich der Mensch in seiner Situation nicht verstanden. Auch wenn man selbst als Person im Leben schwere Situationen hatte, berechtigt einen dies nicht anzunehmen, die eigenen »Hilfsmittel« würden auch den Betroffenen helfen. Weitere Qualitäten als psychiatrisch Arbeitende sind jedoch neben dem Fachwissen auch das eigene Erfahrungswissen und die eigene Intuition. Diese unterstützen die Beurteilung von Situationen und tragen dazu bei, das weitere Vorgehen zu entscheiden. Besonders wichtig im Umgang mit psychisch Erkrankten ist, dass man den ganzen Menschen sieht und ernst nimmt, und dies auch vermitteln kann. Depressionen können sich unterschiedlich äußern und noch unterschiedlicher erlebt werden, denn jeder Mensch ist ein Individuum mit einer ganz eigenen Geschichte und Persönlichkeit. Somit ist auch hier eine Balancefähigkeit zwischen der Vermittlung von Hoffnung und der ernsthaften Begleitung der Betroffenen in ihrem Leid gefragt.

Eine weitere wichtige Aufgabe von Pflegenden stellt die genaue Beobachtung der Betroffenen dar. Von den Pflegenden wahrgenommene Veränderungen können den Betroffenen vorsichtig mitgeteilt werden oder die Pflegenden können sie durch Fragen gezielt selbst darauf aufmerksam werden lassen. Oftmals nehmen die Erkrankten gerade positive Veränderung erst spät oder gar nicht wahr. Hier kann die Rückmeldung der Pflegenden Hoffnung vermitteln. Die eigene Hoffnung auf eine verbesserte Lebenssituation für die Patient*innen zu bewahren, ist sehr wichtig. Denn unsere eigene innere Haltung spiegelt sich in unserem Verhalten gegenüber den Betroffenen wider. Deswegen muss die eigene Haltung kontinuierlich reflektiert werden. Dieser ständige Reflexionsprozess wird unterstützt durch den Austausch innerhalb des Teams und durch die Teilnahme an Supervisionsangeboten. Die Grundhaltung der Pflegenden sollte durch Wertschätzung gekennzeichnet sein. Oftmals leiden die Betroffenen unter einem verminderten Selbstwertgefühl und nehmen sehr sensibel wahr, wie das Umfeld (hier professionell Pflegende) mit ihnen umgeht. Eine positive Bestärkung der Person, ihrer Ressourcen und ihrer Erfolge ist dabei hilfreich. Das Wahrnehmen und Bestärken der Ressourcen der Betroffenen ist eine ständige Unterstützung im Genesungsprozess.

Die Akzeptanz der Person in ihrer aktuellen Situation ist ein weiterer Anteil professioneller Haltung, die wir in uns fördern können und sollen. Dies kann für die Pflegenden auch bedeuten, es zu akzeptieren, wenn die Erkrankung eines Menschen nicht so verläuft, wie wir es uns für ihn gewünscht haben. Denn dies würde zu einer defizitorientierten Beobachtung des Menschen führen.

Um den erkrankten Menschen darin zu fördern, Experte in eigener Sache zu werden, benötigt er Informationen über seine Erkrankung, deren Diagnostik und Behandlungsmöglichkeiten und dazu wie er selbst seine Situation mit beeinflussen kann. Die Vermittlung solcher Informationen ist auch Inhalt von pflegerischen Gesprächen. Dadurch werden die Betroffenen darin befähigt, ihre Situation besser zu verstehen und ihnen wird Hoffnung vermittelt. Es ermöglicht den Betroffenen bei ihrem Genesungsprozess aktiv mitzuwirken. Gerade bei der Entlassungsvorbereitung ist zu klären, ob noch Unklarheiten für die Person bestehen.

Am Fallbeispiel

Herr Novak ist sehr belastet durch seine starke Hoffnungslosigkeit, die nur allmählich nachlässt. Es fällt ihm sehr schwer, seine Situation, seine Krise und seine Gefühle anzunehmen. Vor allem zu Behandlungsbeginn hat er Probleme, sich auf sein Gegenüber einzulassen und seine Gedanken und Emotionen mitzuteilen. Um ihn zu unterstützen, legte die Bezugspflegende den Schwerpunkt zunächst auf ein kontinuierliches Gesprächs- und Kontaktangebot, um Präsenz, Verlässlichkeit und Interesse an Herrn Novak und seiner Geschichte zu signalisieren. Aus dem Aufnahmegespräch wusste sie, dass Herr Novak von Selbstzweifeln geplagt wurde und darunter litt, den alltäglichen Erfordernissen nicht mehr nachkommen zu können. Deswegen unterstütze sie ihn, indem sie für eine verlässliche Tagesstruktur sorgte und gemeinsam mit Herrn Novak seine persönlichen Stärken und bisherigen Erfolge herausarbeitete. Damit bestärkte sie sein Selbstwertgefühl. Mit zunehmendem Vertrauen in das stationäre Umfeld wird Herr Novak offener und gleichzeitig zusehends aktiver. Zunächst nahm er nur an den Therapieangeboten teil, dann regelmäßig auch an den Gruppenmahlzeiten und nahm schließlich auch den Kontakt zu anderen Patient*innen auf.

2.3.1 Hauptsymptome

- Gedrückte und depressive Stimmung
- Niedergeschlagenheit
- Verzweiflung
- Gefühllosigkeit
- schnelle Irritierbarkeit
- Angstgefühle
- Zukunftsangst
- Unsicherheit
- Überforderungsgefühle
- charakteristische Tagesschwankungen v. a. Morgentief
- tagesunterschiedliche Stimmungsschwankungen
- Interessensverlust und Freudlosigkeit
  - Aktivitätsminderung; kein Interesse oder Freude an früheren Aktivitäten; kein Interesse an Hobbys oder Engagement in Alltagstätigkeiten
- Antriebsmangel, erhöhte Ermüdbarkeit
  - Vernachlässigung von Alltagsaktivitäten und schnelle Ermüdbarkeit; sozialer Rückzug

2.3.2 Zusatzsymptome

- Verminderte Konzentration und Aufmerksamkeit
  - Einschränkung des Denkvermögens; Entscheidungsschwierigkeiten; Grübelneigung; Selbstzweifel und Ängste
- Vermindertes Selbstwertgefühl, Selbstvertrauen und Schuldgefühle
  - Verlust des Vertrauens in die eigenen Kompetenzen; Selbstvorwürfe; unrealistische/übertriebene Schuldgefühle
- Psychomotorische Agitiertheit oder Hemmung
  - Innerliche Unruhe; Gefühl des Getriebenseins; verzögerte Reaktion; langsame Bewegungen und reduzierte Mimik
- Hoffnungslosigkeit
  - Negative Selbst- und Außenwahrnehmung; Gefühl der Aussichtslosigkeit
- Schlafstörungen
  - Ein- und Durchschlafstörung; Früherwachen, selten: Hypersomnie

- Appetitstörung
  - Gewichtsverlust; kein Hungergefühl oder Interesse am Essen
- Suizidalität
  - Lebensmüde-Gedanke; Suizidgedanken, Suizidhandlungen; Zusammenhang mit Wahnsymptomen möglich
- Wahnerleben
  - Bei Auftreten Häufung von Verarmungswahn oder Schuldwahn

2.3.3 Weitere mögliche somatische Symptome

- Obstipation
- Herabgesetzte Körpertemperatur
- Libidoverlust
- Menstruationsbeschwerden
- Unspezifische Schmerzen
- Speichel- und Schweißsekretionsminderung
- Haarausfall

Eine Antriebsminderung ist bei einem depressiv erkrankten Menschen eher der Regelfall. Die Bewältigung alltäglicher Anforderung ist kaum noch ausführbar und erfordert eine große Anstrengung. Dies kann Bereiche betreffen wie das Aufstehen, die Körperpflege und den Haushalt. Eine Agitiertheit hingegen ist gekennzeichnet durch eine ausgeprägte innerliche Getriebenheit, Unruhe und Ängstlichkeit. Von Stupor wird gesprochen, bei sehr vermindertem Antrieb bis hin zu einer Antriebssperre, und dies bei vollem Bewusstsein.

2.3.4 Beobachtungskriterien bei der Pflege psychisch beeinträchtigter Menschen

Nicht alle Menschen mit einer psychischen Erkrankung sind immer sofort in der Lage ihr Befinden zu beschreiben und sich ihrem Gegenüber anzuvertrauen. In der Konsequenz kann das bedeuten, dass sie der Pflegefachperson skeptisch begegnen, sich verschließen, nur teilweise öffnen oder gar über wichtige Symptome hinweggehen und sie bagatellisieren, da es manchmal sehr unangenehm sein kann, mit einer zunächst fremden Person persönliche Gedanken und Gefühle zu teilen.

Umso wichtiger ist es, dass die professionelle psychiatrische Pflegende eine geschulte Beobachtungsgabe an den Tag legt, die es auf der Basis fundierten Fachwissens ermöglicht, zu einer Situationseinschätzung zu kommen. Dazu gehört auch, dass sich die Pflegende darüber im Klaren ist, dass ihre Beobachtungen nicht immer den Tatsachen entsprechen müssen. Ein Abgleichen der eigenen Beobachtung mit derjenigen von Kollegen und vor allem mit der Wahrnehmung des betroffenen Menschen selbst ist auf

Dauer unabdingbar, um eine möglichst umfassende Einschätzung zu erhalten.

Am Fallbeispiel

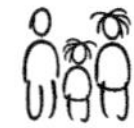

Herr Novak verarbeitet seine Erkrankung sehr schambesetzt, er spricht zu Beginn nur wenig über seine innere Befindlichkeit. Die ihn umgebenden Mitarbeitenden benötigen eine genaue Beobachtungsgabe, um seinen Zustand einschätzen und um ihn in seinen Bedürfnissen unterstützen zu können.

Wichtige Beobachtungskriterien können sein:

Beobachtungskriterien

Äußeres Erscheinungsbild: Der Zustand von Haut, Haaren, Nägeln und der Bekleidung kann Aufschluss darüber geben, ob ein Mensch gerade in der Lage ist, seiner persönlichen Körperpflege nachzukommen bzw. ob ein Interesse daran besteht, den körperlichen Bedürfnissen nachzugehen.

Erscheinungsbild

Im Zuge einer schweren depressiven Entwicklung neigen einige Betroffene dazu, ihre persönliche Hygiene und Pflege zu vernachlässigen, da ihnen dazu entweder die Kraft oder die Motivation fehlen.

Während der stationären Behandlung kann es deswegen notwendig sein, dem Menschen hier eine Brücke zu bauen, indem man beispielsweise ein angenehmes Bad anbietet (▶ Kap. 2.3.6.1).

Aufrechterhalten der Körperfunktionen (Essen, Trinken, Ausscheidung, Sexualität): Die meisten psychischen Erkrankungen gehen neben den rein psychischen auch mit vegetativen Veränderungen einher. Bei depressiven Störungen zählen Appetitmangel, Obstipationsbeschwerden, Libido- bzw. Potenzverlust oder Amenorrhoe zu den häufigsten vegetativen Einschränkungen. Häufig verlieren die Betroffenen an Körpergewicht oder führen ihrem Körper nicht ausreichend Flüssigkeit zu, was die eigenen Kräfte zusätzlich schwinden lässt. Ebenso kann verminderte Bewegung zu Verdauungsstörungen und Obstipation führen.

Körperfunktionen

Psychiatrisch Pflegende sollten darauf achten, ob die Betroffenen sich an den Mahlzeiten beteiligen. Bei Appetitmangel kann es hilfreich sein die persönlichen Gewohnheiten und Vorlieben zu erfragen und nach individuellen Lösungen zu suchen. Beispielsweise kann das Essen auf einen späteren Zeitpunkt verschoben werden, wenn die Mahlzeiten im stationären Setting sehr viel früher stattfinden, als es die Menschen gewöhnt sind. Eine nachlassende Lust oder Fähigkeit zur Sexualität kann für die Betroffenen ebenfalls sehr einschränkend sein. Dabei zeigt die Erfahrung, dass sich dieses Thema für viele Betroffene problematischer darstellt als es zunächst scheint. Es gehört zu den pflegerischen Aufgaben um diese Problematik zu wissen und sie, wenn Betroffene es wünschen oder derartige Probleme andeuten, auch zu thematisieren. Manche Medikamente, zu denen auch einige Antidepressiva und Neuroleptika gehören, beeinflussen die Libido. Deswegen sollten gegebenenfalls auch die behandelnden Ärzt*innen informiert werden, damit diese Nebenwirkung bei der Behandlung mitbedacht werden kann.

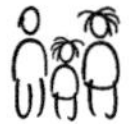

Am Fallbeispiel

Herr Novak leidet unter Appetitlosigkeit, die folglich auch zu einer Gewichtsabnahme führte. Durch das gemeinsame Kochen und Backen gewann er allmählich die Lust am Essen zurück.

Schlaf

Schlaf: Viele psychische Erkrankungen gehen mit Störungen der Schlafqualität einher. Besonders depressiv erkrankte Menschen beklagen häufig Ein- und Durchschlafstörungen. Schlafstörungen können ebenso zu den vegetativen Beschwerden (siehe oben) gezählt werden, haben jedoch häufig einen besonderen Stellenwert.

Einschlafstörungen können Hinweis sein auf abendliches Grübeln oder Gedankenkreisen. Häufig treten diese Phänomene besonders am Abend oder in der Nacht auf, wenn der Mensch nicht durch äußere Reize abgelenkt wird und alles um ihn herum zur Ruhe kommt. Hilfreich können abendliche Entspannung- und Einschlafrituale sein, bevor es zum Einsatz von entsprechenden Medikamenten kommt. Genuss von warmem Tee (Lieblingssorte oder speziell mit schlaffördernden Substanzen, wie Baldrian), Atem- oder Entspannungsübungen, gezielter Einsatz von entspannungsfördernden Düften und Ölen (z. B. Lavendel) stellen nur einige Alternativen dar. Aber auch entlastende Gespräche und Rituale wie Tagebuchschreiben können im Einzelfall wirksam sein, um belastende Gedanken zumindest kurzfristig zu begrenzen.

Ein anderer Grund für Einschlafstörungen kann mangelnde Tagesaktivität sein. In dem Fall ist es nötig, gemeinsam mit den Betroffenen ihren Schlaf-Wachrhythmus zu analysieren und evtl. übermäßigen Tagesschlaf gegen gezielte Beschäftigung und Aktivität einzutauschen. Das Erstellen eines Tagesplans oder Aktivitätenprotokolls kann an dieser Stelle dienlich sein.

Durchschlafstörungen können entweder aus selbigen Gründen entstehen oder auch durch Alpträume verursacht werden. Anhaltend starke oder sehr lebhafte Alpträume können teilweise auch als Nebenwirkung der medikamentösen Behandlung auftreten. Liegt dieser Verdacht nahe, so müssen die behandelnden Ärzt*innen darüber informiert werden.

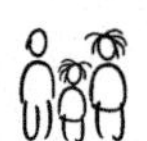

Am Fallbeispiel

Herr Novak leidet unter morgendlichem Früherwachen (häufig gegen 4:00–5:00 Uhr). Oftmals wacht er plötzlich auf und findet nicht in den Schlaf zurück, da sich sofort negative Gedanken, Sorgen und Grübeleien aufdrängen. Eine leichte Morgengymnastik führt häufig dazu, dass er belastende Gedanken vorübergehend entkräften kann.

Verbaler und nonverbaler Ausdruck:
Verbal: Grundsätzlich gilt, dass alle Äußerungen der Betroffenen von den Pflegenden ernst genommen und als gültig erklärt werden. Jegliche Äußerungen – egal, ob in Form von Wünschen, Fragen, Bitten oder Erläuterungen – haben ihre Daseinsberechtigung und müssen von der verantwortungsbewussten Pflegefachperson beachtet und in die Behandlung der Betroffenen einbezogen werden. Dabei ist es wichtig, dass Pflegende genau zuhören und sich darum bemühen, den Menschen so zu verstehen, wie er auch verstanden werden möchte.

Ausdruck

2.3.5 Exkurs: Das Kommunikationsmodell nach Schulz von Thun (1981)

Eine Hilfe zur Analyse von Äußerungen Betroffener kann das Kommunikationsmodell nach Schulz von Thun darstellen. Er geht davon aus, dass jede Kommunikation zwischen zwei Menschen immer auf vier Ebenen stattfindet. Entsprechende verbale Botschaften werden vom Sender (Redner) codiert/verschlüsselt und vom Empfänger (Zuhörer) entsprechend decodiert bzw. entschlüsselt. Um den Inhalt der Nachricht allumfassend verstehen zu können, kann es nützlich sein, den Inhalt der Botschaft auf die vier Ebenen hin zu untersuchen.

Am Fallbeispiel

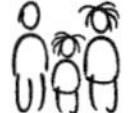

Herr Novak sagt zu dem Krankenpfleger Herrn Weiß: »Herr Weiß, Sie haben mich heute Morgen ja gar nicht geweckt! Jetzt habe ich das Frühstück verschlafen.«

Man unterscheidet:

Sachebene:	Gibt Auskunft über Tatsachen, möchte diese vermitteln und hat informativen Charakter. → *Ich bin nicht geweckt worden und konnte dadurch nicht frühstücken.*
Beziehungsebene:	Drückt aus, in welchem Verhältnis die Kommunikationspartner zueinanderstehen. (gleichberechtigt, partnerschaftlich, hierarchisch...) → *Sie sind für mich verantwortlich. Ich bin momentan auf Ihre Hilfe angewiesen.*
Appell:	Suggeriert, wozu der Empfänger bewegt bzw. veranlasst werden soll und möchte Einfluss auf den Empfänger nehmen. Ein Appell drückt somit oft mehr oder minder verdeckte Wünsche oder Forderungen aus. → *Sie müssen mich mehr beachten und sich besser um mich kümmern!*

Selbstoffenbarung:	Enthüllt Auskünfte über den Sender und gibt damit oft unbewusste Informationen frei. → Alleine schaffe ich es noch nicht aufzustehen. Ich habe morgens noch große Probleme damit.

Abb. 2.1: Kommunikationsmodell

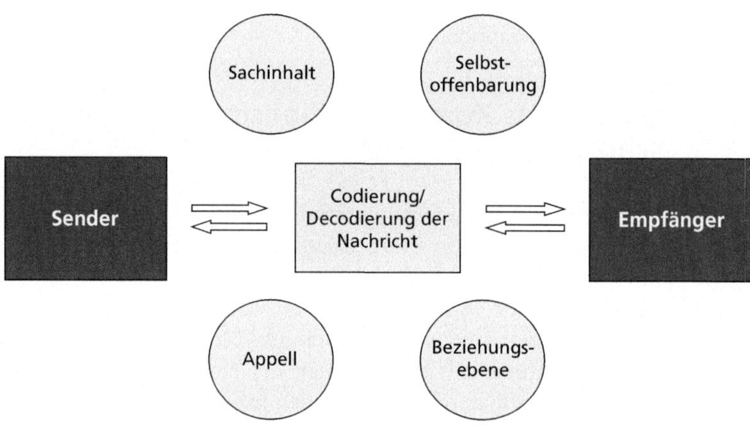

Dabei muss natürlich bedacht werden, dass jegliche Form der Interpretation die Gefahr birgt, eine Botschaft fehlzudeuten.

Nonverbal: Nonverbale Äußerungen beinhalten alle Informationen, die ein Mensch zum Ausdruck bringt, ohne sie sprachlich zu formulieren. Dazu zählen Mimik, Gestik und Körperhaltung. Die Beachtung der nonverbalen Ausdrücke eines Menschen können vielfältige Anhaltspunkte über seinen inneren Zustand geben oder auch dazu dienen, den Inhalt verbaler Äußerungen zu überprüfen.

Stimmen verbaler und nonverbaler Ausdruck in ihrer Botschaft überein und vermitteln dem Zuhörer ein schlüssiges Bild, spricht man auch von *kongruenter (deckungsgleicher) Kommunikation.*

Tab. 2.2: Nonverbale Signale

	Mögliche Anzeichen von körperlichem/seelischem Wohlbefinden	**Mögliche Anzeichen von körperlichen/seelischen Schwierigkeiten**
Mimik	Entspannter Gesichtsausdruck, Lächeln, Mimik ist leicht veränderbar, Augen zwinkern, Mundwinkel sind entspannt, Lippen liegen sanft aufeinander, kontinuierlicher Blickkontakt, physiologischer Hauttonus	Angespannter Gesichtsausdruck, starrer Blick, aufgerissene Augen, geweitete Pupillen, Mundwinkel nach unten verzogen, Lippen aufeinandergepresst, kein oder zögerlicher Blickkontakt, erhöhter Hauttonus, Schwitzen, gerötete oder blasse Hautfarbe

Tab. 2.2: Nonverbale Signale – Fortsetzung

	Mögliche Anzeichen von körperlichem/seelischem Wohlbefinden	Mögliche Anzeichen von körperlichen/seelischen Schwierigkeiten
Gestik	Körperbewegungen sind fließend, Hände unterstreichen sanft das Gesagte, angepasster Muskeltonus	Hände fuchteln, bizarr anmutende Gestik, schnell wechselnde Bewegungen oder Ausbleiben jeglicher Gestik, Zittern, wackelnde Füße oder Extremitäten
Körperhaltung	Aufrechte Haltung, flüssiger Gang, stabile Erscheinung	Gebückte oder gekrümmte Haltung, Schultern sind eingezogen oder stehen hervor, Gang ist stockend, starr oder stolpernd

Nonverbale Kommunikation findet immer und überall statt, wo Menschen miteinander in Begegnung kommen. Paul Watzlawick (2011) formuliert dazu »Man kann nicht nicht kommunizieren«.

Kommunikationsmodell nach Paul Watzlawick (Watzlawick 1990)

1. *Axiom:* Man kann nicht nicht kommunizieren!
2. *Axiom:* Jede Kommunikation hat einen Inhalts- und einen Beziehungsaspekt, wobei Letzterer den Ersteren bestimmt.
3. *Axiom:* Die Natur einer Beziehung ist durch die Interpunktionen [Interpretation/Bewertung] der Kommunikationsabläufe seitens der Partner*innen bedingt.
4. *Axiom:* Menschliche Kommunikation ist digital und analog.
5. *Axiom:* Zwischenmenschliche Kommunikationsabläufe sind symmetrisch und/oder komplementär [ergänzend/begleitend].

Am Fallbeispiel

Herr Novak sitzt gemeinsam mit anderen Patient*innen im Raucherraum. Still und hastig raucht er seine Zigarette. Weder sucht er Blickkontakt zu den anderen, noch beteiligt er sich an deren Gesprächen. Er sitzt einfach nur auf seinem Stuhl und blickt zu Boden. Auf den ersten Blick könnte man meinen, dass Herr Novak nicht mit der Gruppe kommuniziert. Bei genauerer Betrachtung wird jedoch klar, dass es anders ist. Durch seinen abgewandten Blick, sein hastiges Rauchen und seine verbale Stille teilt Herr Novak den übrigen Patient*innen nonverbal mit: Ich will einfach nur schnell eine Zigarette rauchen. Auf eure Anwesenheit lege ich gerade keinen Wert, sprecht mich nicht an, denn ich möchte keinen Kontakt zu euch aufnehmen.

Stimmung

Stimmung (Affekt): Nahezu jede psychiatrische Erkrankung kann deutliche Auswirkungen auf die Stimmungslage des jeweiligen Menschen haben. Dabei kann der Affekt mannigfaltig ausgestaltet sein – von absoluter Hochstimmung und Euphorie bis hin zur totalen Gefühlsleere. Im Falle der Depression zählt eine starke affektive Herabstimmung zu den wichtigsten klinischen Leitsymptomen. Betroffene fühlen sich verzweifelt, niedergeschlagen, bedrückt und sorgenvoll. Insgesamt kann man feststellen, dass Depressionen häufig mit einem allgemeinen Verlusterleben einhergehen, weswegen die Depression oft auch als Erkrankung der »-losigkeit« bezeichnet wird. Dazu zählen dann nicht nur die bereits genannten vegetativen Anzeichen, wie Appetitlosigkeit oder Schlaflosigkeit, sondern auch zahlreiche affektive Symptome, wie Lustlosigkeit, Freudlosigkeit, Hoffnungslosigkeit, Mutlosigkeit bis hin zum »Gefühl der Gefühllosigkeit«, was schwer depressive Menschen häufig beschreiben.

Die Betroffenen fühlen sich emotional blockiert und werden von ihrem Umfeld als vermindert schwingungsfähig wahrgenommen. Dieses Erleben kann sich für den Betroffenen im schlimmsten Fall derartig bedrückend anfühlen, dass ein Suizidversuch als einziger Ausweg erscheint, das persönliche Leiden zu beenden. Der Suizid(-versuch) ist die denkbar schlimmste und folgenschwerste Komplikation einer Depression.

Antrieb

Antrieb: Antriebsstörungen sind typische Symptome im Rahmen von psychiatrischen Erkrankungen. Allgemein können bei unterschiedlichen Erkrankungen von absoluter Antriebslosigkeit (Stupor) über Antriebsschwäche oder Antriebsmangel bis hin zur Antriebssteigerung verschiedene Veränderungen beobachtet werden.

Im Fall einer Depression beobachtet man einen reduzierten Antrieb, der schwach bis sehr stark reduziert sein kann. Ein Indiz für reduzierten Antrieb kann die mangelnde Begeisterungsfähigkeit von Betroffenen sein. Sie können sich kaum motivieren und zu bestimmten Tätigkeiten »aufraffen«. Häufig wirken Menschen mit reduziertem Antrieb auf ihre Umwelt dann insgesamt sehr passiv.

Typischerweise ist bei depressiven Störungen vor allem eine morgendliche Antriebsschwäche zu beobachten, die im Tagesverlauf zumeist etwas nachlässt.

Am Fallbeispiel

Herr Novak fiel es im häuslichen Umfeld zunehmend schwerer, Dinge zu erledigen, die für ihn sonst leicht zu bewältigen waren. Er hatte immer wieder auch kleinere Aufgaben (wie Geschirr spülen, Telefonate, Einkäufe, Briefverkehr, ...) aufgeschoben. Auf der Station werden ihm gezielt kleinere Aufgaben übertragen (z. B. Blumen gießen), um sein Aktivitätsniveau motivierend zu steigern.

Sozialverhalten und Kontaktfähigkeit

Sozialverhalten und Kontaktfähigkeit: Psychische Erkrankungen bringen häufig ungewohntes Sozialverhalten und auch veränderte Kontaktfähigkeiten mit sich. Während manche Erkrankungen dazu führen können, dass das Bedürfnis nach Kontakten und sozialem Austausch zunimmt (z. B. während der Manie), engt sich gerade beim depressiv Erkrankten der Sozialraum zumeist sehr ein.

Betroffene ziehen sich häufig sehr ins Innere zurück und meiden längere Kontakte mit ihrem Umfeld. Dies kann die nächsten Familienangehörigen, Freunde, Bekannte und das berufliche Umfeld betreffen. Soziale Verpflichtungen und sonst gern ausgeübte Aktivitäten (Arbeiten, Hobbys, Sport, Gruppenaktivitäten) werden zunehmend aufgegeben. Das Aufrechterhalten bzw. Knüpfen von Kontakten und zwischenmenschlichen Beziehungen fällt immer schwerer und die Betroffenen fühlen sich häufig von den sie umgebenden Personen unverstanden und abgelehnt. In Folge dessen zieht sich der Mensch oft zurück, verbringt seine Zeit eher allein und meidet seine Umgebung.

Natürlich sind diese Auswirkungen auch auf der Station zu bemerken. Die professionelle Pflegende beobachtet in diesem Zusammenhang beispielsweise, ob ein Mensch in der Lage ist, an Gruppenaktivitäten teilzunehmen, ob er die Gesellschaft von Mitpatient*innen sucht, ob er in der Lage ist, auf das Personal zuzugehen, um seine Bedürfnisse zu äußern und wie er auf mögliche Besuche von Angehörigen oder Freund*innen reagiert.

Zieht sich jemand vermehrt zurück, so gehört es zu den Aufgaben der Pflegenden das Vertrauen dieses Menschen zu gewinnen, präsent zu sein und stete, wohl überlegte Kontaktangebote zu machen. Um die Belastungsgrenzen des Menschen zu wahren, kann es anfangs nötig sein, sein Bedürfnis nach Ruhe und Rückzug zu tolerieren. Im Verlauf jedoch ist es das Ziel Kontakte aufrechtzuhalten und ggf. zur Wiederherstellung vernachlässigter Kontakte beizutragen.

Fähigkeiten

Fähigkeiten: Während psychischer Erkrankungen kann es vorkommen, dass bisherige Talente und Stärken vorübergehend verdeckt sind und von den Betroffenen selbst und/oder ihrem Umfeld nicht mehr wahrgenommen werden. Kreativität, Leistungsvermögen und Belastbarkeit sind unter Umständen überlagert vom Krankheitserleben.

Besonders depressive Menschen neigen dazu, eigene Stärken nicht oder unzureichend wahrzunehmen. Selbstzweifel sind ein häufiger alltäglicher Begleiter. Plötzlich trauen sich Betroffene aufgrund von Gefühlen der Unzulänglichkeit deutlich weniger zu und geben in Folge dessen auch viele ihrer bisherigen Beschäftigungen auf.

Denk-, Gedächtnis- und Konzentrationsstörungen sind eine häufige Ursache dafür, dass altgewohnte Verrichtungen auf einmal zur Herausforderung werden. Ein simples Beispiel dafür ist, dass Menschen mit Depressionen oft äußern: »Ich kann nicht mehr lesen.« Natürlich haben sie durch ihre Erkrankung nicht das Lesen verlernt, vielmehr ist es so, dass ausgeprägte Konzentrationsstörungen dazu führen können, dass das aufmerksame Lesen von zusammenhängenden Texten sich sehr schwierig gestaltet.

Pflegende als Gesundheitsfürsprecher*innen

Umso wichtiger ist es, dass Pflegende sich bemühen, die Interessen, Neigungen, Hobbys und Stärken ihrer Patient*innen kennen zu lernen, um ressourcenorientiert mit den Betreffenden arbeiten zu können. Ziel ist es, den Menschen eigene Stärken wieder zugänglich zu machen und ihren Selbstwert zu steigern. Dabei ist ein sensibles Vorgehen der Pflegenden gefragt, da jegliches zusätzliche Frustrationserlebnis kontraproduktiv wirken kann. Motto der Behandlung sollte sein: Fordern und Fördern, ohne zu überfordern.

Orientierung

Orientierung: Orientierungsstörungen zu den vier Qualitäten (örtlich, zeitlich, zur Person, situativ) können bei verschiedenen psychiatrischen Krankheitsbildern beobachtet werden. Dazu gehören die verschiedenen Formen der Demenz, das Korsakow-Syndrom, das akute Delir (beispielsweise im Rahmen eines Alkoholentzugs) oder akute Intoxikationen und andere mehr.

Im Rahmen einer Depression zählen Orientierungsstörungen nicht zu den typischen Symptomen. Jedoch können Patient*innen aufgrund von Konzentrationsstörungen und dadurch beeinträchtigter Merkfähigkeit zeitweise sehr vergesslich sein und nach außen dann auch stellenweise desorientiert wirken. Dies tritt jedoch häufig nur sehr partiell auf und ist zumeist während außerordentlicher Belastungs- bzw. Stresssituationen zu beobachten (z. B. stationäre Aufnahmesituation).

Dennoch gibt es eine spezielle Form der Depression, bei der starke Vergesslichkeit sehr vordergründig sein kann. Die Rede ist von der sogenannten Pseudodemenz (► Kap. 5.1).

Medikamente

Wirkung und Nebenwirkung von Medikamenten: Die meisten psychischen Erkrankungen werden medikamentös mit Psychopharmaka behandelt: Manchmal im Rahmen einer Monotherapie (nur ein Medikament), immer öfter jedoch im Rahmen einer pharmazeutischen Komplexbehandlung (mindestens zwei verschiedene Substanzen). Die Pflegenden müssen im Umgang mit Medikamenten mit deren Wirkungen und Nebenwirkungen vertraut sein, sie sollten in der Lage sein, beides voneinander zu unterscheiden um die Patient*innen hinreichend aufklären zu können.

Pflegende als interprofessionelle Partner*innen

Vor allem bei der Verabreichung eines neuen Medikaments können zu Beginn starke Nebenwirkungen auftreten, die vorübergehend oder dauerhaft sein können und für die Betroffenen häufig sehr unangenehm sind. Die Pflegefachperson sollte typische Nebenwirkung kennen, auftretende Beschwerden ernst nehmen, dringlich ärztlich weiterleiten und den Menschen hinsichtlich der Linderung professionell beraten können (► Kap. 2.4, Häufige Nebenwirkung von Antidepressiva).

2.3.6 Pflegerische Zugangswege

Der Mensch ist ein soziales Wesen, das in ständiger Beziehung zu seinem Umfeld steht. Beziehung zu einem anderen – unter Umständen noch vollkommen fremden Menschen – aufzunehmen, ist deswegen etwas worauf wir Menschen in unserem privaten wie beruflichen Alltag ein Leben lang angewiesen sind.

Womöglich kennt jeder das Gefühl, sich in ungewohnter Umgebung oder in der Gegenwart von unbekannten Menschen manchmal unsicher zu fühlen und nicht genau zu wissen, wie man mit seinem Gegenüber nun am flüssigsten in den Kontakt kommt. Es können Fragen aufkommen, wie: Wie komme ich schnell ins Gespräch? Was soll ich sagen? Wie möchte ich wirken? Wie soll ich mich verhalten? Oder: Was erwartet der andere von mir?

Diese Unsicherheit ist also nur allzu menschlich. Kennt man die Schwierigkeiten mit anderen Menschen in Kontakt zu treten schon als »gesunder« Mensch, so kann man sich vorstellen, dass die Beziehungs- und Kontaktgestaltung für einen psychisch erkrankten Menschen ungleich schwerer sein kann.

Genau deswegen ist es so wichtig, dass die professionell Pflegenden Möglichkeiten kennen, um den Betroffenen die Kontaktaufnahme zu erleichtern und ihm eine möglichst verlässliche zwischenmenschliche Beziehung anzubieten. Hierzu unterscheidet man in der psychiatrischen Pflege mögliche pflegerische Zugangswege.

2.3.6.1 Der körpernahe Zugangsweg

Der körpernahe Zugangsweg empfiehlt sich bei Menschen, die aktuell Probleme haben, ihren Grundbedürfnissen (nach Essen, Trinken, Kleidung, körperlicher Hygiene, ...) nachzukommen. Wenn ein Mensch uns sehr hungrig oder ausgekühlt erscheint, so werden wir ihm in erster Linie Nahrung und angemessene Kleidung oder auch ein warmes Bad anbieten, bevor wir von ihm erwarten können, sich im Gespräch zu öffnen.

Am Fallbeispiel

Herr Novak beklagte in den vergangenen Wochen vor der stationären Aufnahme einen deutlichen Appetitverlust. Er hatte 5 kg abgenommen und fühlte sich schwach und erschöpft. Auf der Station wurden ihm zunächst etwas zu trinken und ein warmes Mittagessen angeboten, bevor das Aufnahmegespräch erfolgte.

2.3.6.2 Der medizinnahe Zugangsweg

Der medizinnahe Zugangsweg sollte genutzt werden, wenn medizinische Belange aktuell im Vordergrund der Behandlung stehen, beispielsweise bei der pflegerischen Aufklärung vor Untersuchungen oder bei der Beratung zum Umgang mit Psychopharmaka. Ebenso kann es vorkommen, dass Patient*innen sich in einer gesundheitlichen Gefährdungssituation befindet, in welcher die Abwehr vitaler Schäden Priorität haben kann. Beispielsweise im Rahmen eines Delirs, depressiven Stupors oder der Katatonie. Als Hilfsinstrumente dienen hierbei häufig medizinische Geräte, die es erlauben, den Zustand des Betroffenen zu beurteilen (Blutdruckmanschette, Stethoskop, Pulsuhr, Thermometer etc.). Pflegende nutzen diese Art der Kontaktaufnahme aber auch, wenn es den Betroffenen schwerfällt, sich auf andere Beziehungsangebote einzulassen.

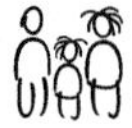

Am Fallbeispiel

Herr Novak lehnte zu Beginn die Einnahme von Antidepressiva strikt ab. Zu sehr befürchtete er eine Veränderung seiner Persönlichkeit. Nachdem er sowohl durch den Arzt als auch durch die Bezugspflegende mehrfach detaillierte Informationen dazu bekommen hatte, fühlte er sich mit der Zeit hinreichend über Wirkung und Nebenwirkung der Medikamente aufgeklärt und konnte das Risiko-Nutzen-Verhältnis besser abwägen.

2.3.6.3 Zugang durch Konversation

Dieser Zugangsweg ist wohl auch fernab von professioneller Krankenpflege der alltäglichste bei der Kontaktaufnahme mit anderen Menschen. Konversation dient dazu, über unverfängliche Themen (das Wetter, aktuelle Ereignisse oder Nachrichten) miteinander in das Gespräch zu kommen. Die Themenwahl sollte dabei immer an den Interessen, Vorlieben und dem Kenntnisstand der Betroffenen orientiert sein.

Im psychiatrischen Kontext setzten wir Konversation dann bewusst ein, wenn Betroffene noch mit Scheu oder Abwehr auf eine andere direktere Themenwahl reagieren oder aber sich mit ihren Problemen gedanklich permanent im Kreis drehen und wir uns durch eine offene Konversation eine zeitweilige Unterbrechung des Gedankenkreises erhoffen. Ebenso kann Konversation dazu dienen, mehrere Menschen miteinander in einen ungezwungenen Austausch zu bringen.

Am Fallbeispiel

An den Spieleabenden auf der Station, an denen Herr Novak im Verlauf immer öfter teilnimmt, kann er sein breit gefächertes Wissen über Sport und Kultur einbringen. Er trägt dadurch zur Unterhaltung der Patient*innenrunde bei. Der rege Austausch und die nicht erkrankungsspezifischen Themen ermöglichen es nicht nur Herrn Novak, sondern auch seinen Mitpatient*innen, sich zumindest kurzfristig vom Krankheitsgeschehen abzulenken.

2.3.6.4 Der problemorientierte Zugangsweg

Der problemorientierte Zugangsweg dient dazu, gemeinsam mit den Betroffenen seine inneren und äußeren Konflikte zu bearbeiten. Wir wählen diese Art des Zugangs bei Menschen, die ihre Probleme entweder negieren oder bagatellisieren oder die das Gefühl haben, ihren Problemen alleine und ohnmächtig ausgeliefert zu sein. Wir bieten uns als verlässlicher Kommunikationspartner*in und Berater*in an und unterstützen die Betroffenen dabei ihre Gefühle wahrzunehmen und zu äußern. Ziel der problemorientierten Kommunikation ist es, dem Menschen in belastenden oder konfliktreichen Situationen beizustehen und ihm eine Plattform zu bieten, die ihm gedanklichen Austausch und direkte Unterstützung ermöglicht.

Am Fallbeispiel

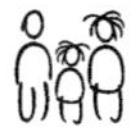

Herr Novak benötigte geraume Zeit, um offen über seine Sorgen und Probleme sprechen zu können. Seine Bezugspflegerin akzeptierte seine Haltung und registrierte seine damit verbundenen Nöte sich ihr anzuvertrauen. Durch ihre empathische, einfühlende Grundhaltung und das Widerspiegeln ihrer eigenen Wahrnehmung gelang es, sukzessiv das Vertrauen von Herrn Novak zu gewinnen. Er wich ihren Fragen und Gesprächsangeboten seltener aus und begann seine Gefühle selbst zu formulieren.

2.3.6.5 Zugang durch gemeinsames Tun/haushaltsnahe Tätigkeiten

Dieser Zugangsweg ermöglicht es im gemeinsamen Tun Zeit mit den Betroffenen zu verbringen und so die beiderseitige Beziehung zu stärken. Beliebte Aktivitäten können sein: Spazieren gehen, Kaffee trinken, zusammen Essen, Karten oder Gesellschaftsspiele spielen, aber auch haushaltsnahe Tätigkeiten wie Kochen, Backen, Einkaufen, Geschirr spülen etc.

Gemeinsames Tun eignet sich vor allem dann, wenn Betroffene starke Rückzugstendenzen haben oder der verbale Austausch schwerfällt. Gemeinsame Betätigungen können genutzt werden, um individuelle Ressourcen zu stärken bzw. zu reaktivieren, aber auch um über gemeinsame Erfahrungen Erfolgserlebnisse zu schaffen.

Am Fallbeispiel

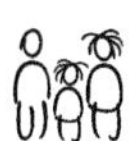

Im Verlauf der Behandlung nahm Herr Novak gerne an den Koch- und Backgruppen der Station teil. Das Gefühl einen leckeren Kuchen gebacken zu haben und sogar anderen Patient*innen Ratschläge für die Zubereitung gegeben zu haben, ermöglichte ihm, sich als wertvolles Mitglied der Gemeinschaft zu fühlen. Die Bestätigung, die er dadurch von Mitarbeitenden und Mitpatient*innen erfahren hatte, trug dazu bei, sein Selbstwertgefühl wieder zu steigern.

2.4 Mögliche Behandlungsverfahren

Die leitliniengerechte Behandlung einer depressiven Störung ist in Abhängigkeit der Schweregradeinteilung und den individuellen Wünschen und Ressourcen der Betroffenen zugeordnet. Der Behandlungsverlauf wird in drei Phasen untergliedert:

- die Akuttherapie
- die Erhaltungstherapie
- die Langzeit und Rezidivprophylaxe

2.4.1 Psychotherapie

Es gibt verschiedene Psychotherapieverfahren, die je nach Situation, Kontext und Vorlieben des erkrankten Menschen geeignet sind. Sozialrechtlich anerkannte Psychotherapieverfahren sind derzeit die analytische-, tiefenpsychologogische und verhaltenstherapeutische Therapieformen.

Ziele der Psychotherapie sind:

- Stärkung des Selbstmanagements z. B. Aufbau angenehmer Aktivitäten und Tagesstruktur
- Psychoedukative Inhalte (s. f.)
- Förderung der Bewältigungsstrategien
- Supportive Gesprächsführung
- Korrektur fehlender Überzeugungen und dysfunktionaler Gedanken
- Verbesserung des Sozial- und Kommunikationsverhaltens
- Problemlösetraining

2.4.2 Psychoedukation

Unter der Bezeichnung *Psychoedukation* werden alle Arten der Information über die Erkrankung, deren Diagnostik, Behandlung, Verlauf, eigene Einflussmöglichkeiten usw. zusammengefasst. Sie kann als psychotherapeutische Basisintervention angesehen werden und fördert das Selbsthilfepotenzial, indem die Betroffenen durch Aufklärung selbst befähigt werden, mit ihrer Erkrankung umzugehen.

2.4.3 Pharmakotherapie

Es ist abhängig von dem Schweregrad der Erkrankung, den Wünschen und den Erfahrungen der Betroffenen, ob ein Medikament zur Behandlung von Depression eingesetzt wird. Die Auswahl, welches Medikament am ehesten geeignet ist, erfolgt in Absprache mit den Betroffenen. Ob ein Antidepressivum eingesetzt wird, erfordert immer eine Nutzen-Risiko-Abwägung.

Der Einsatz von Psychopharmaka kann nicht wie bei anderen Erkrankungsbildern die eigentliche Ursache bekämpfen, sondern dient zur Symptomlinderung. Das Ziel beim Einsatz von Psychopharmaka ist die Steigerung der Lebensqualität. Nicht selten ist erst durch den Einsatz eines Antidepressivums eine Teilnahme und Umsetzung der weiteren Behandlungsangebote möglich. So stellt der Einsatz der Psychopharmaka einen Therapiebaustein von vielen der Behandlungsmöglichkeiten von Depression dar. Vor allem in der Akutphase sind Medikamente sehr wirksam und ersparen vielen Betroffenen unnötiges Leiden und wirken der Suizidgefahr entgegen. Schwere und psychotische Depressionen sollten grundsätzlich mit Psychopharmaka behandelt werden.

Schätzungsweise 70 % der langandauernden oder rezidivierenden depressiven Erkrankungen sprechen auf eine Therapie mit einem Antidepressivum an. Antidepressiva machen nicht abhängig und es gibt sie in verschiedenen Wirkungsansätzen und Formen. Sie wirken stimmungsaufhellend, aktivierend oder beruhigend. Sie werden auch zur Behandlung von Phobien, Angst- und Zwangsstörungen sowie Schmerzstörungen eingesetzt. Die Wirkung setzt meist zwei Wochen nach Behandlungsbeginn ein, was eine hohe Geduld seitens der Betroffenen erfordert. Bei antriebssteigernden Antidepressiva, wie z. B. Anafranil, kommt es vor dem Einsetzen einer Stimmungsaufhellung zur Antriebssteigerung. Dies ist bei suizidgefährdeten Menschen zu bedenken.

Weitere unterstützende symptomabhängige medikamentöse Behandlung gibt es in Form von einer Phasenprophylaxe, Neuroleptika, Benzodiazepinen und Analgetika.

2.4.3.1 Klassische Antidepressiva

- Trizyklische Antidepressiva
- Selektive Serotonin-Wiederaufnahmehemmer (SSRI)
- Monoaminooxidase-Hemmer (MAO-Hemmer)
- Selektive Noradrenalin-Wiederaufnahmehemmer (SNRI)
- Alpha2-Antagonisten
- Selektive Noradrenalin-Dopamin-Rückaufnahme-Inhibitoren
- Melatonin-Rezeptor-Agonisten (MT1/MT)
- Serotonin 5-HT2C-Rezeptor-Antagonisten
- Substanzen mit anderem Wirkmechanismus

2.4.3.2 Häufige Nebenwirkungen von Antidepressiva

Nebenwirkungen

Was wirkt, hat in der Regel auch Nebenwirkungen. Bei der Behandlung mit Antidepressiva gehören zu den möglichen Nebenwirkungen: Niedriger Blutdruck, Tachykardie, verminderte Sekretabsonderung, Obstipation, Miktionsbeschwerden, Lichtempfindlichkeit, Verlust des sexuellen Interesses, Gewichtszunahme, mangelnde Anpassungsfähigkeit der Augen, Schwindel, Tremor, Müdigkeit und Unruhe.

Pflegeexpert*innen als Vermittler*innen

Nebenwirkungen von Medikamenten sind oft Thema in den pflegerischen Bezugspflegegesprächen. Psychiatrisch Pflegende ordnen zwar keine Medikamente an, haben jedoch eine Durchführungsverantwortung. Daher ist es wichtig, dass Pflegende über ein fundiertes Wissen verfügen. Dies unterstützt das autonome Umgehen der Betroffenen mit den Medikamenten und fördert die Motivation. Eine Gelegenheit, um dies zu unterstützen, stellt das Medikamententraining in der Psychiatrie dar. Zudem gibt es pflegerische Möglichkeiten, welche die Betroffenen unterstützen können, um mit manchen Nebenwirkungen umzugehen:

2.4.3.3 Pflegerische Interventionen bei medikamentös bedingten Nebenwirkungen

Mundtrockenheit	Kaugummi kauen, saure Bonbons lutschen, trinken
Niedriger Blutdruck	Wechselduschen, Aktivierung (körperliche Betätigung), Rosmarintee, koffeinhaltige Getränke in Maßen
Obstipation	Ballaststoffreiche Ernährung, Bewegung, Milchzucker, Leinsamen, eingeweichtes Trockenobst
Unruhe	Bewegung, Entspannungsmaßnahmen, Ablenkung
Gewichtszunahme	Bewegung, angepasste Ernährung, Ernährungsprotokoll
Müdigkeit	Bewegung, frische Luft, anregende Getränke

2.4.4 Lichttherapie

Die Lichttherapie wird vor allem zur Behandlung von saisonal bedingten Depressionen eingesetzt, wirkt jedoch auch bei anderen Formen der Depression und bei Schlafstörung unterstützend. Die Betroffenen setzen sich vor ein Lichttherapiegerät, welches mindestens 10.000 LUX haben muss. Das Licht beeinflusst den Melatoninspiegel und wirkt antriebssteigernd, stimmungsaufhellend und fördert einen physiologischen Schlaf-Wach-Rhythmus.

2.4.5 Wachtherapie

Es gibt zwei Formen der Wachtherapie. Der Unterschied zwischen den beiden Formen des Schlafentzugs liegt in der Art und Weise, wie der Schlaf unterbrochen wird. Beim kompletten Schlafentzug wird der Schlaf vollständig ausgesetzt, während beim fraktionierten Schlafentzug die Betroffenen nur 3–4 Stunden schlafen und dann immer wieder aufgeweckt werden. Beide Formen haben einen stimmungsaufhellenden Effekt. Die Aufgabe der Pflegenden ist hierbei, den Betroffenen mit Beschäftigungsmöglichkeiten zu unterstützen, wach zu bleiben.

2.4.6 Repetitive transkraniale Magnetstimulation (rTMS)

Die Behandlung von rTMS erfolgt im wachen Zustand. Es werden mittels einer Magnetspule, angebracht auf dem Kopf, bestimmte Hirnareale stimuliert und beeinflussen so die Neurotransmitter des Gehirns.

2.4.7 Esketaminbehandlung

Esketamin kann nach sorgfältiger Risiko- und Nutzenabwägung bei therapieresistenten schweren depressiven Episoden eingesetzt werden. Der antidepressive Effekt beeinflusst mehrere depressive Symptome. Der Wirkmechanismus ist bis heute noch ungeklärt. Die Behandlung erfordert während und im Anschluss eine regelmäßige Vitalzeichenkontrolle.

2.4.8 Elektrokrampftherapie

Die Elektrokrampftherapie wird bei »therapieresistenten« schweren depressiven Episoden und rezidivierenden depressiven Störungen eingesetzt. Die Patient*innen werden unter Narkose und mit Muskelrelaxantien versehen und mithilfe von Strom zu einem zerebralen Krampfanfall gebracht. Diese Formen der Therapie sollten nur angewandt werden, wenn andere Behandlungsmethoden ausgeschöpft erscheinen.

2.4.9 Weitere Therapiemöglichkeiten

Zu den weiteren, unterstützenden Therapiemöglichkeiten gehören z. B.:

- Ergotherapie
- Bewegungstherapie
- Alltagsbewältigung und Milieugestaltung
- Ernährung
- Entspannungstechniken
- Selbsthilfegruppen

2.5 Pflegediagnosen

»Pflegediagnosen stellen eine klinische Beurteilung der Reaktion eines Individuums, einer Familie oder einer Gemeinde auf aktuelle oder potenzielle Gesundheitsprobleme-/Lebensprozesse dar. Pflegediagnosen bilden die Grundlage für die Auswahl pflegerischer Interventionen, um

Ziele zu erreichen, für welche die Pflegefachkraft verantwortlich ist« (Caroll-Johnson 1993, zitiert in Gordon/Bartholomeyczik 2001, S. 13).

Pflegediagnosen befassen sich mit einer *Vereinheitlichung* der sprachlichen Form von Pflegeproblemen. Sie sind ein *theoriegeleitetes und standardisiertes Instrument*, welches einen Teil des Pflegeprozess darstellt. Pflegediagnosen können auch zu Abrechnungszwecken dienen. Etwa seit der Jahrtausendwende liegen ca. 200 Pflegediagnosen in deutscher Übersetzung vor. Sie sollen zum besseren *professionellen Austausch* unter den Pflegenden dienen und können *international* angewandt werden. Ein weiterer Vorteil ist, dass sie der *Professionalisierung der Pflege* nützen und auch im Austausch mit anderen Berufsgruppen hilfreich sein können. Grundsätzlich dienen sie zur *Vereinheitlichung* von Pflegewissen und pflegerelevanten Aspekten.

Einteilung der Pflegediagnosen

Pflegediagnosen können in fünf Kategorien aufgeteilt werden:

- Die Verdachtsdiagnose ist eine Arbeitshypothese und regt zur Beobachtung an.
- Die aktuelle Pflegediagnose beschreibt einen Zustand, der vom »Normalen« abweicht und messbare Kriterien aufweist.
- Die Hoch-Risiko-Diagnose bezeichnet die besondere Anfälligkeit für ein bestimmtes Phänomen oder Problem.
- Die Symptomdiagnose oder korrespondierende Diagnose definiert eine charakteristische Ansammlung, *cluster* genannt, von Pflegediagnosen, die fast immer bei einem bestimmten Krankheitsbild auftreten.
- Die Wellnessdiagnose dient der Verbesserung des Gesundheitszustands im Sinn der Prävention, Gesundheitsförderung und Gesundheitsberatung.

Um die Pflegediagnosen in der Bedeutung für den Pflegeprozess zu verdeutlichen, hier noch einmal die Aufführung des Pflegeprozesses nach Townsend (2012):

Pflegeassesment:
Sammeln, Prüfen und Ordnen, Berichten und Dokumentieren von wahrnehmbaren Pflegephänomenen. Als Hilfe dienen hier die Befragung der Patient*innen, die Beobachtung und die körperliche Untersuchung.

Pflegediagnose:
Analysieren, Deuten, Interpretieren und Identifizieren von Gesundheitsproblemen der Patient*innen und Benennen von aktuellen, potenziellen Pflegeproblemen. Sie beinhalten Problemtitel (**P**), Einfluss- (**E**) oder Risikofaktoren (**R**) und ihre Symptome (**S**), Merkmale oder Kennzeichen.

Pflegezielbestimmung:
Setzen von Prioritäten, Vereinbaren und Abstimmen von Zielen und Ergebniskriterien, um erreichte Pflegeergebnisse zu bewerten.

Pflegeplanung:
Auswählen und Dokumentieren von Pflegeinterventionen und Festlegung von Pflegemaßnahmen, um die benannten Ziele zu erreichen.

Pflegeimplementation, -intervention:
Vorbereiten und Durchführen von Pflegeaktivitäten, unter Ausnutzung der Ressourcen der Patient*innen, um die Pflegeziele zu erreichen. Fortführen eines kontinuierlichen Pflegeassessments.

Pflegeevaluation:
Beurteilen, inwieweit die festgelegten Pflegeziele erreicht wurden und dies eventuell anpassen.

Klassifizierungsmodelle
Es existieren unterschiedliche Klassifizierungsmodelle mit unterschiedlichen Schwerpunktsetzungen beispielsweise nach:

- Diagnosen und Interventionsaspekten:
  - NANDA (North American Nursing Diagnosis Association)
  - ICNP (International Classification of Nursing Practice)
  - POP (Praxis Orientierte Pflegediagnostik (Stefan et al. 2013))
- Interventions- und Ergebnisaspekten:
  - NIC (Nursing Interventions Classification)
  - NOC (Nursing Outcomes Classification)

2.5.1 Der Umgang mit Pflegediagnosen (erläutert nach Townsend 2012)

Pflegediagnose: Situationsbedingtes/chronisch geringes Selbstwertgefühl

Unterteilung und Definition:

Situationsbedingt geringes Selbstwertgefühl
Entwicklung einer negativen Wahrnehmung des Selbstwerts als Reaktion auf eine aktuelle Situation (näher zu bestimmen).

Chronisch geringes Selbstwertgefühl
Lang anhaltende negative Selbsteinschätzung/Gefühle über sich selbst oder die eigenen Fähigkeiten.

Am Fallbeispiel

Herr Novak leidet unter vermindertem Selbstwertgefühl, da er das Gefühl hat, seiner Rolle als Versorger der Familie und seinem Selbstbild als Mann nicht gerecht zu werden.

Mögliche ursächliche oder beeinflussende Faktoren:

- Mangel an positivem Feedback
- Gefühle des Verlassen-Seins von einer Bezugsperson
- Zahlreiche Misserfolge (erlernte Hilflosigkeit)
- Unterentwickeltes Ich und strafendes Über-Ich
- Beeinträchtigte, ein negatives Selbstbild fördernde kognitive Funktion

Am Fallbeispiel

Herr Novak hat eine hohe Anspruchshaltung an sich selbst und ein ausgeprägtes Verantwortungsgefühl. Er möchte seiner Familie gerne einen gehobenen Standard bieten. Die rückläufige Auftragslage seiner Firma interpretiert er als Misserfolg. Er bezieht sein Selbstwertgefühl aus der Erfüllung seiner sich auferlegten Aufgaben und Rollen.

Bestimmte Merkmale oder Kennzeichen:

- Schwierigkeiten, positives Feedback anzunehmen
- Rückzug in die soziale Isolation
- Überkritisch und wertend gegenüber sich selbst und anderen
- Ausgedrückte Wertlosigkeit
- Angst, zu versagen
- Unfähigkeit, die eigenen Leistungen zu erkennen
- Förderung von Erlebnissen des Versagens durch das Festsetzen von unrealistischen Zielen
- Unbefriedigende zwischenmenschliche Beziehung
- Negative oder pessimistische Lebensperspektive
- Überempfindlichkeit gegenüber Nichtbeachtung oder Kritik
- Grandiosität

Am Fallbeispiel

Herr Novak fühlt sich als Versager und bewertet ständig sein Umfeld und sich selbst. Er zieht sich immer mehr in sich zurück, bis dahin, dass er nicht mehr zur Arbeit geht, Freundschaften vernachlässigt und für seine Familie unerreichbar scheint.

Patient*innenbezogene Ziele oder Evaluationskriterien:

Nahziele:

1. Die Patient*innen werden innerhalb einer angemessene Zeitspanne mit einer Pflegeperson über die Angst vor dem Versagen reden.
2. Die Patient*innen werden innerhalb einer angemessenen Zeitspanne benennen können, welche Dinge sie an sich mögen.

Am Fallbeispiel

Herr Novak schafft es, eine Beziehung zu seiner Bezugspflegefachperson aufzubauen und über sein emotionales Erleben zu sprechen.

Fernziele:

1. Bei der Entlassung zeigen Patient*innen ein größeres Selbstwertgefühl. Anzeichen dafür ist das Benennen positiver Aspekte von sich selbst, von vergangenen Leistungen und Plänen für die Zukunft.
2. Patient*innen beweisen größeres Selbstwertgefühl bei der Entlassung dadurch, dass sie sich realistische Ziele setzen und versuchen, sie zu erreichen. Damit demonstrieren sie eine verminderte Angst vor dem Versagen.

Am Fallbeispiel

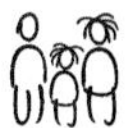

Herr Novak schafft es, auch kleinere Erfolge wahrzunehmen und wertzuschätzen. Er kann auf seine Ressourcen zurückgreifen und hat seine Selbstachtung wieder gewonnen.

Maßnahmen und Begründungen:

1. Akzeptieren der Patient*innen und ihrer negativen Einstellung.
   Eine Grundhaltung der Akzeptanz hebt das Selbstwertgefühl der Patient*innen.
2. Zeit mit den Patient*innen verbringen.
   Um Akzeptanz zu vermitteln und zur Verbesserung des Selbstwertgefühls der Patient*innen beizutragen, indem im gemeinsamen Tun Erfolgserlebnisse vermittelt werden.
3. Den Patient*innen helfen, Stärken und Leistungen zu erkennen und sich auf diese zu konzentrieren. Die Aufmerksamkeit auf vergangene Misserfolge (reale oder wahrgenommene) reduzieren.
   Diese reduzierte Aufmerksamkeit auf Misserfolge kann helfen, das Grübeln zu überwinden.
4. Ermutigung zur Teilnahme an Gruppenaktivitäten.
   Die Patient*innen haben die Möglichkeit, positives Feedback und Unterstützung von anderen Patient*innen zu erhalten.

5. Den Patient*innen helfen, herauszufinden, welche Aspekte sie an sich selbst gerne ändern würden, und sie bei Problemlösungen auf dem Weg zu diesen Änderungen unterstützen.
   Ein niedriges Selbstwertgefühl der Patient*innen kann die Selbstwahrnehmung der Problemlösefähigkeiten beeinträchtigen. Hilfe kann nötig sein.
6. Sicherstellen, dass die Patient*innen nicht zunehmend in Abhängigkeit geraten und dass sie Verantwortung für ihr eigenes Verhalten übernehmen.
   Die Patient*innen sollten in der Lage sein, innerhalb der weniger strukturierten Umgebung in ihrer Alltagswelt unabhängig zu handeln.
7. Sicherstellen, dass die Patient*innen kleine Erfolgserlebnisse in den Therapiegruppen haben. Bei Leistungen und Erfolgen Anerkennung und positives Feedback geben.
   Erfolge und Anerkennung dieser Erfolge steigern die Selbstachtung.
8. Anleiten der Patient*innen, Selbstbehauptungstechniken auszuführen: Die Fähigkeit, Unterschiede zwischen passivem, bestimmtem und aggressivem Verhalten zu erkennen, und die Wichtigkeit, die Rechte anderer anzuerkennen, bei gleichzeitigem Verteidigen der eigenen Grundrechte.
   Das Selbstwertgefühl wird durch die Fähigkeit, mit anderen in einer sozial verträglichen Weise zu interagieren, gesteigert.
9. Vermitteln von effektiven Kommunikationstechniken, z. B. der Gebrauch von »Ich«-Botschaften. Dabei Wege betonen, die wertende Aussagen vermeiden.
10. Unterstützen der Patient*innen, Selbstpflegetätigkeiten auszuführen, wenn dies erforderlich ist. Für unabhängig durchgeführte Aufgaben positives Feedback geben.
    Positives Feedback steigert das Selbstwertgefühl und ermutigt, erwünschtes Verhalten zu wiederholen.

Evaluations- und Entlassungskriterien:

1. Patient*in kann positive Aspekte an sich selbst benennen.
2. Patient*in zeigt Bestimmtheit in der Kommunikation mit anderen.
3. Patient*in zeigt etwas Optimismus und Hoffnung für die Zukunft.
4. Patient*in setzt sich realistische Ziele und zeigt den Willen, diese zu erreichen.

2.6 Die unterschiedlichen Rollen der Pflegenden

Wie deutlich wurde, nehmen die Pflegenden in der Arbeit mit Herrn Novak unterschiedliche Rollen ein.

Pflegeexpert*in

Die Rolle der Pflegefachperson (Pflegeexpert*in)[7] wird nicht nur an der ausführlichen Darstellung der Pflegediagnostik und der Gestaltung der Pflegeinterventionen und Zugangswege ersichtlich, sondern zeigt sich schon in der Situation des Aufnahmegesprächs, das ja bereits der Informationssammlung dient und interprofessionell durchgeführt wird.

Interprofessionelle Partner*in

Auch im weiteren Verlauf zeigt sich die interprofessionelle Zusammenarbeit an verschiedenen Schnittstellen, so z. B., wenn die Pflegende Herrn Novak bittet, seine Beschwerden, die möglicherweise in Zusammenhang mit Nebenwirkungen seiner Medikation stehen, auch dem Arzt mitzuteilen, damit dieser evtl. die Medikation anpassen kann; oder wenn Bezugspflegende und Arzt unabhängig voneinander Herrn Novak über die Wirkungen und Nebenwirkungen von Medikamenten informieren und es ihm so ermöglichen, sich für eine Behandlungsform zu entscheiden.

Vermittler*in

Hier wird zugleich die Rolle des Kommunikators eingenommen, der auf sprachliche Aushandlungsprozesse spezialisiert ist. Dazu wird die Kommunikation sehr bewusst gestaltet und unter Einsatz der theoretischen Modelle wie das Kommunikationsmodell nach Schulz von Thun oder das Modell von Watzlawick genutzt. Dabei handelt die Pflegende sowohl eigen-, als auch mitverantwortlich, indem sie sich einem gemeinsamen Behandlungsziel, der Verbesserung des Gesundheitszustands von Herrn Novak, verpflichtet sieht und dazu den pflegerischen Anteil eigenverantwortlich gestaltet. Hierfür werden die Ressourcen von Herrn Novak, wie z. B. seine Kenntnisse über Sport und Kultur, genutzt, um ihn bei der Integration in die Gemeinschaft der Patient*innen zu unterstützen, mit dem Ziel seinen Selbstwert durch die Akzeptanz in der Gruppe zu steigern.

Manager*in

Ein solches Vorgehen wird hier unter der Rolle einer Managerin angesiedelt. Zwar handelt die Pflegende hier nicht explizit unternehmerisch, aber sie trägt durch ihr professionelles Handeln dazu bei, Herrn Novak in seinem Symptommanagement zu unterstützen und sorgt so indirekt für einen angemessenen Behandlungszeitraum und das stellt selbstverständlich ein unternehmerisches Interesse dar.

Gesundheitsfürsprecher*in

Gleichzeitig nimmt die Pflegende auch die Rolle einer Gesundheitsberaterin ein. Indem sie mit Herrn Novak an seinen Ansprüchen an sich selbst und an seinen männlichen Rollenvorstellungen arbeitet, schafft sie bei ihm ein Bewusstsein dafür, an welchen Stellen er sich selbst unter einen hohen Erwartungsdruck setzt und zeigt ihm gleichzeitig auf, wie er diese Vor-

7 Die Benennung der Pflegeexpert*innen bezieht sich immer auf Expert*innen im Sinne der beruflich (professionell) Pflegenden.

stellungen und Erwartungen verändern kann. Damit arbeitet sie auch präventiv und beugt dem erneuten Auftreten einer depressiven Episode vor. Dazu trägt selbstverständlich auch die gut vorbereitete Entlassungsplanung bei.

Lernende und Lehrende

Mit der Schilderung der Reflektion im Team und in der Teamsupervision wird schließlich auch die Rolle der Lehrenden und Lernenden angesprochen. In diesen Situationen profitieren nicht nur die Pflegenden, sondern auch die anderen Berufsgruppen voneinander, denn Teamsitzungen und Supervisionen finden in der Psychiatrie in der Regel in einer multiprofessionellen Besetzung statt.

Professionelles Vorbild

Im gemeinsamen Nachdenken über Patient*innen werden die angesprochenen Fallstricke, wie z. B. Herrn Novak aus Überfürsorglichkeit zu viele Pflichten abzunehmen, deutlich und die Beteiligten lernen sowohl etwas über die Patient*innen als auch über sich selbst. Insofern sind die Teammitglieder untereinander Lernende und Lehrende zugleich und damit auch professionelles Vorbild, weil Haltungen, Annahmen und Handlungsmotive ausgesprochen und begründet werden müssen.

Weiterführende Literaturempfehlung

Mahnkopf, A. (2015): *Basiswissen: Umgang mit depressiven Patienten.* Bonn: Psychiatrie Verlag.

Bock, T. (2023): *Achterbahn der Gefühle.* Bonn: BALANCE buch + medien Verlag.

Wolfersdorf, M. (2011): *Depression Verstehen und Bewältigen.* Heidelberg, Berlin: Springer.

Bischkopf, J. (2024): *So nah und doch so fern: Mit depressiv erkrankten Menschen leben.* Bonn: BALANCE buch + medien Verlag.

WHO (2025): *Depressive disorder.* Zugriff am 03.01.2025 unter https://www.who.int/news-room/fact-sheets/detail/depression

Belletristik

Keck, A. (2008): *Schneeblind – Ein Patientenroman.* Berlin: Periplaneta.

Homeier, S. (2020): *Sonnige Traurigtage.* Frankfurt am Main: Mabuse.

Petersen, A. (2003): *Affenstall.* Bonn: Psychiatrie Verlag.

Schlösser, S. (2011): *Lieber Matz, dein Papa hat 'ne Meise.* Berlin: Ullstein.

3 Menschen, die unter Angststörungen leiden – Ist Angst gleich Angst?

Angst ist seit jeher über alle Kulturen verbreitet und damit etwas vollkommen Menschliches und Natürliches. Jeder Mensch kennt Angst und jeder Mensch braucht sie. Angst will den Menschen anzeigen, wo Gefahren lauern, will ihn warnen und ihn schützen, indem sie durch starke charakteristische Signale Bedrohungssituationen anzeigt.

Funktion von Angst

Angst ist somit eine überlebenswichtige Funktion – die im Übrigen als angeboren gilt. Ein eindringliches Angstgefühl ist in der Lage den Menschen in einen körperlichen und seelischen Ausnahmezustand zu versetzen. Über die Sympatikusstimulation im Gehirn sorgen vor allem die Hormone Adrenalin und Noradrenalin dafür, dass der Körper in einen kurzfristigen Zustand höchster Leistungsbereitschaft versetzt wird – bereit sich der Bedrohung entweder zu stellen oder sein Leben zu schützen und zu fliehen (»fight or flight«).

Der Unterschied zwischen »gesunder« und »pathologischer« Angst kann an der angstauslösenden Situation und an den alltäglichen Konsequenzen verdeutlicht werden. Läuft jemand beispielsweise unachtsam über eine Straßenkreuzung mit der Folge, dass ein Wagen durch eine Notbremsung gerade noch vor ihm zum Stehen kommt, ohne ihn zu erfassen, wird er ziemlich direkt die Angstreaktion seines Körpers zu spüren bekommen. Er wird erschrocken sein, sein Herz wird stark klopfen, vielleicht wird er plötzlich weiche Knie bekommen, eventuell wird er sich schwindelig fühlen. Dennoch wird er seinen Weg weitergehen und in wenigen Minuten feststellen, dass die körperlichen Signale sich reguliert haben. Er wird auch künftig wieder Straßenkreuzungen überqueren – vielleicht mit etwas mehr Achtsamkeit.

Ein Mensch mit einer Angststörung hingegen erlebt diese starken Reaktionen auch ohne objektive Gefahr für Leib und Leben. Er durchlebt sie in alltäglichen Situationen, beispielsweise an der Supermarktkasse, im Kino, im Aufzug oder einfach, wenn er alleine ist – in der Nacht oder direkt nach dem Aufstehen. Angst ist dann ein ständiger und sehr quälender Begleiter, der unberechenbar »zuschlägt« und den Menschen oftmals »im Griff hat«.

Betroffenen fällt es oft sehr schwer ihrem Umfeld begreiflich zu machen, warum diese starken Ängste auftreten und wie sehr sie das subjektive Lebensgefühl beeinträchtigen.

3.1 Fallbeispiel Frau Lutz

Falldarstellung

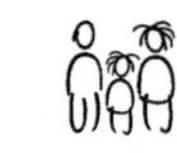

Routinefall

Frau Lutz wurde in Köln geboren und ist 22 Jahre alt. Sie studiert Soziale Arbeit an einer Fachhochschule und plant nach dem Studium in einem Kinderheim zu arbeiten. Allerdings pausiert sie seit einem Semester mit ihrem Studium. Während einer Vorlesung litt sie unter Schwindel, Herzrasen, verschwommenem Sehen, Druckgefühlen in der Herz- und Kopfgegend und verspürte Todesangst. Damals wurde ein Rettungswagen gerufen und sie wurde zur Abklärung einige Tage ins Krankenhaus gebracht. Trotz mehrerer Untersuchungen konnte keine körperliche Ursache für die Symptomatik festgestellt werden. Frau Lutz litt sehr unter der Angst in Ohnmacht zu fallen und hatte stets die Sorge, dass etwas Schlimmes passieren könne. Es plagten sie zudem große Ängste, ihre Freunde zu verlieren. Sie hatte sich zunehmend sozial zurückgezogen und pflegte ihre Kontakte fast nur noch übers Internet. Gelegentlich lud sie Freundinnen zum Essen zu sich nach Hause ein. Von ihrem damaligen Freund trennte sie sich einige Monate zuvor, sie haben jedoch sporadisch noch Kontakt.

Mittlerweile schaffte sie es kaum noch, in öffentliche Verkehrsmittel zu steigen und als Beifahrerin im Auto mitzufahren. Um einen Psychiater aufzusuchen, müsste sie mit der U-Bahn fahren, was ihr zu dieser Zeit unmöglich erschien. Die Vorbereitungszeit, bis sie das Haus verlassen konnte, betrug mehrere Stunden. In ihrer Handtasche befanden sich stets Schokolade und Traubenzucker gegen Unterzuckerung, Wasser, Taschentücher, Handy, Telefonnummern, Haargummi und eine Tüte für den Fall, dass sie Hyperventilieren muss. Ihre Erwartungsangst, dass die Beschwerden auftreten können, war sehr groß. Sie glaubte, in so einem Fall, würde ihr sowieso niemand helfen. Sie hatte große Angst, die Kontrolle über sich und die Situation zu verlieren und auch davor, Vertrauen zu anderen Menschen zu fassen.

Ihr Hausarzt kam zu einem Hausbesuch und motivierte Frau Lutz, dass sie sich Hilfe holen soll. Ihre Eltern unterstützten diesen Vorschlag. Sie organisierten über eine psychiatrische Institutsambulanz einen psychiatrisch aufsuchenden Pflegedienst.

Zu diesem Zeitpunkt verließ Frau Lutz kaum noch das Haus. Sie berichtete, das Gefühl zu haben, dass ihr Bewegungsraum sich immer weiter verkleinere und sie mittlerweile eine Gefangene ihrer eigenen vier Wände sei. Sie machte sich ständig Sorgen und hatte das Gefühl, dass jederzeit etwas Schlimmes passieren könne. Ihren Interessen, wie zu ihrem Chor zu gehen oder das Fitnessstudio zu besuchen, konnte sie schon eine Weile nicht mehr nachgehen. Seit einigen Monaten lebte Frau Lutz wieder bei ihren Eltern, da selbst der Supermarktbesuch für sie eine zu große Hürde darstellte.

Beim ersten Hausbesuch zeigte sich Frau Lutz ängstlich und leicht misstrauisch. Sie konnte ihre Beine kaum stillhalten und wirkte angespannt. Sie machte einen hoffnungslosen Eindruck und glaubte kaum an eine mögliche Besserung ihres Zustands. Sie beschrieb jedoch offen, wie sie ihre Kindheit erlebt hat und sprach über ihre aktuellen Beschwerden. Frau Lutz berichtete, dass sie ein Einzelkind sei. Ihre Eltern seien sehr darauf bedacht gewesen, dass sie ihre Leistung erbringt. In ihrer Kindheit hatte es oftmals Konflikte zwischen ihren Eltern gegeben. Häufig habe sie sich wie »zwischen zwei Stühlen« gefühlt. Als sie die Grundschule besuchte, trennten sich ihre Eltern für einige Wochen und ihr Vater zog für eine Zeit aus dem gemeinsamen Haus aus. Dieses Erlebnis hat sie damals sehr erschüttert. Seitdem hatte sie nie wieder das vorherige Vertrauen zu ihren Eltern aufbauen können. Sie beschrieb sich als ein sehr angepasstes Kind, das sich darum bemüht, es den Eltern leicht zu machen. Bei schlechteren Noten habe sie immer ein schlechtes Gewissen gehabt. Während ihrer Pubertät distanzierte sie sich zunehmend von ihren Eltern und pflegte ihren großen Freundeskreis. Es habe in dieser Zeit viele Konflikte mit ihren Eltern gegeben. Alkohol trinke sie kaum, aus Angst die Kontrolle zu verlieren. Als sie sechzehn Jahre alt gewesen sei, sei ihre Mutter in Ohnmacht gefallen, da sie unter einem noch nicht entdeckten Diabetes litt. Dies war ein großer Schock für Frau Lutz und sie hat sich sehr hilflos gefühlt. Zum damaligen Zeitpunkt begann sie Vorsorge zu treffen, bevor sie aus dem Haus ging. Der Vorfall führte jedoch dazu, dass wieder mehr Harmonie in die Familie einkehrte.

Das Verhältnis zu ihren Eltern empfand Frau Lutz seit einigen Wochen wieder zunehmend angespannt. Den Eltern fiel es schwer, die Schwierigkeiten ihrer Tochter zu verstehen – gleichzeitig machten sie sich große Sorgen um sie und ihre Zukunft. Das Verhältnis zu ihrem Vater beschrieb Frau Lutz als schon immer wechselhaft zwischen großer emotionaler Nähe und emotionaler Distanz. Dies sei für sie nur schwer vorhersehbar. Außerdem könnten ihr die Eltern nichts recht machen. Entweder hatte sie das Gefühl, dass ihre Eltern ihr gar nichts mehr zutrauen oder dass sie sie überfordern, was zur Folge hatte, dass sie sich schnell als Versagerin fühlte.

Zu Beginn der Erkrankung hatte sie große Schwierigkeiten, sich ihre Beschwerden einzugestehen, aber sie sei nun erleichtert, dass »ihr Kind einen Namen« habe. Sie begann sich mit der Diagnose der generalisierten Angststörung mit Panikattacken auseinander zu setzen. Als sie Wünsche formulieren soll, beschreibt sie diese mit großer Freude. Sie wünscht sich, ihr Studium wieder fortzusetzen, wieder einkaufen zu gehen mit ihren Freundinnen Kontakt zu haben und ihren Hobbys nachzugehen. Sie wünscht sich irgendwann wieder selbstständig in einer eigenen Wohnung zu leben und schwärmt von ihrer früheren Wohnung. Sie hat bereits begonnen, mittels CD Entspannungsverfahren zu üben.

Die weiteren Besuche der ambulant aufsuchenden psychiatrischen Krankenpflegerin wurden vorerst für Gespräche und ein Kennenlernen genutzt. Frau Lutz konnte sich mittlerweile auf die Besuche einlassen und ihre Schuldgefühle verringerten sich. Auch ihre Eltern machten einen entspannteren Eindruck und waren froh, dass sie nicht mehr alleine mit der Situation waren.

Bei den weiteren Besuchen wurden Frau Lutz und ihre Eltern über die Erkrankung aufgeklärt. Nach anfänglichem Zögern nahm Frau Lutz schließlich sogar ein Antidepressivum ein. Die folgenden Wochen konzentrierten sich auf Expositionstraining und Gespräche. Frau Lutz zeigte sich nach anfänglichem Misstrauen motiviert und übte kleinere Schritte gemeinsam mit ihrer Mutter und einer Freundin. Das Üben erlebte sie als sehr wechselhaft, trotzdem hatte sie den Eindruck, zunehmend Fortschritte zu machen. Sie schafft es mittlerweile, sich während einer Panikattacke mittels eingeübter Atemtechniken selbst zu beruhigen. Die Frequenz, in der die Angstzustände auftraten, nahm allmählich ab. Als besonders hilfreich empfand sie auch die Verpflichtung mit ihrem Hund, den sie seit einigen Wochen besaß, hinausgehen zu müssen. Als großen Erfolg erlebte sie es, dass sie es schaffte, in einer Drogerie einkaufen zu gehen.

3.2 Überblick über die verschiedenen Angststörungen

Angstformen

Das Auftreten von pathologischer, also nicht gesunder, situationsangepasster oder äußerlich nachvollziehbarer Angst kann ganz unterschiedlich sein. Die Angst kann viele verschiedene Gesichter zeigen und sich auf ebenso verschiedene Bereiche des alltäglichen Lebens beeinträchtigend auswirken. Zu den wichtigsten Formen zählen:

- Agoraphobie
- Soziale Phobie
- Spezifische (isolierte) Phobien
- Panikstörungen
- Generalisierte Angststörungen

Agoraphobie

Typisch für Menschen, die an einer Agoraphobie leiden, ist eine übergroße Furcht vor öffentlichen Plätzen, Menschenmengen oder Menschengedränge, sowie das Aufhalten an unbekannten Orten oder etwa weite Reisen in unbekanntes Terrain. Die Hauptsorge der Betroffenen ist die Befürchtung, etwas »Schlimmes« könne passieren, sie könnten in eine körperliche oder sonstige Gefährdungssituation kommen, ohne dass Hilfe verfügbar ist.

Ohne Behandlung verselbstständigen sich die Ängste schnell und die Betroffenen fühlen sich zunehmend unsicherer. Die äußere Umgebung wirkt bedrohlicher und das Sicherheitsbedürfnis nimmt stetig zu. Das kann dazu führen, dass der eigene soziale Bewegungsradius sukzessiven Einschränkungen unterliegt und die Betroffenen im schlimmsten Fall sogar Angst haben, überhaupt noch die eigene Wohnung zu verlassen, aus Angst es könne ihnen etwas zustoßen.

Soziale Phobie

Im Gegensatz zur Agoraphobie stehen bei der sozialen Phobie weniger potenzielle Gefahren oder die Sorge ums Überleben im Mittelpunkt der Angst, als vielmehr die Angst vor der Bewertung anderer Menschen. Betroffene meiden Menschengruppen aus der Angst heraus negativ aufzufallen, sich zu blamieren. Am liebsten betrachten sie die Dinge von der Ferne, um sicherzugehen nicht in den Mittelpunkt des Interesses zu geraten. Typische Befürchtungen sind beispielsweise: Ich könnte vor den anderen hinfallen, ungeschickt aussehen, ich könnte rot werden oder mich versprechen.

Die soziale Phobie ist demnach eine situationsbedingte Angst, die immer dann zunimmt, wenn die Betroffenen befürchten, in das Zentrum der Aufmerksamkeit anderer zu geraten, wie es zum Beispiel bei einem Vortrag vor der Klasse der Fall ist.

Spezifische Phobien

Die spezifischen Phobien sind in unserer westlichen Kultur sehr weit verbreitet. Sie beziehen sich ganz eng auf bestimmte Situationen, Orte, Gegenstände oder Tiere. Zu den Nennenswertesten gehören in diesem Zusammenhang beispielsweise die Angst vor Spinnen (Arachnophobie), die Angst vor der Höhe (Akrophobie) und die Angst vor engen Räumen (Klaustrophobie).

Panikstörungen

Von einer Panikstörung spricht man dann, wenn ein Mensch wiederholt von sehr starkem Angstgefühl nahezu »überfallen« wird, meist ohne für ihn ersichtlichen Grund oder bestimmten Auslöser. Die Angst tritt Attackenartig auf und ist für die Betroffenen unberechenbar und unvorhersehbar. Dabei nimmt sie häufig extreme Ausmaße an, bis hin zur absoluten Todesangst und dem Gefühl sterben zu müssen. Betroffene spüren starkes Herzrasen, Herzstechen, Schwindel und Ohnmachtsgefühle.

Da die Angst und die körperlichen Symptome sehr ausgeprägt sein können und sich im ersten Moment kaum von denen eines wirklichen Herzinfarkts unterscheiden lassen, glauben viele von Panikattacken betroffene Menschen tatsächlich von einem Herzinfarkt bedroht zu sein, oder schlichtweg »verrückt« zu werden. In der Regel hält dieser Zustand in seiner stärksten Ausprägung nur wenige Minuten an. Dennoch ist das subjektive Erleben so schlimm, dass die Angst vor einer erneuten Panikattacke den Menschen häufig »im Griff« hat. Dieses Phänomen nennt man auch »Angst vor der Angst«. Angst vor der Angst kann dazu führen, dass Betroffene ständig mit der Erwartung einer neuerlichen Panikattacke leben und kaum noch unter Leute oder zu größeren Veranstaltungen gehen. Häufig treten Panikstörungen daher in Kombination mit gleichzeitiger Agoraphobie auf.

Generalisierte Angststörungen

Typisch für generalisierte Angststörungen ist eine dauerhafte, bleibende und permanent spürbare Grundängstlichkeit oder Besorgtheit. Die Symptome sind im Vergleich zu dem Erleben einer Panikattacke zwar weniger stark ausgeprägt, dafür jedoch weitreichender. Oftmals haben die Betroffenen dauerhafte Sorgen um ihre Gesundheit, ihre Finanzen, Unfälle oder andere Verlusterlebnisse. Sie fühlen sich oft nervös, unruhig, zittrig, unsicher, ratlos und grübeln viel.

> Im pflegerischen Alltag und konkreten Umgang mit den Betroffenen ist es häufig sinnvoll, sich eher an den Pflegediagnosen bzw. Pflegephänomenen statt den medizinischen Klassifizierungen zu orientieren. Sie helfen die konkrete Situation abzuschätzen und vereinfachen es, passende Interventionen abzuleiten.

3.3 Pflegephänomene

> »Als Pflegephänomene bezeichnet man wahrnehmbare Reaktionen eines Menschen auf seinen Gesundheitszustand. Dazu gehören alle pflegerelevanten Aspekte des menschlichen Lebens im Zusammenhang mit dem Gesund- und Krank-Sein und der menschlichen Entwicklung« (Schädle-Deininger 2010a, S. 11 f.).

Aus der Beschreibung von Pflegephänomenen lassen sich passende Pflegekonzepte und daraus wiederum Pflegeinterventionen ableiten, um das Befinden des Einzelnen positiv zu beeinflussen. Im Alltag begegnen uns verschiedene Pflegephänomene, die wir erkennen und auf die wir reagieren sollten. Pflegephänomene lassen sich nur mit dem Hintergrund der individuellen Lebenssituation und Biographie erfassen. Bekannte Phänomene sind beispielsweise Hoffnung, Verlust, Ungewissheit, Trauer oder Schmerz.

Pflegephänomen Angst

Die Bezeichnung Angst ist verwandt mit dem lateinischen Begriff »angustus« – zu Deutsch »eng«, sie wird deswegen auch als ein mit »Beengung, Erregung und Verzweiflung verknüpftes Lebensgefühl« bezeichnet, »dessen besonderes Kennzeichen die Aufhebung der willensmäßigen und verstandesmäßigen Steuerung ist« (vgl. Schädle-Deininger a. a. O., S. 13). Angst wird auch als qualvolle Unruhe, wegen eines drohenden oder befürchteten Unheils, beschrieben.

Pflegediagnosen nach NANDA

Beispiele für mögliche Pflegediagnosen nach NANDA

- Machtlosigkeit
- Situationsbedingt geringes Selbstwertgefühl
- Vereinsamungsgefahr
- Selbstverletzungsgefahr
- Gestörte Denkprozesse
- Unwirksames Coping
- Suizidgefahr

Tab. 3.1: Pflegephänomen Angst

Auftreten	Bei fast allen psychiatrischen Diagnosen
Zeichen und Hinweise	• Verbale Äußerungen • Unruhe und Getriebenheit oder Erstarrung • Ausgeprägtes Distanzverhalten • Konzentrierte Beobachtung der Umgebung und Anspannung
Schweregrade	Reicht von Furcht bis Todesangst
Pflegeziele	• Beziehung aufrechterhalten • Entspannung
Maßnahmen	• Erleichterungsmöglichkeiten • Ablenkungsangebote • Beschäftigung • Dabei-Sein und Kontakt halten, dabei die von den Patienten benötigte Distanz halten • Angstlösende Medikamente

3.4 Stufen der Angst

Die Intensität, die bei Angst auftritt, lässt sich nach Hildegard Peplau (1997) in verschiedene Stufen unterteilen:

1. Grad: Geringfügige Angst
Der Mensch ist aufgeregt, nervös, er ist in einem sehr wachsamen Stadium, will »aufpassen«. Er nimmt seine Umgebung und eigene Körperreaktionen sehr genau wahr und beobachtet Veränderungen unmittelbar und teilweise mit überangepasster Aufmerksamkeit. Eine Bereitschaft, das Problem zu lösen, liegt vor.

2. Grad: Mäßige Angst
Körperliche Signale wie Schwitzen, zunehmende Unruhe, beschleunigter Puls oder Atemfrequenz zeigen die Angststeigerung an. Die Wahrnehmung ist bereits eingeschränkt.

3. Grad: Ausgeprägte Angst
Atem- und Pulsfrequenz nehmen weiter zu. Das Gefühl von körperlichem Unwohlsein, Schwindel, Schwäche in den Gliedmaßen oder drohende Ohnmacht können hinzukommen. Die Wahrnehmung der Umgebung nimmt weiterhin ab. Die Fähigkeit zu zielgerichteten, durchdachten Handlungen ist deutlich erschwert.

4. Grad: Panische Angst
Die Konzentration ist auf ein Minimum herabgesetzt. Logisches Denken ist extrem erschwert. Es kommt zu Fehlinterpretationen von äußerem oder innerem Geschehen. Das innerseelische Erleben gestaltet sich als äußerst bedrohlich und vital gefährdend. Die Umgebung wird nicht mehr vollständig wahrgenommen, da die Aufmerksamkeit auf die subjektive Gefahrensituation eingeengt ist. Die Angst kann Lähmungsreaktionen (nicht mehr sprechen oder agieren können) hervorrufen.

Eine weitere Unterteilung stellen die vier Ebenen der Angst dar, denn Angst kann im Menschen Reaktionen unterschiedlicher Art auslösen.

- *Emotionale Ebene:* Furcht, Unsicherheit, Erregung, Beklommenheit, Sorgen, Selbstunsicherheit, Zweifel, Gefühl der Bedrohung, Unruhe, Todesangst, Hilflosigkeit
- *Vegetative oder körperliche Ebene:* Herzklopfen, Herzrasen, Tachypnoe, Atemnot, Zittern, Anstieg der Körpertemperatur, Schweißausbrüche, Mundtrockenheit, Blutdruckschwankungen, Schwindel, gastrointestinale Störungen (Magenkrämpfe, Durchfälle), psychomotorische Erregung oder Hemmung, Muskelschwäche (»weiche Knie«) oder erhöhter Muskeltonus (»starr vor Angst«)
- *Kognitive Ebene:* Zerstreutheit, Außerkraftsetzen des logischen/strategischen Denkens, Gedankenleere (z. B. geistige Leere in einer Prüfungssituation), Tunneldenken
- *Verhaltensbezogene Ebene:* Vermeidung der angstauslösenden Situationen, Flucht, Abwehr, Medikamenteneinnahme, Hilfesuche

3.5 Ursache und Psychodynamik

Wie bei anderen psychischen Störungen muss auch bei der Entstehung von Angst von einem multifaktoriellen Geschehen ausgegangen werden. Zur Verdeutlichung können mehrere Erklärungsmodelle dienen. So kann zwischen der »gesunden« und der »pathologischen« Angst unterschieden werden.

3.5.1 Angsttheorie nach Sigmund Freud

Für die Entstehung der pathologischen Angst boten sich Freud (1971, S. 273 ff.) zwei Erklärungen an: Nämlich, dass diese entweder durch unbewältigte Konflikte während der Kindheit entstehe oder die Erklärung im Traumamodell zu finden sei.

Das *Konfliktmodell* besagt, dass triebhafte Impulse durch ein zu strenges Über-Ich (Werte- und Moralinstanz/Gewissen) nicht geäußert werden können. Dieser Konflikt führt zur Anstauung der Triebenergie und somit zu sich bildenden Angstphänomenen.

Konfliktmodell

Das *Traumamodell* bezieht sich hingegen auf frühkindliche Erfahrungen. Eine mögliche Ursache könnte zum Beispiel die Erfahrung einer frühkindlichen Trennung der Eltern sein, die zu einer starken Ambivalenz den Eltern gegenüber führen kann. Es kommt zu einem Hilflosigkeitserleben während des Traumas.

Traumamodell

Am Fallbeispiel

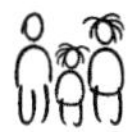

Für Frau Lutz können zwei Erlebnisse dieser Art eine Erklärungsmöglichkeit bieten: Zum einen die zeitliche Trennung ihrer Eltern während ihrer Grundschulzeit und zum anderen die Synkope der Mutter in späteren Jahren.

3.5.2 Angsttheorie nach Bowlby (Bindungsmodell, 2006)

Der britische Kinderpsychiater John Bowlby und die kanadische Psychologin Mary Ainsworth gehen davon aus, dass jedes Kind ein Bedürfnis nach einer liebevollen, nahen und emotionalen Beziehung zu einer Bezugsperson hat. Nach einer Trennung der Kinder von ihren Müttern beobachteten sie die verschiedenen Reaktionen der Kinder. Einmal die Reaktion beim Weggang, beim Wegbleiben und bei der Wiederkehr der Bezugsperson. Aus diesen Beobachtungen heraus haben sie verschiedene Bindungstypen festgelegt.

Bindungsmodell

Von ihrem Bindungsmodell abgeleitet erstellten sie anhand der Bindungstypen ihre Angsttheorie: Sie gingen davon aus, dass der Mensch verschiedene Entwicklungsphasen durchlebt, wobei sich jede dieser Entwicklungsphasen durch altersspezifische Konflikte auszeichnet. Ist das Kind nicht in der Lage, diese Konflikte ausreichend zu bewältigen und zu verarbeiten, kann es im späteren Reifungsprozess oder Erwachsenenalter in ähnlichen Konfliktsituationen zum Aufbrechen regressiver und frühkindlicher Verhaltensweisen kommen.

Bowlby und Ainsworth gehen darüber hinaus jedoch auch davon aus, dass sich die verschiedenen Bindungstypen, also sozusagen die »verhaltensbezogene Veranlagung« der Kindheit, je nach späterer Lernerfahrungen eines Menschen im weiteren Leben ebenso wieder verändern kann.

Am Fallbeispiel

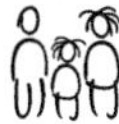

Frau Lutz verlor ihr Vertrauen in ihre Eltern, als sie sich während ihrer Schulzeit trennten. Weiter beschreibt Frau Lutz, dass sie ihre Beziehung zu ihrem Vater als unberechenbar empfindet, da sie in der Kindheit keine Kontinuität und Verlässlichkeit erlebt hat.

3.5.3 Zwei-Faktoren-Theorie nach Mowrer (1947)

Der Psychologe O. Mowrer ging davon aus, dass Ängste durch klassisches Konditionieren erworben und durch operatives Konditionieren erhalten werden.

Klassische Konditionierung

Das Prinzip der *klassischen Konditionierung* geht auf den Wissenschaftler Pawlow zurück. Er fand heraus, dass man einen neutralen Reiz mit einer Reiz-Reaktionssequenz verknüpfen kann. So entsteht aus einem neutralen Reiz ein konditionierter Reiz.

Am Fallbeispiel

Frau Lutz verknüpfte das Erlebnis der Panikattacke mit dem Hörsaal der Fachhochschule.

Das Prinzip der operanten Konditionierung beruht auf der Erfahrung der Reaktion des Umfelds und der Umwelt. Diese können ein erlerntes Verhalten bestärken oder verhindern.

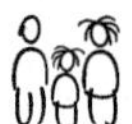

Am Fallbeispiel

Frau Lutz erlitt ihre erste Panikattacke im Hörsaal der Fachhochschule. Um weitere Panikattacken zu vermeiden, beschloss sie den Saal nicht mehr zu betreten. Sie befürchtete, dass ein erneutes Betreten des Saals zu einer Panikattacke führen würde. Somit konnte sie ihre Erfahrung nicht korrigieren. (*Negative Bestärkung*)

Für Pflegende ist es wichtig, diese Mechanismen zu kennen, da man weiß, dass es möglich ist, konditionierte (also eingeübte) Verhaltens- oder Gedankenmuster auch umzukehren. Man verspricht sich vom bewussten Herbeiführen angstbesetzter Situationen eine Verhaltensumkehr, indem man den Menschen unterstützt, »günstigere« Verhaltensweisen zu erlernen. Damit sind Verhaltensweisen gemeint, die den Menschen dazu befähigen, Angst durchzustehen und sich nicht weiter von ihr einengen zu lassen.

Die Lernerfahrung »Ich kann das nicht. Ich habe Angst« soll so ersetzt werden durch die Lernerfahrung »Trotz anfänglicher Angst, habe ich es geschafft, die Situation auszuhalten«.

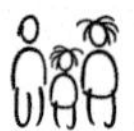

Am Fallbeispiel

Frau Lutz geht mit der Pflegefachperson in einem Geschäft einkaufen. Sie kann die Angstgefühle überwinden und lernt, dass die Angst vorübergeht. Die Lernerfahrung, die Frau Lutz macht, ist, dass – entgegen ihren Erwartungen – ihr dabei nichts zustößt und sie das Geschäft nach überstandener Angst heil verlassen kann. (*Positive Bestärkung*)

»Lernen am Modell«: Lernen am Modell geht auf die Theorien der Konditionierung zurück. Es ist ein wesentliches Instrument im Umgang mit psychisch kranken Menschen im pflegerischen Alltag. Lernen am Modell geht davon aus, dass der Mensch in einer psychischen Krise auf Orientierung am Gegenüber angewiesen ist und im anderen Halt sucht.

Bedeutung für die Pflege: Pflegefach- oder Betreuungspersonen haben sehr engen Kontakt mit den Betroffenen und gehören somit automatisch zu den Personen, die den Betroffenen durch ihr Auftreten Orientierung geben können. Die Theorie besagt, dass jeder Mensch bemüht ist, sich am ehesten die Verhaltensweisen seines Gegenübers auch selbst anzueignen, von denen er beobachten kann, dass sie erfolgreich sind und sich positiv auswirken. Für den zwischenmenschlichen Kontakt bedeutet das, dass Pflegende eine gewisse »Vorbildfunktion« innehaben. Ist man sich darüber bewusst, kann man durch einen freundlichen, selbstbewussten, aber auch fehlerfreundlichen Umgang mit unseren Mitmenschen den Einzelnen dazu animieren, ein ebenso günstiges Verhalten im alltäglichen Miteinander an den Tag zu legen.

Neben den psychodynamischen Modellen zur Angstgenese existieren parallel ebenso biologische und genetische Erklärungsmodelle, die versuchen, ein erhöhtes Risiko für Angsterkrankungen aus pathologischen Funktionen bestimmter Hirnareale (Hippocampus, Amygdala, präfrontaler Cortex) oder Neurotransmitterstörungen heraus zu erklären.

3.5.4 Exkurs: Was versteht man unter Verhaltenstherapie?

Verhaltenstherapie

Kognitive Verhaltenstherapie (KVT – behavioristische Therapie) ist das am besten wissenschaftlich evaluierte Therapieverfahren. Sie geht auf die Lernpsychologie zurück (vgl. Reinecker 2005). Im Wesentlichen werden drei Richtungen unterschieden:

- Das *klassische Konditionieren*, was die Verknüpfung eines neutralen Stimulus mit einer Reiz-Reaktion beinhaltet und mit dem Namen Iwan Petrowitsch Pawlow verbunden ist.
- Das *operante Konditionieren*, das mit dem Ziel verbunden ist, das Verhalten nicht nur kurzfristig zu unterdrücken, sondern eine Beseitigung zu erreichen. Durch eine Rückmeldung auf positives Verhalten ist es wahrscheinlich, dass es wiederholt wird. Vertreter sind Burrhus Frederic Skinner und Edward Lee Thorndike.
- Das Lernen am Modell geht von der Vorstellung aus, dass durch das Beobachten des Verhaltens eines anderen, dieses Verhalten in der Regel nachgeahmt wird, und geht auf Albert Bandura zurück.

Die Verhaltenstherapie setzt am Verhalten und am aktuellen Erleben des Betroffenen an. Zu Beginn werden in der Therapie die Gedanken- und Verhaltensmuster herausgefiltert, damit sie den Betroffenen greifbar und deutlich gemacht werden können. Dann können neue Verhaltensweisen erlernt werden und damit ergibt sich eine Rückkopplung an das emotionale Erleben eines Menschen. Die KVT hat zum Ziel, »Hilfe zu Selbsthilfe« zu ermöglichen. Zu den meistgewählten Therapiemethoden der KVT zählen:

a) Systematische Desensibilisierung

Ziel ist, dass der Betroffene schrittweise solange an die angstauslösende Situation gewöhnt werden, bis diese keine Ängste mehr auslöst und für die Betroffenen ein Gefühl der Handhabbarkeit entsteht. Die Methode ist auch unter *Expositionstraining* bekannt. Eines der Lernziele ist, dass die Betroffenen erleben, dass starke Angstreaktionen auch wieder nachlassen, da der Körper die Adrenalinausschüttung während einer Angstattacke nur begrenzt aufrechterhalten kann. Praktischer Ablauf eines Expositionstrainings:

- Erster Schritt ist die genaue Festlegung der Übungsziele.
  Welche Situation wollen Sie üben? Was möchten Sie durch die Konfrontation erreichen? Wieweit können wir dabei gehen?
- Als nächstes folgt die gedankliche Auseinandersetzung mit dem angstbesetzten Szenario. Dazu werden in der Phantasie angstbesetzte Situationen durchgespielt und gemeinsam besprochen. Gleichzeitig wird sich über mögliche Verhaltens- bzw. Bewältigungsstrategien auseinandergesetzt.
  Was befürchten Sie, was passieren wird? Was könnte stattdessen auch geschehen?
  Wie verhalten Sie sich, wenn dies oder das geschieht? Wie können Sie sich verhalten, wenn die Angst zu stark wird? Welche Hilfe erwarten Sie sich von mir in dieser Situation?
- Nach dem vorbereitenden Gespräch werden die Betroffenen in Begleitung schrittweise mit ihrer angstauslösenden Situation konfrontiert.
- Expositionstraining ist am erfolgreichsten, wenn es regelmäßig geübt wird. Auch bei hoher Angstintensität soll sich nur ein kleines Stück von der auslösenden Situation entfernt werden.
- In der Regel wird während eines Expositionstrainings mit numerischen Einteilungen der Angstintensität gearbeitet.
  0–100% oder auch von 1–10
- Vor, während und nach der Übung soll möglichst auf Beruhigungsmedikamente verzichtet werden.
- Erfolge sollen positiv bestärkt werden und eine stärkere Stufe angestrebt werden.
  Erfolge betonen und loben! Der Betroffenen sollen ihr Erfolgserlebnis möglichst auch selbst verbalisieren und ausdrücken, was ihnen gut gelungen ist.

- Ein wesentlicher Teil der gelingenden Expositionstherapie ist, dass die Beziehung zwischen Pflegefachkraft oder Therapeut*in und Betroffenen gefestigt ist.
- Bei spezifischen Phobien und sozialen Ängsten kann der Einsatz eines Virtuelle-Realität-Expositionstherapie sinnvoll eingebettet im therapeutischen Setting angewendet werden.

b) Operante Konditionierung

Die Konditionierung will durch gezielte Reaktion des Umfelds auf das Verhalten der Klient*innen eine Verbesserung der Symptomatik bewirken (▶ Kap. 3.5.3 Zwei-Faktoren-Modell nach Mowrer).

c) Kognitives Verfahren (»Umdenken«)

Es macht destruktive Gedankenschemata deutlich und ermöglicht ein Korrigieren der »Denkfehler«. Das Ziel ist es, dysfunktionale Gedankenmuster durch konstruktive Gedanken zu ersetzen. Es erfolgt ein Abgleichen der oftmals irrationalen Gedanken und Befürchtungen mit der Wirklichkeit und das Einüben alternativer Gedanken, die positiver und weniger entmutigend sind. Hierzu gibt es verschiedene Techniken, die mit den Klient*innen eingeübt werden können. Aaron T. Beck und Albert Ellis, Begründer der »Rational-Emotiven-Verhaltenstherapie« gehen davon aus, dass die eigenen Gedanken im Kreislauf mit dem emotionalen Erleben und damit auch zu dem Verhalten stehen. Anhand des Beispiels soll die Macht unserer Gedanken und die Auswirkungen auf unser Verhalten deutlich gemacht werden (Ellis/Joffe Ellis 2012; Beck 1999).

Am Fallbeispiel

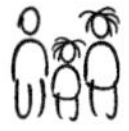

Frau Lutz geht seit zwei Wochen erstmalig wieder alleine mit ihrem Hund spazieren. In den letzten Wochen hatte ihre Mutter auf ihr Bitten hin diese Aufgabe übernommen. Nach einem circa 10-minütigen Spaziergang drängt sie ihren Hund zur Rückkehr nach Hause, obwohl dieser sichtlich noch weiterlaufen möchte.

Dysfunktionales Schema

Gedanke/Bewertung: »Ich bin ein Versager! Jetzt muss schon mein Hund unter meinen Ängsten leiden. Ich habe gewusst, dass ich das nicht schaffe! Wenn ich mich nicht um ihn kümmern kann, wie soll ich mich dann erst um mich selbst kümmern?!«

Emotion: Frau Lutz fühlt sich niedergeschlagen, ängstlich und frustriert.

Verhalten: Frau Lutz empfindet starke Angst und geht nach Hause. Das nächste Mal soll ihre Mutter wieder mit dem Hund spazieren gehen.

Funktionales Schema

Gedanke/Bewertung: »Ich habe es seit zwei Wochen endlich wieder geschafft, alleine mit meinem Hund rauszugehen! Zwar sind wir nicht weit gekommen, aber immerhin musste ich diesmal nicht meine Mutter um Hilfe fragen!«

Emotion: Frau Lutz erkennt ihren Erfolg an, fühlt sich motiviert und freut sich.

Verhalten: Frau Lutz ist motiviert und plant nach dem Abendessen noch einmal mit dem Hund rauszugehen.

3.6 Umgang mit Betroffenen

Es ist charakteristisch für Menschen, die von einer Angsterkrankung betroffen sind, dass sie unter den Symptomen oftmals schon über viele Monate oder gar Jahre leiden, bevor sie sich in professionelle Behandlung begeben. Angsterkrankungen können plötzlich, aber auch sehr schleichend beginnen. Häufig verstehen die Betroffenen nicht, was da »mit ihnen passiert«. Die Angst kommt ungefragt, heftig und hinterlässt bei den Betroffenen das Gefühl der Verstörung, der Unsicherheit und der Schwäche. Deswegen ziehen sich Menschen, die unter einer Angststörung leiden häufig zurück – sie versuchen der Angst und damit nahezu vielen Aktivitäten des gesunden und normalen Lebens aus dem Weg zu gehen. Man spricht auch von Vermeidungsverhalten – Situationen, die als potenziell angstauslösend eingestuft werden, werden von den Betroffenen vermieden.

Beziehung zwischen Betroffenen und Helfenden

Ein wesentlicher Bestandteil der Beziehung zwischen Betroffenen und Helfenden ist es daher, die Betroffenen durch geeignete Methoden dazu zu befähigen, ihren Lebensradius wieder auszuweiten und eventuell aufgegebene Hobbys, Verpflichtungen oder Interessen des sozialen und privaten Lebens wieder aufzunehmen. Unerlässlich in der Begegnung mit dem angstbesetzten, verunsicherten Menschen ist es, die Beziehung auf Basis von Empathie, Akzeptanz, Verständnis und Verlässlichkeit zu begründen. Die zwischenmenschliche Beziehung muss es den betroffenen Menschen erlauben, seinem Gegenüber zu vertrauen, seine Gedanken, Gefühle und Befürchtungen zu äußern und seine Scham abzulegen. Es empfiehlt sich daher, den Bezugsrahmen eher klein zu halten, um eine personelle Konstanz zu gewährleisten.

In der gemeinsamen Arbeit ist es von maßgeblicher Bedeutung, dass Helfende es schaffen, eine Balance zu finden zwischen gezielter Hilfestellung und Förderung der Unabhängigkeit und Selbstständigkeit der Betroffenen. Häufig neigen Betroffene dazu, zu viel Verantwortung an ihr Umfeld abzugeben. Dies geschieht nicht aus Faulheit oder Lustlosigkeit, sondern aus dem Glauben heraus, der Situation nicht mehr gewachsen zu sein. Die Gefahr ist bei der Pflege von Menschen mit Angststörungen daher groß, den Betroffenen mehr Verantwortung als nötig abzunehmen. Dadurch wird deren Gefühl der eigenen Unzulänglichkeit aber noch verstärkt. Eine Überforderung des Betroffenen führt im Umkehrschluss jedoch ebenso zu Frustrationen auf beiden Seiten. Aus diesem Grund muss der individuelle Hilfebedarf im gemeinsamen Arbeitsprozess durch sensibles Überprüfen von Nah- und Fernzielen, aktuellen Problemen und Ressourcen sowie weiteren Maßnahmen und Behandlungsschritten sehr engmaschig evaluiert und auch an übrige Mitarbeitende des Behandlungsprozesses kommuniziert werden.

Ressourcenorientiertes Arbeiten

Ressourcenorientiertes Arbeiten sollte von Beginn an Grundlage der Therapie sein. Dazu gehört es, einerseits angstauslösende Situationen zu identifizieren und zu überprüfen, aber andererseits auch klares Offenlegen von Stärken, Fortschritten und positiven Verhaltensweisen, um angstfreie Perioden zu bekräftigen. Ein wesentliches Behandlungsziel ist es, das Selbstvertrauen der Betroffenen zu stärken und sie dabei zu unterstützen, geeignete Bewältigungsstrategien und Selbsthilfetechniken zu erwerben, die sie zum eigenständigen Umgang mit der Angst befähigen (Hilfe zur Selbsthilfe).

Nicht immer verläuft die Behandlung geradlinig. Rückschläge und plötzlich wiederkehrende starke Angstzustände – auch nach eventuell vorheriger Besserung – sind Bestandteil der Behandlung. Die professionell Helfenden müssen dies wissen, und im Umgang mit dem angstbesetzten Menschen sehr geduldig vorgehen. Weder darf er in kritischen oder panischen Situationen selbst aus der Balance geraten noch den Betroffenen eventuelle Impulse von Frustration, Ärger oder Enttäuschung übertragen. Dazu gehören ein hohes Maß an Selbstreflexion und der kongruente Dialog mit den Betroffenen.

3.7 Verbreitung, Verlauf und Prognose, Diagnostik und Komorbidität

Verbreitung

Das Risiko im Laufe seines Lebens an einer der Angststörungen zu erkranken, liegt bei ca. 15 %. Am häufigsten treten dabei die spezifischen Phobien (ca. 9 %) auf. Danach folgen die Agoraphobie, die generalisierte Angststörung und die soziale Phobie mit ca. 5 %, sowie die Panikstörungen mit ca. 3 %. Die jeweiligen Angsterkrankungen haben dabei einen unterschiedlichen Erkrankungsgipfel. Spezifische Phobien treten zumeist schon in der Kindheit auf, während die soziale Phobie sich eher in der Pubertät manifestiert. Das Risiko an einer Agoraphobie oder Panikstörung zu erkranken ist hingegen zwischen dem 20. und 30. Lebensjahr am höchsten.

Die geschlechterspezifische Verteilung schwankt sehr je nach Form der Angsterkrankung.

An Angsterkrankungen, Depressionen und somatoformen Störungen leiden 11 bis 17 % der Bevölkerung innerhalb eines Jahres (Wittchen/Jacobi 2001). Dabei treten insbesondere Angsterkrankungen und affektive Störungen gemeinsam auf.

Verlauf und Prognose

Das Krankheitserleben ist für die Betroffenen häufig sehr schambesetzt. Wenigen Menschen gelingt es frühzeitig ihre Probleme zu thematisieren und sich in professionelle Hilfe zu begeben. Eine typische Bewältigungsstrategie vieler Betroffenen (zumindest am Anfang der Erkrankung) ist es, bestimmte angstauslösende Momente zu vermeiden. Deswegen gelingt es oft über lange Zeit, die Erkrankung vor dem Umfeld zu verbergen und auch vor sich selbst zu verharmlosen. Von der Ersterkrankung bis zur Diagnosestellung und Behandlung können so Jahre vergehen. Der Verlauf unbehandelter Angststörungen ist eher ungünstig und Spontanremissionen sind selten (Wittchen 1991). Hingegen bildet eine frühe Intervention durch ein abgestimmtes Behandlungsangebot eine gute Basis zur Heilung oder zumindest deutlichen Linderung der Beschwerden.

Diagnostik

Zur Diagnosestellung, ob und welche Angsterkrankung vorliegt, ist eine gründliche Exploration und biografische Anamnese unerlässlich. Zu den wichtigsten Fragestellungen gehören hierbei:

- Situation des Auftretens (Zeit, Ort, auslösende Faktoren)
- Dauer der Beschwerden (dauerhaft, episodisch, persistierend)
- Wurden Symptome im Zusammenhang mit Medikamenten oder Drogen erlebt bzw. durch Medikamente oder Drogen zu lindern versucht (Selbstmedikation)?

Ausschluss differentialdiagnostischer Erkrankungen:

- mögliche psychische Erkrankungen: Depression, Posttraumatische Belastungsstörung, Schizophrenie, Zwangsstörung, Persönlichkeitsstörung, somatoforme Störung, …
- mögliche körperliche Erkrankungen: bspw. endokrine Störungen, kardiale Erkrankungen, pulmonale Erkrankungen, zerebrale Erkrankungen, …

Komorbidität

Angststörungen treten häufig gemeinsam mit anderen psychischen Erkrankungen auf. Oftmals leiden Betroffene auch unter mehreren Unterformen der Angststörungen gleichzeitig. Generell besteht eine hohe Komorbidität vor allem mit depressiven Symptomen und Suchterkrankungen.

3.8 Medikamentöse Therapie bei Angststörungen

Eine ureigene und klar definierte medikamentöse Behandlung bei Angststörungen gibt es im engeren Sinne nicht. Dies begründet sich damit, dass Psychopharmaka nicht in der Lage sind, die Ursache der Angststörung zu beheben.

Der große Stützpfeiler der Behandlung sind die Techniken der kognitiven Verhaltenstherapie, die den Menschen befähigen, in Angst- und Krisensituationen ein geeignetes Selbstmanagement zu entwickeln. Dennoch kommen häufig Medikamente bei der Behandlung von Menschen mit schweren Angststörungen zum Einsatz. Diese können dauerhaft oder auch nur situativ (als Notfallmedikament) angewendet werden.

Zu einem längerfristigen oder dauerhaften Einsatz kommt es meistens dann, wenn die Erkrankung entweder einen ausgeprägten Schweregrad hat bzw. chronisch verläuft oder wenn zusätzliche Begleiterkrankungen (wie eine Depression) vorliegen.

Zugelassene Medikamente für die Behandlung der Angststörungen stammen derzeit aus den folgenden Wirkstoffgruppen:

- Antidepressiva
  Einige Antidepressiva haben neben ihrem stimmungsaufhellenden Effekt auch eine anxiolytische (angstlösende) Wirkung. Besonders bevorzugt kommen hier die SSRI-Präparate zum Einsatz. Beispielsweise Escitalopram, Citalopram oder Paroxetin. Neben den SSRI (Selektive Serotonin Wiederaufnahme-Hemmer) ist aber beispielsweise auch ein Einsatz von einem SNRI (*Serotonin-Noradrenalin-Wiederaufnahme-Inhibitoren* – z. B. Venlafaxin) oder einem trizyklischen Antidepressivum (z. B. Clomipramin) denkbar (▶ Kap. 2.4.3.1).
- Tranquilizer
  Die Gruppe der Tranquilizer, allen voran die Benzodiazepine (z. B. Lorazepam, Bromazanil, Diazepam) kann in begründeten Fällen bei der symptomatischen Behandlung von Angsterkrankungen eingesetzt werden. Sie wirken sehr schnell anxiolytisch und beruhigend. Aufgrund ihrer sehr zielsicheren angstlindernden Wirkung helfen sie dem Betroffenen in der akuten Angstreaktion am schnellsten und subjektiv auch häufig am besten. Problematisch am konsequenten und dauerhaften Einsatz von Benzodiazepinen ist jedoch die Tatsache, dass der Wirkstoff sowohl körperliche als auch psychische Abhängigkeit verursacht. Schnell kommt es zur körperlichen Toleranzentwicklung, die nach einer sukzessiven Dosissteigerung verlangt. Benzodiazepine sollten deswegen bestenfalls vorübergehend oder als Notfallpräparat eingesetzt werden.
- Neuroleptika
  Teilweise kann es zusätzlich zur antidepressiven Behandlung auch zum Einsatz von niedrig dosierten atypischen Neuroleptika kommen. Neu-

roleptika haben keine angstlösende Wirkung an sich – man verspricht sich von einem gezielten Einsatz am ehesten einen dämpfenden und entspannenden Effekt.

- Antiepileptika
  Seit einiger Zeit haben ebenso die Antiepileptika (z. B. Pregabalin) Einzug in die Behandlung von Angststörungen gehalten. Ähnlich wie bei den Neuroleptika wird auch Pregabalin teilweise in Kombination mit einem SSRI verordnet.
- Betablocker
  Betablocker haben auf das eigentliche Angstempfinden keinen direkten Einfluss, jedoch sind sie in der Lage, körperliche Begleiterscheinungen wie Bluthochdruck, Herzrasen, Kopfdruck und Schwitzen zu mindern.

3.9 Pflegerische Schwerpunkte

3.9.1 Umgang mit dem Vermeidungsverhalten – Verstehen fördern

Auseinandersetzung mit der Angst

Eine der pflegerischen Kernarbeiten ist es, die Auseinandersetzung der Betroffenen mit ihren individuellen Ängsten zu fördern. Dazu gehört es, angstauslösende Faktoren zu identifizieren, zu thematisieren und dabei entstehende Gefühle zu verbalisieren. Oftmals »verstecken« sich hinter Angstattacken generalisierte Verlustängste oder Ängste vor einem Kontrollverlust. Pflegende haben die Aufgabe die Betroffenen dabei zu unterstützen, den eigenen Angstkreislauf zu verstehen und möglicherweise verdeckte Gefühle gemeinsam zu bearbeiten.

Die Konfrontation mit angstbesetzten Situationen (Expositionstraining) ist für die Erkrankten meist mit großen Hemmungen verbunden. Daher erfordert es häufig einige Überzeugungsarbeit durch die Helfenden, um vorhandenen Vermeidungstendenzen entgegenzuwirken und die Betroffenen dazu zu motivieren sich ihren Ängsten auszusetzen.

Ein weiteres Ziel der Angstkonfrontation ist die Förderung der eigenen Wahrnehmung. Es geht darum, auch »Feinstufen« der Angst wahrzunehmen und zu erkennen, wie die Kraft der eigenen Gedanken oder situativen Bewertung die körperlichen und seelischen Reaktionen sowohl positiv als auch negativ beeinflussen können.

3.9.2 Selbstmanagement – Eigenverantwortung bestärken

Selbstmanagement

Oberstes Ziel ist es, den angsterkrankten Menschen dazu zu befähigen, seine Erkrankung möglichst eigenständig zu bewältigen. In angstfreien

Situationen wird dazu besprochen, welches Verhalten günstig ist, um der Angst entgegenzuwirken. Gemeinsam werden bestimmte Techniken besprochen oder eingeübt, so dass die Erkrankten die nächste Angstattacke so frei wie möglich von fremder Unterstützung bewältigen können.

An dieser Stelle kann das Nutzen von Angsttagebüchern oder Einschätzungsbögen für den Einzelnen wertvoll sein. Diese Instrumente sollen dazu verhelfen, den Betroffenen zu verdeutlichen, wie sie sich in gewissen Situationen verhalten, was sie denken und welche Maßnahmen ihnen geholfen haben, sich besser zu fühlen.

Es gehört aber auch dazu, den Betroffenen in alltäglichen Situationen nicht leichtfertig Entscheidungen abzunehmen, sondern sie stattdessen bei ihrer Meinungsbildung zu unterstützen und sie zu ermuntern eigene Entscheidungen zu treffen. Ziel ist es, den Menschen wieder mehr Eigenverantwortung zu übertragen, um so das Selbstvertrauen zu bestärken.

Zehn goldene Regeln zur Angstbewältigung (nach Wittchen 1992)

1. Denken Sie immer daran, dass Ihre Angstgefühle und die auftretenden körperlichen Symptome nichts anderes sind als eine Art »Übersteigerung« einer völlig normalen Körperreaktion in einer Angstreaktion.
2. Solche Gefühle und Reaktionen sind zwar unangenehm, aber weder gefährlich noch irgendwie schädlich. Nichts Schlimmeres wird geschehen!
3. Steigern Sie sich in Angstsituationen nicht durch Gedanken wie »Was wird geschehen?« oder »Wohin kann das führen?« in noch größere Ängste hinein.
4. Konzentrieren Sie sich nur auf das, was um Sie herum und mit ihrem Körper wirklich geschieht – nicht auf das, was in Ihrer Vorstellung noch alles geschehen könnte.
5. Warten Sie ab und geben Sie der Angst Zeit, vorüberzugehen. Bekämpfen Sie Ihre Angst nicht, laufen Sie nicht davon, sondern akzeptieren Sie die Angst. »Es ist, wie es ist«, kann eine hilfreiche Einsicht sein.
6. Beobachten Sie, wie die Angst von selbst wieder abnimmt, wenn Sie aufhören, sich in Ihre Gedanken weiter hineinzusteigern.
7. Denken Sie daran, dass es beim Üben nur darauf ankommt, zu lernen, mit der Angst umzugehen – nicht, sie zu vermeiden. Nur so geben Sie sich selbst eine Chance, Fortschritte zu machen.
8. Halten Sie sich innere Ziele vor Augen und beobachten Sie, welche Fortschritte Sie schon gemacht haben. Denken Sie daran, wie zufrieden Sie sein werden, wenn Sie auch diesmal Erfolg haben.
9. Wenn Sie sich besser fühlen, schauen Sie sich um und planen Sie den nächsten Schritt.
10. Wenn Sie sich in der Lage fühlen weiterzumachen, dann versuchen Sie den nächsten Schritt.

3.9.3 Ablenkungsangebote – Alternativen aufzeigen

Ablenkungsangebote

Bei permanenter Besorgtheit, Furcht oder Not, unter der die Betroffenen oftmals leiden, ist es sinnvoll, für Ablenkungsangebote zu sorgen. Diese können Raum für andere Gedanken ermöglichen, eine Alternative zum Grübeln sein und den Betroffenen auch Lebensfreude bereiten. Geeignete Maßnahmen könnten beispielsweise sein: Spazieren, Joggen, Puzzeln, Lesen, Fernsehen, Ballspiele, Kartenspiele, Musik hören, Kochen, … Eine Orientierung an den Interessen oder Hobbys der Erkrankten wird am ehesten zur erfolgreichen Ablenkung führen.

3.9.4 Für Entspannung sorgen – Freiräume verschaffen

Entspannung

Menschen, die unmittelbar oder potenziell starken Ängsten ausgesetzt sind, leiden häufig unter einer Grundanspannung, die sich sowohl körperlich wie auch emotional bemerkbar macht. Entspannungsfördernde Maßnahmen sind elementar, um wieder zur »Ruhe zu kommen« oder auch kurzfristig einfach »abschalten« zu können. Zuträglich ist natürlich in erster Linie eine ruhige Umgebung, die möglichst reizarm gehalten sein sollte. Viele unkoordinierte Reize durch laute Geräusche, Menschenansammlungen und unüberschaubare Räumlichkeiten erhöhen die subjektive Anspannung der Betroffenen. Darüber hinaus bieten sich in der Behandlung gezielte Entspannungsverfahren an, wie Yoga, Progressive Muskelrelaxation oder Atemübungen (vor allem das Einüben der tiefen Bauchatmung), zu deren Anwendung die Betroffenen gezielt angeleitet werden sollten.

Generell eignen sich viele körperzentrierte Techniken, um beruhigend auf den angstbesetzten Menschen einzuwirken. Gerne zur Anwendung kommt zum Beispiel die Basale Stimulation, eine Massage oder auch Atemstimulierende Einreibung. Vielen Betroffenen gibt der Körperkontakt ein Gefühl der Vertrautheit, Sicherheit und des Wohlbefindens. Natürlich sollte man sich zuvor vergewissern, ob der Mensch den Körperkontakt wünscht und ihn als angenehm empfindet, bevor man ihn in einer Angstsituation berührt. Unabgesprochen kann dies die Angstreaktion auch deutlich verschlimmern.

Manche Menschen profitieren schon sehr durch ein warmes Bad mit eventuellen entspannungsfördernden Aromazusätzen (z. B. Lavendel) oder einem heißen Getränk.

Richtig Atmen während einer Panikattacke (nach Mattenklotz 2010)

- Setzen Sie sich hin, und lehnen Sie sich an.
- Halten Sie Ihren Atem an, ohne vorher tief einzuatmen, und zählen Sie bis fünf.

- Wenn Sie bei fünf angekommen sind, atmen Sie aus, sagen Sie sich selbst ganz ruhig und beruhigend: »Entspanne Dich!«.
- Atmen Sie langsam durch die Nase ein und aus. Atmen Sie drei Sekunden ein, dann drei Sekunden aus. Sagen Sie sich bei jedem Atemzug: »Ganz ruhig«.
- Am Ende jeder Minute (also nach zehn Atemzügen) halten Sie Ihren Atem wieder für fünf Sekunden an, machen Sie dann im Sechs-Sekunden-Zyklus weiter wie zuvor.
- Führen Sie diese Atmung so lange durch, bis alle Ihre Hyperventilationssymptome verschwunden sind.

3.9.5 Aufklärung zum Umgang mit Medikamenten

Umgang mit Medikamenten

Aufgrund des hohen Suchtpotenzials von Benzodiazepinen müssen die Betroffenen ausführlich zum verantwortungsvollen Umgang mit Medikamenten angeleitet werden. Es empfiehlt sich Medikamente aus dieser Wirkstoffgruppe dauerhaft lediglich als Notfallpräparat einzusetzen. Bei geringeren Angstzuständen sollten zunächst andere Maßnahmen ausprobiert werden, die der Ablenkung oder Entspannung dienen.

3.9.6 Angehörigenarbeit

Angehörige

Für Angehörige oder enge Freund*innen ist das Erleben eines Menschen mit einer Angststörung häufig nicht nachvollziehbar. Es wird nach Gründen gesucht, mit denen sich erklären lässt, warum der Mensch in gewissen Situationen derartig reagiert.

Dabei sind viele Reaktionen möglich: Fragen, wie »Was ist denn daran so schlimm?! Dir passiert doch nichts!« oder Vorwürfe: »Jetzt stell' dich nicht so an! Da ist doch nichts dabei! Du bist doch sonst immer so gern ausgegangen!« sind nicht selten die erste Reaktion.

Tatsache ist, dass die Betroffenen keine zufriedenstellende Antwort liefern können werden – denn häufig fragen sie sich dieselben Fragen oder machen sich dieselben Vorwürfe und wissen selbst nicht, warum ihnen solche Gefühle widerfahren.

Angehörige sind oftmals unsicher, wissen nicht, wie sie sich den Betroffenen gegenüber verhalten sollen. Tatsächlich ist der Umgang mit einem nahestehenden Menschen, der an einer solchen Erkrankung leidet, nicht einfach. Es gilt ein Bewusstsein dafür zu schaffen, dass der/die Betroffene sich nicht aus Absicht sperrt oder verwehrt – er/sie kann häufig nicht anders. Betroffene beschreiben dieses Gefühl manchmal mit dem Satz: »Ich kann einfach nicht aus meiner Haut!« Damit drücken sie eine Gefühlsenge aus und das Gefühl, wie es ist, in der Angst gefangen zu sein.

Angehörige müssen für das Empfinden und das Krankheitsgeschehen der Betroffenen sensibilisiert werden. Dazu benötigt es von pflegerischer Seite viel Geduld und Mitgefühl auch für deren Situation. Viele Angehörige wollen nur helfen und wissen nicht wie. Das kann schnell zu einer Überforderung auf Seiten der Angehörigen führen, mit der Konsequenz, dass Angehörige im Extremfall dazu neigen können, den Betroffenen so viel wie möglich abzunehmen oder sie durch Unverständnis zu »strafen« und mit ihrer Situation allein zu lassen. Wünschenswert ist es, Angehörige dabei zu unterstützen ein »gesundes« Maß zwischen Förderung und Forderung (Zugeständnisse aber auch Anforderungen) zu finden. Dabei kann es zu Missverständnissen oder Konflikten kommen, die am besten durch beratende Gespräche mit beiden Parteien beizulegen sind.

3.10 Die unterschiedlichen Rollen der Pflegenden

Bei Frau Lutz wird deutlich, welche unterschiedlichen Rollen Pflegende in der gemeinsamen Arbeit einnehmen.

Pflegeexpert*in

Die Rolle der Pflegefachperson zeigt sich in den differenzierten Ausführungen zu den unterschiedlichen Faktoren, die mit den Entstehungsbedingungen, dem Erscheinungsbild, der Intensität und den Auswirkungen von Angststörungen zusammenhängen und die Gesamtsituation bestimmen. Ein umfassendes Wissen um Störungen und deren Entwicklung zeigt die fachliche Kompetenz. Die Orientierung am Pflegephänomen Angst sowie den Handlungskonzepten und die Einbeziehung unterschiedlicher theoretischer Ansätze und Erklärungen zeigt sich an der Erklärung des Verhaltens von Frau Lutz nach ihrer ersten Panikattacke im Hörsaal. Die Reaktion in bestimmten Situationen steht hier im Vordergrund.

Vermittler*in

In der Rolle der Vermittler*in wird den Zusammenhängen von Verhalten und möglichen Ursachen, die dazu geführt haben, gemeinsam nachgespürt und mögliche Auslöser identifiziert, beispielsweise wird dies durch die »Macht der Gedanken« bei Frau Lutz oder das Ansprechen ihres »Vertrauensverlusts« verdeutlicht. Dazu werden die Erklärungsmodelle herangezogen und Frau Lutz wird ermöglicht, dass sie sich selbst auf die Spur kommt. Die Balance, in welcher Situation was angesprochen werden kann, um nicht zu überfordern, ist im eigenverantwortlichen Handeln von Pflegenden begründet. Dies ist Grundlage dafür, dass bei Frau Lutz die Auseinandersetzung mit ihrer Angst gefördert wird und sie ihre Ressourcen nutzen kann, auch dazu, sich in für sie schwierige Situationen mithilfe der Pflegenden zu begeben und so den gemeinsamen Pflege- und Behandlungszielen näher zu kommen.

Interprofessionelle Partner*in

Dieses Vorgehen kann nur in Absprache im Gesamtteam und in der Zusammenarbeit mit anderen Berufsgruppen erfolgen und somit nimmt die Pflegende die Rolle des/der interprofessionellen Partner*in wahr.

Manager*in

Der Einsatz der psychiatrisch-ambulanten Pflege, wie zu Beginn beschrieben, kann als Manager*in-Rolle gesehen werden, weil dadurch eine stationäre Aufnahme verhindert wird, Frau Lutz in ihrem sozialen Gefüge bleiben kann und individuell betreut wird. Die ambulante Form der Betreuung belastet Frau Lutz weniger, es werden stationäre Kosten eingespart und von Anfang an werden präventive Maßnahmen und Rückfallprophylaxe in den Vordergrund gestellt. Dies zeigen vor allem die unterschiedlichen Handlungsmöglichkeiten der Angstreduktion, beispielsweise das Expositionstraining, Selbstmanagement oder Atemübungen sowie die »goldenen Regeln der Angstbewältigung« und Entspannungsangebote, die gezielt auf Frau Lutz abgestimmt sind.

Lernende und Lehrende

In der regelmäßigen gemeinsamen Reflexion mit Frau Lutz, beispielsweise der gemeinsamen Erfahrungen und Krisensituationen, ist die Rolle der Lehrenden und Lernenden zu sehen. Wenn man davon ausgeht, dass Betroffene (und auch Angehörige) Expert*innen in eigener Sache sind, gilt es gemeinsam nachzudenken, abzuwägen und zu Lösungen zu kommen.

Professionelles Vorbild

Hier kommt dann auch die Vorbildfunktion zum Tragen, wie die Bezugsperson selbst mit Furcht und Angst umgeht und wie Strategien des Umgangs entwickelt werden.

Weiterführende Literaturempfehlung

Riemann, F. (2021): *Grundformen der Angst.* München: Reinhardt.
Rother, K. (2023): Die Angst überwinden. Interventionen im akutpsychiatrischen Setting. *Psychiatrische Pflege*, 8(3), S. 23–27.
Staemmler, F.-M., Merten, R. (Hrsg.) (2003): *Angst als Ressource und Störung.* Paderborn: Junfermann.
Schädle-Deininger, H. (2010): *Fachpflege Psychiatrie.* Frankfurt am Main: Mabuse.
Gold, K., Gühne, M. (2008): *Einzel- und Gruppenaktivitäten in der psychiatrischen Pflege – planen – gestalten – durchführen.* München/Jena: Elsevier, Urban & Fischer.

Belletristik

Callesen, G. (2013): *Angst hat die Quersumme 5.* Schweinfurt: Wiesenburg.
Otto, M., Piechutta, A. (2006): *Der Tiger zwischen den Seidenhemden – Leben mit Angststörungen – Autobiographischer Roman.* Oldenburg: Schardt.

4 Menschen, die unter einer Alkoholabhängigkeit leiden – Wer beherrscht wen?

Sucht ist ein zunehmendes Problem unserer modernen Konsumkultur. Das Bild vom sozial schwachen Süchtigen, der lediglich zu einer gesellschaftlichen Randgruppe gehört, mag noch in den Köpfen einiger Menschen vorherrschen, ist jedoch schon lange zum überholten Klischee geworden. Suchtkranke Menschen finden sich in sämtlichen gesellschaftlichen Schichten und Altersklassen – von Obdachlosen bis zum Großfinanzier, von Abiturient*innen bis zu Senior*innen. Zwar mag es bezogen auf bestimmte Suchtstoffe typische »Anfälligkeiten« und Verteilungen geben, was sich eher aus der Verfügbarkeit heraus begründet – prinzipiell kann jedoch jeder Mensch zu jeder Zeit von allem abhängig werden. So gibt es wohl kaum jemanden, der nicht in irgendeiner Art und Weise zumindest zu einem Zeitpunkt seines Lebens suchtgefährdet ist.

In »Sucht« steckt auch das Wort Suche. Menschen mit einer Suchterkrankung sind oftmals auf der Suche – nach Wohlbefinden, Ruhe, Freude, Ausgeglichenheit, Selbstwertgefühl oder auch einfach nur nach Schlaf oder Schmerzfreiheit. Der Weg in die Sucht kann sehr schleichend sein – nahezu unbemerkt von Betroffenen selbst und ihrem Umfeld. Manchmal sagen Betroffene Sätze wie »... und plötzlich bemerkte ich, dass es nicht mehr ohne ging!« Tatsächlich entwickeln sich die wenigsten Süchte plötzlich. Häufig ist es ein längerer Entwicklungsprozess. Aber was bedeutet Sucht? Ab wann ist der Mensch süchtig oder abhängig? Was unterscheidet den »Genussmenschen« von einem Suchterkrankten? Und wie viel »Sucht« ist eigentlich noch normal?

4.1 Fallbeispiel Herr Schramm

Fall mit Schwierigkeiten

Falldarstellung

Gerd Schramm, 52 Jahre, kam um 17:45 Uhr in Begleitung von zwei Rettungssanitätern und einem Notarzt auf die psychiatrische Aufnahmestation. Bei Ankunft war vom Notarzt zu erfahren, dass Herr Schramm circa eine Stunde zuvor von einem Nachbarn im Treppenhaus liegend aufgefunden wurde. Er alarmierte den Rettungsdienst mit der Schilderung, dass er Herrn Schramm wild zuckend auf den Stufen kurz vor seiner Wohnung vorgefunden habe. Er habe sich nicht zu helfen gewusst, da Herr Schramm nicht auf seine Ansprache reagiert habe und wechselhaft ruhte und dann erneut begann zu zucken und sich nach hinten zu überstrecken.

Als die Rettungssanitäter und schließlich der Notarzt circa 15 Minuten später im Haus von Herrn Schramm eintrafen, lag dieser quer über den Stufen und atmete schwer. Er wirkte unscharf orientiert, konnte seinen Namen und sein Alter nennen. Jedoch wusste er nicht, an welchem Ort er sich derzeit befinde und welches Datum heute sei. Erste Vitalzeichenmessungen vor Ort ergaben mit einem Blutdruck von 185/110 und einem Puls von 124 eine deutliche Hypertonie und Tachykardie. Wie der Nachbar auf Nachfrage berichtete, habe er Herrn Schramm auch schon einige Male im alkoholisierten Zustand im Hausflur angetroffen. Seine Ehefrau und Kinder, die mit ihm die Mietswohnung teilen, konnten zu diesem Zeitpunkt nicht in der Wohnung angetroffen werden. Die Einsatzkräfte schlossen aufgrund der Aussagen des Nachbars und ihres eigenen Eindrucks auf einen Krampfanfall im Rahmen eines Alkoholentzugs. Zur Überwachung und genaueren Diagnostik beschlossen sie, ihn auf die psychiatrische Station zu bringen.

Als Sabine Reitz, die zuständige Pflegefachfrau, Herrn Schramm auf der Station begrüßte, fiel ihr auf, dass er sehr nass geschwitzte Hände hatte, seine Augen glasig waren und seine Sprache leicht verwaschen war. Außerdem schien er vor kurzem eingenässt zu haben. Herr Schramm begegnete ihr etwas unwirsch und rief ihr entgegen: »Wo bin ich hier? Was soll denn der ganze Zirkus?! Was passiert denn jetzt?!« Frau Reitz erklärte ihm, dass er vom Rettungswagen hergebracht wurde und sich nun auf einer psychiatrischen Station befinde. Herr Schramm nahm dies scheinbar nur als Randnotiz wahr und klagte, ihm würde jeder »Knochen im Leib« wehtun. Als ihm ein Bett und etwas zu trinken angeboten wurde, um sich auszuruhen, willigte er ein und ließ sich auf ein Zimmer führen. Ein Atemalkoholtest, der Herrn Schramm äußerste Mühe abverlangte, ergab einen Wert von 0,0 Promille Atemalkohol. Nach einer weiteren Vitalzeichenmessung zog er mit Unterstützung der Krankenpflegerin noch die nasse Hose aus und fiel anschließend erschöpft ins Bett.

Die Nacht verlief für ihn sehr unruhig. Ständig wachte er auf, stöhnte und strampelte mit Beinen und Armen. Sein gestörter Nachtschlaf wurde zusätzlich dadurch begünstigt, dass alle zwei Stunden eine erneute Überprüfung der Vitalzeichen stattfand und die von der Ärztin verordneten Infusionen zur Flüssigkeitssubstitution verabreicht wurden.

Am nächsten Morgen erwachte Herr Schramm mit leichten Kopfschmerzen und Übelkeit. Er fühlte sich sehr unruhig und teils sogar ängstlich. Er wirkte fahrig bei gleichzeitiger körperlicher Erschöpfung. Er reagierte zunächst mürrisch auf die morgendliche Kontaktaufnahme der Pflegenden. Nachdem ihm ein Bad und ein leichtes Frühstück angeboten wurden, begann er schließlich doch im Gespräch mit der Pflegefachfrau seine derzeitige Lebenssituation zu schildern.

Er berichtete, am Vorabend »nicht ein und nicht aus« gewusst zu haben. Seine Ehefrau, mit der er nunmehr 18 Jahre verheiratet sei, habe ihm vor zwei Tagen die Trennung unterbreitet und sei sozusagen »über Nacht« mit dem gemeinsamen 17-jährigen Sohn und der 15-jährigen Tochter vorübergehend zu einer Freundin gezogen. Auf Nachfragen reagierte er zögerlich und sehr schamhaft. Letztlich äußerte er, der Alkohol »sei schuld«. Seit Jahren trinke er regelmäßig abends seine vier bis fünf Bier, am Wochenende und bei besonderen Anlässen auch gerne schon mal mehr. Es habe jedoch immer alles funktioniert. Er betonte, er habe immer »alles auf die Reihe gekriegt«, sei seiner Arbeit als Dachdecker nachgegangen und sei seinen Kindern immer ein guter Vater gewesen. Die Familie sei sein Ein und Alles. Als er in den letzten Monaten auf der Arbeit zunehmend Schwierigkeiten mit Kollegen bekam, weil diese ihn beschuldigten, er sei zu langsam und außerdem zu ungenau, sei er abends oft mit schlechter Laune nach Hause gekommen. Um abzuschalten und auf andere Gedanken zu kommen, habe er dann zusätzlich zu den üblichen Bieren noch Schnaps getrunken (meistens Wodka oder Ouzo). Die Menge habe dabei von einer viertel bis zu einer ganzen Flasche Schnaps geschwankt. Manchmal habe er dann morgens verschlafen, sich elend gefühlt und sei nicht in der Lage gewesen zu arbeiten. Teilweise habe er sich am Morgen übergeben oder ein Bier getrunken, um sich wieder wohler zu fühlen. Manchmal habe seine Frau ihn auf der Arbeit unter einem Vorwand entschuldigt. Manchmal habe er einfach unentschuldigt gefehlt. Dies habe schließlich zu einer Abmahnung geführt.

Als er seiner Frau vor einer Woche von der Abmahnung berichtet habe, sei es zu großem Streit zwischen beiden gekommen, wie es ohnehin oft der Fall war in den vergangenen Monaten. Immer habe sie auf ihn eingeredet, dass er alles kaputt mache und die Familie ruiniere. Sie habe ihm Vorwürfe gemacht, dass sie nicht mehr wisse, was sie den Kindern noch sagen solle, wenn er so betrunken sei, dass er vom Sofa falle. Sie habe ihm vorgehalten, einen schlechten Einfluss auf seinen Sohn zu haben, der mittlerweile auch schon abends Bier trinke. Sie habe ihm vor Augen gehalten, der Junge werde noch genauso »wie sein Vater«. Immer wieder habe seine Frau ihn gedrängt mit der Trinkerei aufzuhören und endlich wieder »zu sich zu kommen«. Aber dazu fehle ihm die nötige Kraft. Als sie dann vor drei Tagen abends von einer Freundin gekommen sei und ihn im betrunkenen Zustand am Küchentisch habe sitzen sehen, habe sie nach einem großen Krach das Nötigste gepackt, die Kinder alarmiert und sei zu ihrer Freundin gezogen mit den Worten: »Das war's! Ich will die Scheidung! Du kannst dich melden, wenn du wieder bei Verstand bist!«

Herr Schramm weinte aufgelöst. Er habe das alles nicht gewollt. Zu diesem Zeitpunkt habe er verstanden, dass er mit dem Trinken aufhören müsse. Er habe kurzerhand seine Alkoholvorräte vernichtet, sich auf der Arbeit krankgemeldet und am nächsten Tag keinen Tropfen mehr getrunken.

Er konnte sich erinnern, wie furchtbar er sich fühlte, beschrieb Herzrasen und Herzstolpern. Er habe viel geschwitzt, habe das Gefühl gehabt, sein Kopf würde platzen und sei am Morgen sogar zu zittrig gewesen, um seine Kaffeetasse zu halten. Das letzte, woran er sich erinnern konnte, war, dass er sich auf den Weg in die Apotheke machte, um Kopfschmerztabletten zu kaufen.

4.2 Die Erkrankung: Begriffe, Ursachen, Verlauf und Diagnostik

Abhängigkeit

Unter Abhängigkeit versteht man zum einen das unkontrollierbare zwanghafte Verlangen nach dem Konsum psychotroper (das heißt das Bewusstsein beeinflussender) Substanzen, wie beispielsweise Alkohol, Medikamente oder andere Drogen (*stoffgebundene Sucht*). Zum anderen kann sich der Begriff auch auf das zwanghafte Auftreten von bestimmten Verhaltensweisen beziehen, wie Computersucht, Spielsucht oder Kaufsucht (*nichtstoffgebundene Sucht*).

Der Übergang zwischen Alkoholmissbrauch und Sucht ist fließend. Man geht auch hier von einem multifaktoriellen Geschehen aus. Eine der großen Schwierigkeiten stellt die schnelle und recht preiswerte Verfügbarkeit in den Einkaufsläden und in der Gastronomie dar.

Alkohol ist gerade in den westlichen Ländern gesellschaftlich akzeptiert und gehört teilweise auch zur »guten« Sitte, wie das Feierabendbier oder das Trinken bei Festlichkeiten. Dadurch ist das vorgelebte Konsumverhalten im individuellen Umfeld ein weiterer Faktor, der die Suchtneigung durch bestimmte »Vorbildwirkung« beispielsweise der Eltern begünstigt.

Ebenso beeinflussen die kulturellen Hintergründe die Einstellung zum Alkohol und das Trinkverhalten. So kann man auch länderspezifische Unterschiede erkennen. Deutschland weist im internationalen Vergleich seit vielen Jahren einen sehr hohen Alkoholkonsum auf. (vgl. www.dhs.de)

Es gilt als erwiesen, dass eine erbliche Vorbelastung eine Gefährdung darstellt, selbst abhängig zu werden. Oft sind auch unzureichende Bewältigungsstrategien, eine geringe Frustrationstoleranz und ein gemindertes Selbstvertrauen Faktoren, die zum Griff nach Alkohol führen. Teilweise wird Alkohol im Versuch der Selbstmedikation konsumiert, wenn eigentlich andere Schwierigkeiten und Erkrankungen im Hintergrund bestehen (z. B. Traumafolgestörung, eine Depression oder Angststörung).

Laut der Hauptstelle für Suchtgefahren leben in Deutschland schätzungsweise 3 Millionen Menschen mit einer alkoholbezogenen Störung (Deutsche Hauptstelle für Suchtfragen e. V. (DHS), https://www.dhs.de).

Alkoholmissbrauch

Alkoholmissbrauch: Unter Alkoholmissbrauch versteht man einen übermäßigen und schädlichen Konsum von Alkohol ohne medizinische Indikation. Der Alkohol wird genutzt, um einen psychischen Effekt zu haben oder einen Rausch zu erleben. Alkohol wird konsumiert, obwohl es bereits zu psychosozialen Folgen gekommen ist. Soziale Folgen können zum Beispiel Arbeitsplatzprobleme, Autofahren trotz Alkoholkonsums und Partnerschaftsprobleme sein.

Gewöhnung

Gewöhnung: Von Gewöhnung spricht man, wenn Betroffene regelmäßig zu hohe Dosen zu sich nehmen. Der Körper und die Psyche stellen sich auf den regelmäßigen Konsum ein.

Abhängigkeit

Abhängigkeit: Körperliche Abhängigkeit ist gekennzeichnet durch eine Toleranzentwicklung und körperliche Entzugssymptomatik bei Weglassen des Alkohols. Psychische Abhängigkeit zeigt sich in der Persönlichkeitsveränderung und dem nicht unterdrückbaren Verlangen. Es kommt zu einem Kontrollverlust bezüglich Beginn, Menge und Ende des Trinkverhaltens. Zusätzlich kommt es zu einer Interessenseinengung, die dazu führt, dass die Betroffenen ihre Interessen, ihre sozialen Kontakte und ihre Verpflichtungen vernachlässigen. Es dreht sich fast alles nur noch um die Beschaffung und den Konsum der Droge Alkohol. Das soziale Umfeld wird oftmals den Bedürfnissen nach Alkohol angepasst. In diesem Stadium wird weitergetrunken trotz der bereits eingetretenen psychosozialen und körperlichen Schäden.

4.2.1 Verlauf der Erkrankung

Präalkoholische Phase

In der *präalkoholischen Phase* kommt es von einem gelegentlichen Genusstrinken zu immer häufigerem Erleichterungs- oder Entlastungstrinken. Trinken wird genutzt, um zu entspannen und starken Emotionen entgegenzuwirken. In dieser Phase beginnt man bereits mehr zu »vertragen« als früher. Der Organismus zeigt bereits Toleranzentwicklung.

Prodromalphase

In der *Prodromalphase* fangen die Betroffenen an, das Thema Alkohol in Gesprächen zu vermeiden. Die Gedanken an Alkohol nehmen einen großen Raum ein. Es kommt zu heimlichem Trinken, und die ersten Gläser oder Flaschen werden gierig getrunken. Zu Hause wird bereits ein Vorrat an Alkoholika gesammelt. Während des Konsums kommt es immer häufiger zu Gedächtnislücken. Häufig haben Betroffene Schuldgefühle nach einem Rausch.

Kritische Phase

Die *kritische Phase* ist gekennzeichnet durch Stimmungsschwankungen und Interessenseinengung. Betroffene ziehen sich zunehmend sozial zurück und leiden unter ständigen Gewissensbissen. Die Selbstachtung und Willensstärke sinkt. Betroffene haben sich in ihrer Person und Affektäußerung verändert. Es sind bereits körperliche Schäden bemerkbar und die

Betroffenen machen erste Abstinenzversuche. Es werden Ausreden für das Konsumverhalten gesucht.

Chronische Phase

Während der *chronischen Phase* sind bereits deutliche körperliche, psychische und soziale Schäden eingetreten. Das Trinkverhalten ist häufig von einem sozialen Abstieg begleitet. Ein morgendliches Trinken zur Vermeidung einer Entzugssymptomatik ist vorhanden, die Rauschzustände halten länger an (teilweise tagelang). Die Betroffenen vertragen nicht mehr viel Alkohol.

4.2.2 Diagnostik

Bei der Anamnese werden typische Fragen gestellt, um herauszufinden, ob eine Suchtproblematik vorliegt. Dazu gehören folgende Fragen:

- Häufigkeit, Menge und Art des Alkoholkonsums?
- Allgemeines Konsumverhalten: z. B. zu welchen Uhrzeiten trinken Sie? Zu welchen Anlässen oder unter welchen Umständen trinken Sie besonders viel? Unter welchen Umständen können Sie abstinent bleiben?
- Gab es bereits Abstinenzversuche oder Entzüge? Und wie sind diese verlaufen?
- Hat sich durch den Alkoholkonsum etwas an Ihrer sozialen und privaten Situation geändert? Zum Beispiel bezogen auf Familien- und Berufsleben oder die finanzielle Situation.

Fremdanamnestisch wird erhoben, wie die Angehörigen oder das Umfeld die Situation einschätzen. Darüber hinaus können unterschiedliche Testverfahren zum Einsatz kommen. Dazu gehören:

- Fragebögen wie der AUDIT-Test (Alcohol Use Disorders Identification Test) oder der MALT (Münchner-Alkoholismus-Test)
- Neuropsychologische Testverfahren, die bereits entstandene Folgeschäden feststellen können, es werden Auffassungsvermögen, Konzentrations- und Merkfähigkeit geprüft

Körperliche Untersuchungen

Behilflich zur Feststellung, inwieweit der Alkoholkonsum schon zu eventuellen körperlichen Veränderungen geführt hat, können beispielsweise folgende Untersuchungen sein: Oberbauchsonografie, Gastroskopie, CT oder MRT.

Laborwerte

Einige charakteristische Blutbildveränderungen – vor allem in ihrer Kombination – sprechen für einen regelmäßigen und schädlichen Konsum. Dazu zählen:

- auffallend hohe Gamma-GT > 28 im Verhältnis zur SGOT und SGPT
- erhöhte CDT-Werte (Carbohydrate-Deficient-Transferrin); spricht bei einer Trinkdauer von über 14 Tagen an

- Erhöhung des MCV > 95 mm[2] (mikrokorpuskuläres Volumen der Erythrozyten); erhöhte Werte erst nach längerem erhöhtem Alkoholkonsum von über sechs Wochen
- Erhöhung des HDL-Cholesterins und des Apolipoproteins
- Erhöhung des Harnsäurespiegels
- Thrombozytendepression
- Hyperlipidämie mit bevorzugter Erhöhung der Triglyceride

Differenzialdiagnostik

Suchterkrankungen haben eine große Komorbidität mit anderen psychischen Erkrankungen. Eine besonders hohe Komorbidität liegt in Bezug auf affektive Erkrankungen (Depression, Manie, bipolare Störungen), Angsterkrankungen oder Persönlichkeitsstörungen vor.

Dies ist von Bedeutung für die weitere Behandlung und Therapie. Sollten zusätzlich andere psychische Erkrankungen bestehen – was zumeist der Fall ist – müssen diese ebenfalls behandelt werden, um den gewünschten Erfolg in der Suchtbehandlung zu gewährleisten. Von weiterer Bedeutung ist die Frage, ob es neben dem Gebrauch von Alkohol noch zum Konsum anderer Drogen kommt oder zusätzliche Intoxikationen vorliegen (*Polytoxikomanie*).

4.3 Haltung gegenüber den Betroffenen

Der Mensch, der mit einem alkohol- oder von anderen Substanzen abhängigen Menschen professionell arbeiten möchte, muss sich zunächst darüber im Klaren sein, dass er einem kranken und nicht einem charakterschwachen oder willenlosen Menschen gegenübertritt. Oftmals wird suchterkrankten Menschen eine Haltung entgegengebracht, die geprägt ist von Vorwürfen, Anschuldigungen und veraltetem Denken: »Das war das letzte Mal so und wird auch diesmal wieder so sein. Spätestens nach drei Tagen wird er wieder zur Flasche greifen!« Die Situation des suchterkrankten oder vielleicht sogar gerade rückfällig gewordenen Menschen ist weit weniger abgeklärt. Er schämt sich, fühlt sich schlecht, glaubt vielleicht, er sei ein Versager und leidet unter seiner Sucht. Sucht ist niemals ein Vergnügen – sie wird stets begleitet von quälender Getriebenheit, Unfreiwilligkeit und dem Zwang zum Konsum. Insofern passt es nicht, wenn »Helfende« den Betroffenen mit Vorwurfshaltung begegnen. In der Regel machen sich die Betroffenen selbst genug Vorwürfe.

Wie auch bei anderen psychischen Erkrankungen ist es hier besonders wichtig, den Betroffenen Hoffnung zu vermitteln und ihnen Mut zu machen, dass es immer die Chance gibt, an diesem Zustand etwas zu ändern, gleichgültig wie viele Rückfälle bereits erlebt wurden. Die psychiatrisch Pflegenden benötigen dazu ein hohes Maß an Selbstreflexion, welches es ihnen ermöglicht, Rückschläge der Behandlung zu akzeptieren, ohne selbst ungeduldig zu werden. Gerade wenn man in einer engen Beziehung zu den Betroffenen steht, kann es schnell passieren, dass eventuelle Rückfälle nicht professionell »Es ist schade, aber Rückfälle sind nun mal oft Teil der Therapie.«, sondern persönlich »Und dabei habe ich mich so bemüht!« bewertet werden.

Frustrationstoleranz

Die eigene Frustrationstoleranz wird in der Begleitung von suchterkrankten Menschen manchmal auf die Probe gestellt. Den Betroffenen geht es da ähnlich. Für beide Partner*innen ist es daher wichtig, gemeinsam und regelmäßig die einmal gesteckten Ziele zu hinterfragen und auf ihre Gültigkeit zu überprüfen, um falsche oder zu hoch gesteckte Ziele identifizieren und anpassen zu können. Diese Zielvereinbarungen sollten für alle Beteiligten, das multiprofessionelle Team und die An- und Zugehörigen, transparent und nachvollziehbar sein, um die Betroffenen in Momenten des Zweifels damit konfrontieren und in die Verantwortung ziehen zu können. Dadurch können Tendenzen eines inneren Ausweichens, der Verharmlosung oder Bagatellisierung vermieden werden.

Um eine respektvolle Haltung einnehmen zu können, kann es vorteilhaft sein, eigenes Suchtverhalten zu reflektieren: Wo habe oder hatte eventuell auch ich süchtige Anteile? Halte ich mich beispielsweise als starker Raucher für einen »besseren« Süchtigen als einen Alkoholkranken?

Die Pflegefachperson übt den günstigsten Einfluss auf den erkrankten Mensch aus, wenn es ihr gelingt, eine empathische, vorurteilsfreie Haltung einzunehmen, die das Leid hinter der Sucht erkennt und die Betroffenen dabei begleitet, sich mit ihrer Erkrankung auseinanderzusetzen. Gleichzeitig sollte sie den Betroffenen die Eigenverantwortung für ihr Handeln nicht abnehmen, indem sie sich beispielsweise auf Vorwände einlässt: »Ich habe gestern Abend im Ausgang nur so viel getrunken, weil mich die Chefarztvisite am Vormittag so wütend gemacht hat!« (*coabhängiges Verhalten*).

Trinkertypen nach Jellinek (1960)

Der *Alpha-Typ* wird auch als *Erleichterungstrinker* bezeichnet. Es liegt eine psychische Abhängigkeit mit phaseweisem Alkoholkonsum ohne Kontrollverlust vor. Der Alpha-Typ trinkt, um sich von Sorgen, Nöten oder Problemen Entlastung zu verschaffen. Phasen der Abstinenz sind noch möglich.

Der *Beta-Typ* wird auch als *Gelegenheitstrinker* bezeichnet. Dieser wird charakterisiert durch unregelmäßigen, übermäßigen Alkoholkonsum ohne Kontrollverlust. Er trinkt eher anlassgebunden, aber teils massiv – beispielsweise im Rahmen von Festlichkeiten. Abstinenz ist auch hier noch möglich.

Der *Gamma-Typ* wird auch als *süchtiger Trinker* deklariert. Hier hat bereits eine Toleranzsteigerung eingesetzt. Es kommt zu Alkoholkonsum mit Kontrollverlust. Bei Weglassversuchen der Droge kommt es zu

Entzugssymptomen. Abstinenz ist hier ohne Fremdhilfe nicht mehr möglich.

Der *Delta-Typ* wird auch *Gewohnheitstrinker/Spiegeltrinker* genannt. Dieser spezifische Typ ist gekennzeichnet durch regelmäßigen Alkoholkonsum ohne Kontrollverlust und oftmals sogar ohne Rausch. Jedoch muss immer ein gewisser Blutalkoholspiegel aufrechterhalten werden, um sich wohl fühlen und sich sozial angepasst verhalten zu können. Abstinenz ist nicht möglich.

Der *Epsilon-Typ* wird auch als *episodischer Trinker/Quartalssäufer* bezeichnet. Es kommt zu phasenweisem exzessivem Alkoholkonsum mit Kontrollverlust und ausgeprägtem Rauschzustand. Danach können längere Phasen der Abstinenz folgen.

Der Übergang zwischen den verschiedenen Trinkertypen kann auch fließend sein.

4.3.1 Während des Entzugs

Entzugsbehandlungen können nach Abklärung der individuellen Risiken ambulant mit medizinischer und pflegerischer Begleitung durchgeführt werden. Bei bestimmten Risikokonstellationen, z. B. in der Vorgeschichte bestehende Krampfanfälle, sollte die Behandlung in einem stationären Setting stattfinden. In den meisten Kliniken werden die Betroffenen anhand eines Behandlungsschemas therapiert oder mithilfe eines Scorebogens eingeschätzt und dementsprechend behandelt. Es werden hierfür die Vitalzeichen Blutdruck, Puls, Elektrolyte und Temperatur engmaschig kontrolliert und das Kontaktverhalten beobachtet. Weiter wird der Grad der Unruhe und des Schwitzens beobachtet. Auch wird überprüft, ob jemand halluziniert oder Wahninhalte zeigt. Je nach Score erfolgt dann die Medikamentengabe. Wichtig während der gesamten Zeit ist, dass Betroffene ausreichend trinken oder mittels Infusion ausreichend Flüssigkeit erhalten. Bei sehr schweren Entzügen kann eine intensivmedizinische Überwachung angebracht sein.

4.3.1.1 Behandlungsphasen

Kontakt- und Motivationsphase

Die *Kontakt- und Motivationsphase* beinhaltet das Erkennen und Wahrnehmen der Abhängigkeit. In dieser Phase werden körperliche und psychologische Untersuchungen durchgeführt und die Betroffenen werden motiviert, an der Behandlung teilzunehmen. Es bereitet den Betroffenen oftmals Schwierigkeiten, die Erkrankung als solche anzuerkennen, sie bagatellisieren ihr Trinkverhalten. Häufig kommen alkoholabhängige Patient*innen zunächst fremd motiviert zur Therapie. Oberstes Ziel der Behandlung ist es eine Behandlungsmotivation aufzubauen.

Entgiftungsphase

In der *Entgiftungsphase* durchleben die Betroffenen den körperlichen Entzug. Dieser dauert ein bis zwei Wochen. Er wird überwiegend stationär in Psychiatrien oder internistischen Stationen durchgeführt. Dies ist belastend für Körper und Seele und benötigt eine kontinuierliche Betreuung, um eventuellen körperlichen Gefährdungen entgegenzuwirken.

Es besteht auch die Möglichkeit des ambulanten Entzugs. Von Betroffenen erfordert dieser ein hohes Maß an Konsequenz. Es gibt einige Kriterien, die vorab geklärt werden sollten. So muss vorher beispielsweise beurteilt werden, ob der Allgemeinzustand ausreichend stabil ist, dass bei vorherigen Abstinenzversuchen keine schweren Entzugssymptome vorhanden waren, bislang noch kein Krampfanfall vorkam und keine akute Suizidalität besteht. Durch die möglichen gesundheitlichen Risiken ist der ambulante Entzug eher umstritten. Die Betroffenen gehen täglich zu einem fachkundigen Arzt oder Ärztin, um sich untersuchen zu lassen und bei Bedarf Medikamente zu erhalten. Eine Betreuung während dieser Zeit muss gewährleistet werden.

Entwöhnungsphase

Die *Entwöhnungsphase* findet überwiegend in einer Langzeittherapie statt, die bis zu vier Monate dauert. Sie beinhaltet die Auseinandersetzung mit der Erkrankung und der Behandlung der psychischen Abhängigkeit.

Nachsorge- und Rehabilitationsphase

Die *Nachsorge- und Rehabilitationsphase* dauert mehrere Jahre und beinhaltet die Betreuung durch Psychotherapeut*innen, Ärzt*innen, Psychiater*innen und den Besuch einer Suchtberatungsstelle. Als Ziel hat diese Phase die Wiedereingliederung ins gesellschaftliche Leben. Als sehr effektiv haben sich dabei auch Selbsthilfegruppen erwiesen.

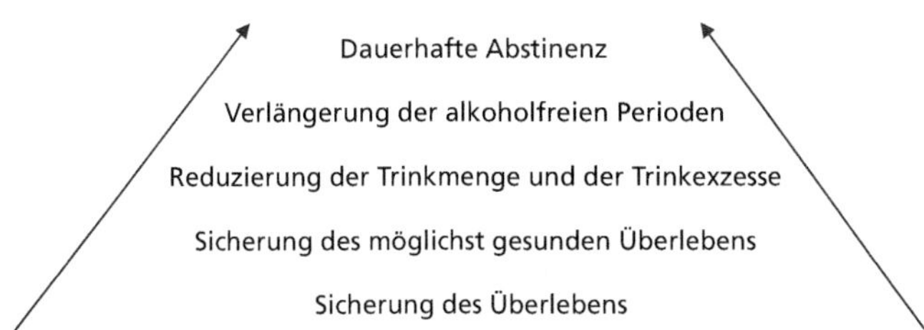

Abb. 4.1: Zielhierarchie für die Behandlung von Alkoholmissbrauch und Alkoholabhängigkeit

4.3.1.2 Kontrolliertes Trinken

Es besteht neben der Einhaltung zur absoluten Abstinenz die Möglichkeit des kontrollierten Trinkens (Körkel 2013, Fischer 2013). Sie wird von speziell ausgebildetem Personal angewandt. Neben der Reduzierung des Alkoholkonsums werden die Betroffenen in der Auseinandersetzung mit ihrer Erkrankung unterstützt. Diese Methode wird häufig in der Obdachlosenhilfe und im komplementären Setting angewandt. Das kontrollierte Trinken ist recht umstritten, da nur sehr wenige Betroffene es schaffen, kontrolliert zu trinken. Da der Kontrollverlust beim Konsumieren ein Zeichen der Sucht ist und die Betroffenen ein Suchtgedächtnis entwickelt haben, hat diese Methode ein erhöhtes Risiko, in die »alten Verhaltensmuster« zu entgleiten. Doch jede Maßnahme ist besser als gar keine Maßnahme. Die Vorteile des kontrollierten Trinkens bestehen in der größeren Erreichbarkeit der Zielgruppe und dadurch der Förderung von Kontakten mit den Behandelnden. Die Betroffenen haben durch den Kontakt schnelleren Zugang zu Hilfesystemen, Informationsmaterialien und Selbsthilfeangeboten. Die Betroffenen können ihre Autonomie größtmöglich bewahren und die Ambivalenz, die Situation zu verändern, scheint geringer zu sein.

4.3.1.3 Medikamentöse Behandlung

Ein spezifisches Medikament gegen Alkoholabhängigkeit existiert derzeit leider nicht. Die Therapie erfolgt symptomgebunden. Während des Entzugs können je nach Bedarf Medikamente gegen Unruhe, Hypertonie und Tachykardie, Schlafstörung, Übelkeit, Delir-Symptomatik und zur Krampfprophylaxe eingesetzt werden.

- Clomethiazol (z.B. Distraneurin) ist ein Medikament, das zur Behandlung eines lebensbedrohlichen Delirs eingesetzt wird. Es senkt den Blutdruck und den Puls. Es wirkt sowohl gegen Delir-bedingte Halluzinationen als auch antikonvulsiv (Krampf-prophylaktisch). Weiter wirkt das Medikament gegen Unruhe durch seinen sedierenden Effekt. Als am meisten gefürchtete Nebenwirkung kann es zu Kreislauf- und Atemdepression kommen. Bei Betroffenen, die eine größere Menge Clomethiazol benötigen, wird die weitere Behandlung vorzugsweise auf einer Intensivstation durchgeführt. Das Medikament selbst hat ein erhöhtes Abhängigkeitspotenzial und muss deswegen langsam ausgeschlichen werden.
- Als alternative medikamentöse Behandlung können Benzodiazepine (z.B. Diazepam) eingesetzt werden. Zu berücksichtigen ist, dass diese ebenfalls ein Suchtpotenzial haben und schrittweise reduziert werden müssen. Zudem können niederpotente Neuroleptika wie Atosil zur Reduzierung der inneren Unruhe herangezogen werden.
- Carbamazepin (z.B. Tegretal) wird zur Behandlung von Epilepsie, zur Phasenprophylaxe bei bipolaren Störungen und zur Krampfprophylaxe verwendet. Es hemmt die Erregungsweiterleitung im Gehirn. Die Nebenwirkungen von Carbamazepin sind Müdigkeit, Schwindel, Ataxie, verschwommenes Sehen, Doppelbilder, EKG-Veränderungen, Bradykardie und Hautexantheme.
- Anti-Craving-Substanzen (z.B. Campral und Antabus) sollen das Verlangen nach Alkohol lindern. Da alkoholerkrankte Menschen eine erhöhte Überreizbarkeit der Nervenzellen auf Glutamat haben und dies den Suchtdruck fördert, setzt das Medikament genau dort an. Es soll die Betroffenen unterstützen abstinent zu bleiben. Leider wirkt das Medikament nicht bei jedem Menschen. Die möglichen Nebenwirkungen umfassen Durchfall, Blähungen, Übelkeit und Erbrechen, Juckreiz und Hautausschlag. Eine gleichzeitige Einnahme von Antabus und Alkohol kann tödlich wirken. Es darf aufgrund der häufig starken Nebenwirkungen nur mit eingegrenzter Indikation und nur für einen bestimmten

Zeitraum angewandt werden. Diese Medikamente können nur begleitend mit anderen Therapien eingesetzt werden.

- Hochpotente Neuroleptika (z. B. Haldol) können bei entzugsbedingten Halluzinationen und starken Erregungszuständen zum Einsatz kommen.
- Zur Behandlung der entzugsbedingten Hypertonie kann zum Beispiel Clonidin (Catapresan) eingesetzt werden. Es führt zu einer Verringerung der Herzfrequenz und zu einer Blutdrucksenkung. Es hat einen leicht sedierenden und schmerzlindernden Effekt. Als Nebenwirkung sind unter anderem Mundtrockenheit, Benommenheit, Müdigkeit, Verstopfung und depressive Stimmung bekannt.
- Antidepressiva werden auch bei der Behandlung von Menschen mit Suchterkrankung eingesetzt. Viele alkoholabhängige Betroffene leiden unter einer Depression und umgekehrt greifen auch einige an Depression erkrankte Menschen als Selbsthilfe zum Alkohol. Somit ist die gleichzeitige Behandlung oft sinnvoll.
- Disulfiram ein Wirkstoff der langfristig zu einer Alkoholintoleranz führt kann als Rückfallprophylaxe eingesetzt werden.

4.3.2 Rückfallprophylaxe als Aufgabe der professionell Pflegenden

Im Kontakt mit den Betroffenen und ihren Angehörigen sind Beratungs- und Informationsgespräche über Erkrankung, Verlauf und Therapiemöglichkeiten von Bedeutung. Ein weiteres Augenmerk gilt der Rückfallprophylaxe. Dabei sollten Risikosituationen, die zu einem Rückfall führen können, thematisiert werden. Ziel ist es, das eigene Erkennen von Risikosituationen zu fördern und ein entsprechendes Risikomanagement aufzubauen. Alternative Bewältigungsmöglichkeiten werden besprochen und eingeübt. Weiter kann im »Ablehnungstraining« geübt werden, wie mit Angeboten von Alkoholika in verschiedenen Situationen umgegangen werden kann. In Form von Expositionstraining können sich die Betroffenen mit Alkoholika, Trinksituationen, Orten und Gesellschaften, die mit dem vorherigen Alkoholkonsum verbunden waren, konfrontieren. Die Betroffenen werden dabei anfangs von einer Pflegefachperson oder einem anderen professionellen Helfenden begleitet.

Am Fallbeispiel

Bei Herrn Schramm können die Informationen über seine Erkrankung und die Herstellung des Zusammenhangs mit der Entwicklung seiner Symptome vorrangige Ziele sein. Dazu gehört auch sein Konfliktverhalten zu analysieren, die Situationen, in denen er mehr trinkt, zu identifizieren, die familiäre Situation näher zu betrachten und gemeinsam nach Lösungen zu suchen. Der Rahmen und das Milieu müssen so gestaltet werden, dass Herr Schramm diesen Anforderungen nicht aus dem Weg gehen kann und dass ihm deutlich wird, dass er zwar unterstützt werden kann, jedoch die Lösungen selbst in die Hand nehmen muss. Gleichzeitig wird ihm vermittelt, dass er sich jederzeit im Team und vor allem bei der Bezugsperson Hilfe holen kann.

4.3.2.1 Umgang mit Rückfällen

Rückfälle

Es ist nicht immer einfach mit Menschen mit einer Suchterkrankung zu arbeiten. Wiederholte stationäre Aufenthalte können dazu führen, dass ein Team selbst resigniert und die Hoffnung verliert. So sind Sprüche wie »in zwei Tagen ist er wieder da« leider keine Seltenheit. Diese Grundannahme hat als Auswirkung, dass die Betroffenen bei einem erneuten Versuch zu entziehen und abstinent zu werden, auf abgestumpftes Personal treffen. Äußerungen der Motivation und Hoffnung seitens des Betroffenen, dass das Leben sich nun ändern kann, werden lediglich müde abgenickt. Dies erhöht den Druck auf die einzelne Person und reduziert ihr Selbstwertgefühl.

Dabei gehören Rückfälle zum Erkrankungsbild dazu. Der Weg aus der Sucht ist langwierig und schwierig. Im Gehirn haben sich während des erhöhten Alkoholkonsums neuronale Veränderungen gebildet. So sind bestimmte Reize und Situationen gekoppelt mit dem Verlangen, Alkohol zu trinken. Jahrelang mit einer Suchterkrankung zu leben, verändert sich nicht von heute auf morgen. Rückfälle bieten die Chance, an dem Punkt, an dem es wieder »gekippt« ist, zu arbeiten.

Gab es zum Beispiel nach der Entlassung noch Alkoholika in der Wohnung? Oder gab es gleich zu Beginn Stresssituationen, in denen die Bewältigungsstrategien noch nicht ausreichend eingeübt waren? Welche Situationen sind es, die eine Abstinenz schwierig machen?

Für manche Menschen ist es bereits ein Erfolg, eine abstinente Phase zu erleben. So muss man sich als Team immer wieder die Frage stellen, was ist das Ziel des Betroffenen und was ist unser Ziel? Je länger ein Mensch abstinent bleibt, desto geringer ist die Rückfallrate. Die Gefahr, rückfällig zu werden, ist in der Anfangszeit am größten. Jedoch auch nach jahrelanger Abstinenz kann es wieder zu Rückfällen kommen. Trockene Alkoholiker*innen sind zeitlebens Alkoholiker*innen, da das Gehirn ein Suchtgedächtnis entwickelt hat. Das Suchtgedächtnis entsteht durch jahrelangen Alkoholkonsum. Es ist eine Fehlsteuerung des »Belohnungssystems« des Gehirns – dem Dopaminhaushalt. Dopamin führt zu mehr Wohlbefinden. So schüttet der Körper vermehrt Dopamin aus, sobald Alkohol konsumiert wird. Irgendwann wehren sich die Nervenzellen gegen das zu große Dopaminvorkommen. So führt das vermehrte Alkoholtrinken nicht mehr zu euphorisierender Wirkung. Nun empfindet das Gehirn ein »Belohnungsdefizit« und fördert das Verlangen nach Alkohol. Durch die vermehrte Dopaminausschüttung kann das Andocken von Glutamat verhindert werden. Glutamat ist ein wichtiger erregender Neurotransmitter im zentralen Nervensystem. Wenn nun der Alkohol, der das Dopaminsystem anregt, weggelassen wird, dockt das Glutamat wieder an den Rezeptoren an. Dies führt zur Gereiztheit und Unruhe, was die Betroffenen folglich häufiger wieder zum Alkohol führt. Heute kann anhand bildgebender Verfahren gezeigt werden, dass eine erhöhte Aktivität des Belohnungssystems auf drogeninduzierte Reize besteht und mit Rückfällen korreliert (Wrase 2009), allerdings kann das durch Behandlung verändert werden.

4.3.3 Komplikationen der Behandlung

4.3.3.1 Alkoholentzugssyndrom

Das Alkoholentzugssyndrom entwickelt sich in unterschiedlichen Intensitätsgraden bei Weglassen des Alkohols. Der Alkoholentzug sollte immer stationär durchgeführt werden, um die vitale Gefährdung zu reduzieren bzw. frühzeitig zu bemerken und darauf reagieren zu können. Der Entzug vom Giftstoff Alkohol erfolgt auf mehreren *Symptomebenen:*

Symptomebenen

- Internistische Ebene
  Appetitstörung, Magenbeschwerden, Übelkeit, Erbrechen, Diarrhoe, Herz- Kreislaufbeschwerden, Tachykardie, Blutdruckschwankungen
- Vegetative Ebene
  Vermehrte Schweißbildung, Juckreiz, Schlafstörung
- Neurologische Ebene
  Tremor, körperliche Missempfindungen, epileptische Anfälle, Konzentrationsstörungen, Artikulationsstörung
- Psychische Ebene
  Angst, Reizbarkeit, Depression, Gedächtnisstörung, Halluzination, Störung des Bewusstseins und der Orientierung

Bedeutung für die Pflege

Eine der Aufgaben der Pflegenden während eines Entzugs ist die engmaschige Beobachtung und Vitalzeichenkontrolle, um auf gefährdende Situationen aufmerksam zu werden und reagieren zu können. Oftmals haben die Betroffenen während dieser Zeit keinen Ausgang und müssen unter Beobachtung auf der Station verbleiben. Das oberste Ziel ist hier, das Überleben des Menschen zu sichern. Je nach Ausprägung der Entzugssymptomatik benötigen die Betroffenen Unterstützung bei der Nahrungsaufnahme und der Körperpflege. In der Zeit während des Entzugs sind die Betroffenen in einer Ausnahmesituation und benötigen unterstützende und beruhigende Zuwendung. Im Verlauf ist auf die Gefahr der Suchtverlagerung zu achten. Sollten derartige Tendenzen wie das häufige Zurückgreifen auf Bedarfsmedikation beobachtet werden, so ist es Aufgabe der Pflegefachperson, dies mit den Betroffenen zu besprechen und sie dafür zu sensibilisieren.

4.3.3.2 Delirium Tremens

Das Delirium Tremens ist die schwerste Form des Alkoholentzugssyndroms. Es ist stets als lebensbedrohlich zu betrachten. Die Symptome sind im Vergleich zum Alkoholentzugssyndrom deutlich stärker ausgeprägt:

Symptome

- Bewusstseinsstörung/Verwirrtheit
- Desorientierung
- Erregung/psychomotorische Unruhe
- Illusionäre Verkennung und wahnhafte Befürchtungen
- Halluzinationen (vorwiegend optische von kleinen, sich bewegenden Gegenständen z. B. weißen Mäusen)
- Suggestibilität (das Einreden von Dingen ist möglich)
- Affektive Störungen
- Beeinträchtigung des Kurzzeitgedächtnisses

Die vegetativen wie auch körperlichen Symptome sind ähnlich der allgemeinen Entzugssymptomatik, allerdings deutlich schwerwiegender. Durch das vermehrte Schwitzen und die plötzliche Reduktion der gewohnten Menge an Flüssigkeitszufuhr kann es zur Exsikkose kommen, die ihrerseits zu gefährlichen Elektrolytstörungen führen kann. Im Vollbild kann es zur Kreislaufinsuffizienz, epileptischen Anfällen und Koma kommen. Als Restsymptom kann die *Alkoholhalluzinose* bestehen bleiben.

4.3.3.3 Wernicke-Encephalopathie

Nach Weglassen des Alkohols kann es durch den Thiaminmangel (Vitamin B1-Mangel) zu Veränderungen in den Ganglienzellen kommen. Die daraus entstehende Erkrankung nennt man Wernicke-Encephalopathie. Prophylaktisch werden die Betroffenen während eines Alkoholentzugs mit Vitamin B substituiert. Die Wernicke-Encephalopathie ist gekennzeichnet durch:

Symptome

- Gang- und Standunsicherheit
- Augenmuskellähmungen
- Prädilirante Symptome
- Teilnahmslosigkeit, Bewusstseinsstörung und Koma
- Störungen der Merk- und Konzentrationsfähigkeit

Sie betrifft ca. 5 % der alkoholabhängigen Menschen und hält ungefähr vier Tage an. Die Erkrankung kann potenziell lebensbedrohlich sein und ca. 50 % der Betroffenen entwickeln im Anschluss ein hirnorganisches Psychosyndrom.

4.3.3.4 Alkoholisches Korsakow-Syndrom

Das Korsakow-Syndrom kann verschiedene Ursachen haben wie Kopfverletzungen oder Infektionen. Das alkoholische Korsakow-Syndrom entsteht allein oder im Verlauf einer Wernicke-Encephalopathie. Durch den Thiaminmangel (Vitamin B1-Mangel) kommt es zur Zerstörung verschiedener Hirnareale.

Symptome

Die Hauptmerkmale der Erkrankung sind die Einschränkung der Merkfähigkeit und des Gedächtnisses. Dies betrifft vor allem die Fähigkeit, sich neue Inhalte zu merken. Die Betroffenen leiden unter zeitlicher, örtlicher und situativer Desorientiertheit und sind zur eigenen Person mangelhaft orientiert. Weiter bestehen eine schnelle Ermüdbarkeit und Gefühlsschwankungen und teilweise Wahnvorstellungen. Das Korsakow-Syndrom bildet sich nicht mehr zurück.

Allgemeine körperliche und psychische Folgeschäden

Körperliche Folgeschäden bei bereits chronischem Alkoholmissbrauch sind sehr vielfältig und können alle Organe betreffen. Die Folgen können beispielsweise eine chronische Schädigung der Leber umfassen, wie Hepatitis und Leberzirrhose. Weiter kann es zu Erkrankungen der Bauchspeicheldrüse (Pankreatitis) und des Magens (chronische Gastritis) kommen. Erkrankungen der Lunge, des Herz-Kreislaufsystems, des blutbildenden Systems, des Immunsystems und des zentralen Nervensystems können ebenso Folge sein. Weiterhin kann es zur Ausbildung von Polyneuropathien kommen.

Menschen mit Suchterkrankungen ernähren sich oftmals mangelhaft. Dies und der hohe Alkoholkonsum führen zu Störungen des Stoffwechsels, sowie des Mineral- und des Vitaminhaushalts. Dies kann lebensbedrohliche Folgen haben.

4.3.3.5 Chronisch mehrfach beeinträchtigte Abhängigkeitskranke (CMA)

Diese Personengruppe ist gekennzeichnet durch die zahlreichen und umfassenden Folgeprobleme durch den langjährigen Gebrauch des Suchtmittels. Im Vordergrund steht die fehlende oder erheblich eingeschränkte Fähigkeit zur Abstinenz. Betroffene wie professionell Helfende entwickeln dadurch häufig eine Perspektivlosigkeit.

CMA-Patient*innen sind durch ihre vielfachen Beeinträchtigungen in ihrer Planung und in ihrem Handeln stark eingeschränkt. Sie stehen ohne Kontrolle überwiegend unter Alkoholeinfluss, weswegen sie dann häufig nicht in der Lage sind, Verantwortung für sich zu übernehmen. CMA-Patient*innen stehen dann, wenn sie (mehr oder wenig freiwillig) abstinent sind, häufig unter einem so enormen Suchtdruck, so dass sie öfter ihre guten Vorsätze und Perspektiven dem Trinkbedürfnis unterordnen und dadurch ist eine »freie« Entscheidung sehr kritisch zu betrachten.

Der Umfang der Probleme zeigt auf, dass sich die Lebenssituation einzelner Betroffenen in sehr verschiedenen Umfeldern vollzieht. Von daher gibt es viele *Schnittstellen* in den *unterschiedlichen Hilfesystemen* bei der Versorgung chronisch mehrfach beeinträchtigter abhängigkeitserkrankter Menschen – beispielsweise die Wohnungslosenhilfe, die Suchtkrankenhilfe und das psychosoziale Versorgungssystem. Vor diesem Hintergrund ist es erforderlich, verbindliche Absprachen über die Hilfsmöglichkeiten zwischen den Einrichtungen zu treffen und sich der Begrenztheit von Motivation bewusst zu sein und gemeinsam nach gangbaren Wegen zu suchen.

4.4 Selbsthilfegruppen und Umfeld

Selbsthilfegruppen stellen einen wichtigen Baustein in der Behandlung von Menschen mit einer Suchterkrankung dar. Menschen, die regelmäßig eine Selbsthilfegruppe besuchen, haben deutlich erhöhte Chancen abstinent zu bleiben. Sie ist keine Psychotherapiegruppe und hat auch keine therapeutische Richtung, jedoch eine große therapeutische und begleitende Wirkung.

Alle Teilnehmenden sind gleichberechtigt. Sie tragen gemeinsam dazu bei, im Sinne vom Empowerment zu »Expert*innen in eigener Sache« zu werden. In Selbsthilfegruppen treffen sich Menschen, die sich mit einem ähnlichen oder gleichen Thema beschäftigen und sich darüber austauschen. Es entsteht ein Gemeinschaftsgefühl und ein Gefühl, dass man mit seinem Schicksal nicht alleine ist. In den Gruppen wird sich über die Erfahrung mit der Suchterkrankung ausgetauscht.

Die Teilnehmenden begegnen sich auf Augenhöhe. Die Leitung der Selbsthilfegruppe unterstützt den Prozess des Gruppenaustauschs und sollte auch selbst betroffen sein. Der Austausch bewirkt zudem, dass man sich dem Thema der Sucht weiterhin bewusst bleibt und gegenseitig motivieren kann, auch in Zukunft abstinent zu bleiben, indem Schwierigkeiten im Alltag besprochen werden können, die als Rückfallrisiko empfunden werden. In diesen Gruppen finden die Menschen große Unterstützungsmöglichkeiten.

Es existieren verschiedene Selbsthilfegruppen, die sich teilweise in ihren Ansätzen unterscheiden. Die bekanntesten Selbsthilfegruppen für Alkoholabhängige Menschen sind wohl die Anonymen Alkoholiker (AA), das Blaue Kreuz, der Kreuzbund und die Guttempler-Orden, immer häufiger entstehen auch Selbsthilfegruppen durch unterschiedliche Initiativen.

Am Fallbeispiel

Mit Herrn Schramm wird zu gegebener Zeit Kontakt zu einer Selbsthilfegruppe aufgenommen und wenn es für ihn unterstützend ist, begleitet ihn die Bezugsperson die ersten Male.

4.4.1 Co-Abhängigkeitssyndrom

Suchterkrankungen haben auch immer Auswirkungen auf das Umfeld des Betroffenen. Das Umfeld wird in das Suchtgeschehen mit einbezogen, wodurch ein co-abhängiges Verhalten im Lebensumfeld entstehen kann. Die Personen, die ein co-abhängiges Verhalten entwickeln können, sind nicht nur nähere Angehörige oder der Freundeskreis. Das Verhalten kann auch bei professionellen Helfenden entstehen. Durch den Wunsch, die Betroffenen zu unterstützen, kann es passieren, dass dem Betroffenen zu viel Verantwortung abgenommen wird.

Weitere Gründe für das Verhalten sind Scham, Ekel, Ärger und Hilflosigkeitsgefühle. Ein typisches Beispiel ist der Anruf auf der Arbeitsstelle, um die Betroffenen zu entschuldigen.

Am Fallbeispiel

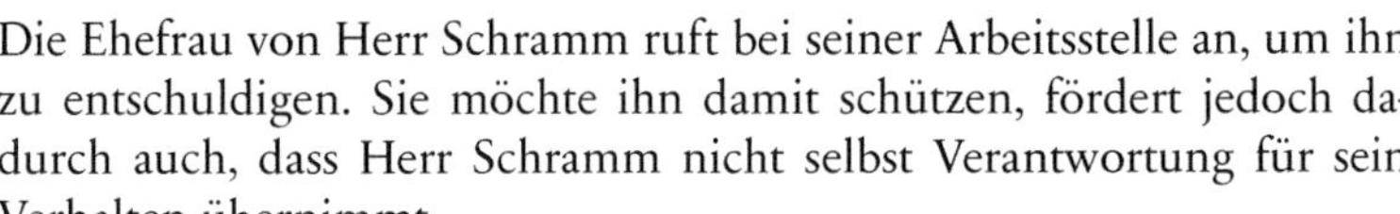

Die Ehefrau von Herr Schramm ruft bei seiner Arbeitsstelle an, um ihn zu entschuldigen. Sie möchte ihn damit schützen, fördert jedoch dadurch auch, dass Herr Schramm nicht selbst Verantwortung für sein Verhalten übernimmt.

Co-abhängiges Verhalten kann in drei Phasen unterteilt werden (vgl. Thiel/Jensen/Traxler 2006):

Erste Phase

In der *ersten Phase* zeigen die engen Bezugspersonen Verständnis für die Betroffenen und ihr Trinkverhalten. Das Umfeld versucht, die Betroffenen zur Abstinenz oder Reduzierung zu ermuntern und gibt ihnen Ratschläge. Es wird viel Mitgefühl und Nachsicht für die Situation empfunden. Das Umfeld selbst versucht, der Realität nicht ins Auge zu sehen.

Zweite Phase

In der *zweiten Phase* begibt sich das Umfeld auf die Problemsuche, um eine Erklärung für das Verhalten zu finden. Sie versuchen die Problematik vor anderen zu verbergen oder zu vertuschen. Es kommt bereits zur Übernahme von Verantwortung und Tätigkeiten, wie z. B. die Übernahme von Haushaltsaufgaben. Das Umfeld empfindet Mitleid mit den Betroffenen.

Dritte Phase

In der *dritten Phase* versucht das Umfeld, das Trinkverhalten und die Betroffenen zu beobachten, zu überwachen und zu kontrollieren. Es kann zu Wutausbrüchen und Gefühlen der Verachtung gegenüber den Betroffenen und der Situation kommen. Die Betroffenen und teilweise auch das Umfeld werden ausgegrenzt und isoliert. So werden zum Beispiel Familienausflüge lieber ohne die Betroffenen geplant. Gegen Ende kommt es häufig dazu, dass sich das Umfeld von den Erkrankten abwendet.

Co-abhängiges Verhalten hat eine ähnlich Dynamik wie die Suchterkrankung selbst. Sie kann durch offene, heimliche Unterstützung entstehen oder durch inkonsequente Verhaltensweisen. Es werden Versprechungen gemacht, Enttäuschungen durchlebt, Kritik geäußert und wieder Versprechungen gemacht. Ein ähnlicher Kreislauf wird auch von Suchtkranken durchlebt.

Die Betroffenen und die »Co-Abhängigen« beeinflussen sich so gegenseitig. Es ist schwer, aus diesem Kreislauf auszubrechen oder diesen für sich selbst zu erkennen. Aus diesem Grund gibt es neben den Selbsthilfegruppen für Betroffene auch Selbsthilfegruppen für betroffene co-abhängige Menschen. Co-Abhängigkeit begünstigt zwar das Weiterbestehen der Suchterkrankung, ist jedoch auf keinen Fall schuld an der Erkrankung selbst.

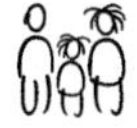

Am Fallbeispiel

Im Laufe der Behandlung sollte mit Herrn Schramm und seiner Frau die Frage der Unterstützung und der bisherigen Verhaltensweisen, was den Umgang mit Alkohol betrifft, erörtert und ohne Schuldzuweisung nach Erklärungen und Lösungen gesucht werden.

Ein unterstützendes und konstantes Umfeld wirkt sich wie auch bei anderen Erkrankungen positiv auf die Genesung aus.

4.4.2 Kinder abhängiger Eltern

Es gibt mindestens eine halbe Millionen Kinder in Deutschland mit psychisch erkrankten Eltern. Das Thema »Kinder als pflegende Angehörige« wird häufig von Fachkreisen nur am Rande wahrgenommen und bearbeitet. Erst seit den 2000er Jahren findet das Thema zunehmende Aufmerksamkeit (Metzing 2007).

Kinder werden häufiger ignoriert, übersehen, vergessen oder mit ihren Problemen allein gelassen. Erst wenn es zu Verhaltensauffälligkeiten seitens der Kinder kommt, treten Hilfen in Kraft. Diejenigen, die noch »gesund« sind, müssen sich selbst Unterstützung suchen. Dabei brauchen sie jemanden, der die Situation erkennt und Unterstützungsmöglichkeiten für die betroffenen Kinder sucht, bevor sie Gefahr laufen, selbst psychische Probleme zu entwickeln.

Kinder, die in suchtbelasteten Familien aufwachsen, erfahren in vielen Fällen nicht die erforderliche kontinuierliche Aufmerksamkeit und Fürsorge. Sie leiden proportional mehr unter familiärem Missbrauch und Vernachlässigung. Die Kinder sind starken ambivalenten Gefühlen ausgesetzt und oftmals damit allein gelassen. Sie haben ein großes Bedürfnis nach Normalität und versuchen gegenüber der Außenwelt den Anschein zu wahren, alles sei in Ordnung.

Häufig werden diese Kinder als frühreif, ernsthaft, schweigsam oder auch als problematisch wahrgenommen. Die Kinder neigen entweder zu übertriebenen Verantwortungsübernahme oder haben eher Schwierigkeiten, Vorhaben zu Ende zu führen. Häufig fallen die Kinder durch schulische Probleme wie Leistungsabfall auf. Ihre Gedanken und Aufmerksamkeit sind auch während des Schulbesuchs zu Hause. Die Betreuung und Unterstützung nach der Schule entfallen häufig. Ihre Hobbys und sozialen Kontakte werden immer weniger, da sie sich überwiegend zu Hause aufhalten, was die Isolationstendenz verstärkt. Sie werden zu pflegenden Angehörigen und übernehmen Aufgaben im Haushalt, außerdem solche der emotionalen und praktischen Pflege des Angehörigen oder kümmern sich um ihre Geschwister.

Es besteht in Krankheitsphasen nur wenig Raum, Kind sein zu dürfen. Dabei werden oft die eigenen Bedürfnisse vernachlässigt. Sie haben viel zu oft niemanden, mit dem sie sich austauschen können und vor allem fehlen ihnen der Austausch und der Kontakt mit Kindern in ähnlichen Situationen (vgl. https://www.kipkel.de/).

Am Fallbeispiel

Im Hinblick auf präventive Maßnahmen gilt es mit Herrn Schramm darüber zu sprechen, welche Erkenntnisse in dieser Hinsicht heute bestehen und inwieweit er bereit ist, ein gemeinsames Gespräch mit seinen Kindern und möglichst auch der Ehefrau zu führen.

Kinder psychisch kranker Eltern erleben viele Versprechen von Erwachsenen, die nicht eingehalten werden. Sie leiden unter fehlendem Vertrauen in die Liebe und Fürsorge der Eltern und dem Umfeld. Sie spüren, dass es bei ihnen zu Hause anders ist als bei anderen. Sie sind nicht in der Lage, dies zu verstehen und verheimlichen die häusliche Situation. Die Entwicklung der Kinder in suchtbelasteten Familien kann beeinträchtigt sein und die Kinder haben eine erhöhte Vulnerabilität, selbst an einer Suchterkrankung oder einer anderen psychischen Störung zu erkranken.

4.4.3 Exkurs: THC-Abhängigkeit

Cannabis eine bis heute unterschätzte risikoreiche Droge. Sie zählt zu einer der ältesten Drogenarten der Welt. Die Pflanze an sich wird zur Herstellung von Seilen, Papier und Kleidung genutzt. Cannabinoide, als Droge, sind überwiegend in zwei Formen erhältlich. Die Formen sind das hartgepresste Harz (Haschisch) und getrocknete Kraut (Marihuana). Cannabis wird geraucht oder in Lebensmitteln verarbeitet.

Auswirkungen

Das Konsumieren von Cannabinoiden, darunter fällt auch das THC (Tetrahydrocannabinol), führt zu einem veränderten Sinneserleben, es kann zu Redseligkeit kommen und hat eine Wirkung auf die Stimmung. Die aktuelle Stimmung wird verstärkt, sowohl positiv als auch negativ. THC führt im Rausch zu einer Veränderung des Zeit- und Raumerlebens. Es kommt zu einer Appetitsteigerung, wirkt Schlaf anstoßend und vermindert das Schmerzerleben. Zudem kommt es zu einer Beeinträchtigung des Denkens und der Merkfähigkeit und zu einer Minderung des Antriebs. Weiter führt der Konsum zu einem verminderten Speichelfluss und Tränenflüssigkeit. Es kann durch die Beeinflussung des Kurzzeitgedächtnisses zu Erinnerungslücken kommen.

Bei chronischem Gebrauch kommt es zu chronischen Entzündungen der Atemwege, Bindehautentzündung und Beeinträchtigung des Herz-Kreislaufsystems wie beispielsweise Tachykardie. Durch Rauchen von Cannabis erhöht sich das Risiko an Krebs zu erkranken. Besonders in Bereichen wie im Mund-Rachenbereich und der Lunge können sich Karzinome entwickeln. Schwangere Frauen gefährden beim Konsumieren ihr Kind.

Es kommt häufig zu einem sozialen Rückzug, einer Reduzierung des Antriebs, der Leistungsfähigkeit und des Denk- und Merkvermögens. Cannabiskonsum führt zu Lethargie und Gleichgültigkeitsgefühlen. So kann es zu Schwierigkeiten im beruflichen und sozialen Leben kommen. Besonders bei Jugendlichen kann es zu dauerhaften Veränderungen des Gehirns kommen.

Zudem vergrößert der Cannabiskonsum das Risiko an einer Psychose/Schizophrenie zu erkranken, dies ist ca. doppelt so hoch wie bei Nichtkonsumenten (Andreasson et al. 1987; Degenhardt/Hall 2006).

Je früher begonnen wurde, Cannabis zu konsumieren, umso höher das Erkrankungsrisiko. Wer bereits an Schizophrenie erkrankt ist und dennoch konsumiert, verringert die Wahrscheinlichkeit einer vollkommenen Genesung und es kann zu einem erneuten Auftreten der Produktivsymptome kommen. Wahnvorstellungen, Halluzinationen und Denkstörungen werden verstärkt. Nicht nur die Wahrscheinlichkeit einer schizophrenen Störung ist bei chronischem Konsum erhöht, sondern auch das Risiko an einer Depression, einer Angststörung und einer anderen Suchterkrankung zu erkranken.

Cannabis macht nicht körperlich abhängig, aber psychisch. Kennzeichen einer psychischen Abhängigkeit nach ICD-10 sind, wenn innerhalb eines Jahres drei oder mehrere Faktoren gleichzeitig erfüllt sind:

- Toleranzsteigerung
- Starkes, dranghaftes Verlangen nach Cannabis
- Kontrollverlust
- Entzugssymptome
- Soziale und berufliche Schwierigkeiten durch den Cannabiskonsum
- Konsum trotz cannabisbedingter physischer und psychischer Schädigung

Wenn nur das letzte Kriterium vorhanden ist, besteht ein Cannabismissbrauch. So kann es beim Absetzen zu Stimmungsschwankungen, leichter Depression, Angst, Schlafstörung, Unruhe, Muskelzittern, Hitzewallungen, Magen-Darm-Beschwerden und Kopfschmerzen kommen. Diese halten ca. zwei Wochen oder länger an. Da durch den THC-Konsum das Gefühlsleben mit beeinflusst wird, kann es am Anfang schwierig sein, sich mit den eigenen Emotionen auseinanderzusetzen und mit ihnen umzugehen.

4.5 Die unterschiedlichen Rollen der Pflegenden

Pflegeexpert*in

Im Zusammenhang mit dem Fallbeispiel von Herr Schramm zeigt sich die Expert*innenrolle im Hintergrundwissen, das einer Abhängigkeitserkrankung zugrunde liegt. Die ausführliche Darstellung der Lebensgeschichte zeigt die Entwicklung auf und belegt viele Faktoren, die zur Diagnose führen können. Weitere fachliche Kompetenzen zeigen sich in den Kenntnissen um die Verlaufsformen und unterschiedlichen Ausprägungen, den Behandlungsschritten und im Bewusstsein, dass der Rückfall zum Suchtverhalten gehört und dass die Mechanismen, die zur Krise führen, mit zur Erkrankung gehören. Erkennen von Anzeichen einer Entzugssymptomatik ist in der Akutsituation ein weiteres Zeichen von Expert*innenkompetenz. Der zuständigen Pflegefachfrau Frau Reitz fällt bei der Aufnahme auf, dass Herr Schramm nassgeschwitzte Hände hat, seine Augen glasig sind und seine Sprache leicht verwaschen ist.

Vermittler*in

Die Kommunikationsfähigkeit von Frau Reitz zeigt sich in dieser Situation darin, dass sie sehr sachlich und doch informativ auf das ungehaltene Verhalten von Herrn Schramm eingeht und auch im weiteren Verlauf der Darstellung deutlich wird, wie wichtig in der Kommunikation das Abwägen zwischen Konfrontation und gemeinsam zur Einsicht kommen ist.

Gesundheitsfürsprecher*in

Die notwendigen Gespräche mit Ehefrau und Kindern können unter der Rolle als Gesundheitsberater*in eingeordnet werden, erfordern jedoch auch eine besondere Einfühlsamkeit und fachliche Kenntnisse.

Interprofessionelle Partner*in

Gerade bei Menschen mit einer Abhängigkeit zeigt sich die Notwendigkeit der interdisziplinären Zusammenarbeit. In der Akutphase, z. B. bei einem Entzug, werden in der Regel die Internist*innen einbezogen oder die Patient*innen werden dorthin verlegt. Auch hinsichtlich einer genauen Diagnostik ist eine gute Zusammenarbeit mit anderen Berufsgruppen von zentraler Bedeutung. Um den Krankenhausaufenthalt und die Rückfallgefahr so gering wie möglich zu halten, ist es von Bedeutung, dass die therapeutischen Angebote unterschiedlicher Art so abgestimmt sind, dass die Eigenverantwortlichkeit und Mitverantwortung für den Gesamtprozess so gemanagt werden, dass nachhaltiges Handeln entstehen kann. Die bereits erwähnte Gesundheitsförderung wird bei Herrn Schramm durch die aktive Teilnahme an einer Selbsthilfegruppe und durch alternative Bewältigungsmöglichkeiten in den unterschiedlichsten Situationen unterstützt.

Lernende und Lehrende

In diesem Prozess ist sowohl Herr Schramm als auch die professionelle Pflegefachperson Lernender und Lehrender, da es darum geht, Einzelsituationen zu erkennen, die im Zusammenhang mit der Problematik des Trinkens stehen.

Professionelles Vorbild

Gerade die Haltung gegenüber suchterkrankten Menschen zeigt eine professionelle Vorbildfunktion, beispielsweise darin, dass ein respektvoller Umgang und eine wertfreie Begegnung nach einem Rückfall und die Fähigkeit, sich wieder neu einzulassen, möglich ist. Dazu ist es notwendig, über die eigenen süchtigen Anteile nachzudenken.

Weiterführende Literaturempfehlung

Finzen, A. (2007): *Basiswissen: Medikamentenbehandlung bei psychischen Störungen.* Bonn: Psychiatrie Verlag.

Greve, N., Osterfeld, M., Diekmann, B. (2017): *Umgang mit Psychopharmaka – Ein Patienten-Ratgeber.* Bonn: BALANCE buch+medien Verlag.

Körkel, J.: (2013): *Kontrolliertes Trinken – So reduzieren Sie Ihren Alkoholkonsum.* Stuttgart: TRIAS Verlag.

Kuntz, H. (2016): *Drogen & Sucht. Alles, was Sie wissen müssen.* 2. Aufl. Weinheim, Basel: Beltz.

Rennert, M. (2012): *Co-Abhängigkeit. Was Sucht für die Familie bedeutet.* 3. Aufl. Freiburg: Lambertus.

Thiel, H., Jensen, M., Traxler, S. (Hrsg.) (2006): *Psychiatrie für Pflegeberufe.* München, Jena: Elsevier, Urban & Fischer.

Belletristik

Fallada, H. (2011): *Der Trinker – Roman.* Reinbek: Rowohlt.

Homeiner, S, Schrappe, A. (2019): *Flaschenpost nach nirgendwo.* Frankfurt am Main: Mabuse.

Zobel, M. (2008): *Wenn Eltern zu viel trinken. Hilfen für Kinder und Jugendliche aus Suchtfamilien.* Bonn: Psychiatrie Verlag.

Schmalz, U. (2007): *Das Maß ist voll. Für Angehörige von Alkoholabhängigen.* Bonn: Psychiatrie Verlag.

5 Menschen, die unter Demenz leiden – Wie viel Unsinn macht Sinn?

Die Demenz ist eine der am weitesten verbreiteten psychischen Erkrankungen des Alters in unserer Gesellschaft. Aufgrund moderner Medizin und Behandlungsmethoden und einem Leben in einer wohlhabenden Gesellschaft werden wir immer älter und leben durchschnittlich länger. Gleichzeitig werden äußerliche Attribute wie Jugend, Schönheit, Frische und moderne Lebendigkeit in unserer Kultur betont. Neue und sich wandelnde Technologien verbreiten sich mit großer Geschwindigkeit – Menschen sind auf einen ständigen Anpassungs- und Wandlungsprozess angewiesen, um in dieser rasanten Wirklichkeit zu bestehen. Was aber, wenn wir nicht mehr mithalten können? Wenn das Gedächtnis uns einen Streich spielt? Wenn wir spüren, wie unsere Fähigkeiten schwinden? Wenn wir einst geliebte Menschen vermissen, obgleich sie da sein mögen, weil wir sie unter Umständen nicht mehr erkennen können? Was empfindet wohl ein alternder Mensch, der sich in der Welt, in der er lebt, fremd fühlt?

In der Begegnung mit einem an Demenz erkrankten Menschen müssen wir bereit sein, uns diesen Fragen zu stellen. Wir müssen Gefühle anerkennen – einfach, weil sie da sind, nicht weil wir sie nachvollziehen können. Wir müssen eine Sprache ohne Worte finden, die es ermöglicht, Brücken zu bauen zu einem Menschen, der möglicherweise nicht mehr dieselbe Sprache spricht, der nunmehr in einer anderen (seiner) Welt lebt und der andere Maßstäbe setzt.

Eine Demenz kann bei Erwachsenen in jeder Altersgruppe auftreten, sie ist jedoch besonders häufig im höheren Lebensalter. Aufgrund der steigenden Lebenserwartung in Deutschland und vielen anderen Ländern der Welt, steigt auch die Zahl von an Demenz-erkrankten Menschen. Die WHO geht in ihrer Hochrechnung 2021 davon aus, dass im Jahr 2050 weltweit 139 Millionen Menschen mit einer Demenz leben werden. (World Health Organization (WHO, 2021) Global status report on the puplic health response to dementia)

In Deutschland leben derzeit schätzungsweise 1,8 Millionen Menschen mit Demenz, aufgrund der demografischen Entwicklung ist nach der »Deutschen Alzheimer Gesellschaft e.V.« davon auszugehen, dass diese Zahl bis zum Jahr 2050 auf rund 2,8 Millionen ansteigen wird. (Infos unter https://www.deutsche-alzheimer.de/, info@deutsche-alzheimer.de)

5.1 Fallbeispiel Frau Bux

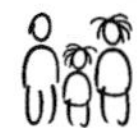

Fall mit Schwierigkeiten

Falldarstellung

Frau Liselotte Bux geht seit einigen Wochen in eine gerontopsychiatrische Tagesklinik in Freiburg. Sie erscheint dort oftmals unruhig und geht den Flur auf und ab. Dabei wirkt sie sehr beschäftigt und befühlt häufig mit ihren Händen Wände und Gegenstände. Sie erzeugt den Eindruck, dass sie dadurch auf ganz eigene Weise Erfahrung mit ihrem Umfeld macht. Es wirkt, als beruhige sie diese »Fühlungnahme«.

Frau Bux besucht die Tagesklinik, da sie an fortgeschrittener Demenz leidet. Sie hilft gerne in der Küche mit und backt leidenschaftlich gerne Kuchen. Besonders im Umgang mit größeren Essensmengen scheint sie sich sicher zu fühlen. In den Zeiten, die sie in der Küche mithilft, wirkt sie meist gelöst. Sie hört gerne Musik und beteiligt sich auch gerne an den Singkreisen. Häufig wirkt sie dabei sehr freudig und klatscht in die Hände oder singt stellenweise mit. Sie hält sich gerne im Garten auf und scheint sogar die anfallende Gartenarbeit zu genießen. Außerdem fällt auf, dass Frau Bux sich an »guten Tagen« sehr liebevoll um andere Betroffene sorgt.

Es passiert jedoch immer wieder, dass sie ihr Zuhause sucht. Wenn die Pflegekräfte sie dann in den Gemeinschaftsraum begleiten, wirkt sie verzweifelt und muss häufiger weinen. Oft benutzt sie Sätze wie: »Ja, ja so ist das!« oder »So Gott will!«. Die einzelnen Sätze scheinen teilweise in keinem Zusammenhang zum vorher Gesagten zu stehen. Sie wirkt im Kontakt insgesamt schnell unruhig. An Essen und Trinken wird Frau Bux täglich erinnert. Sie hat in der Vergangenheit viel Gewicht verloren, da sie keinen großen Appetit hat und vergessen hat, etwas zu essen.

Zuletzt lief sie von zu Hause, nur in ihrem Nachthemd bekleidet, hinaus auf die Straße, wo sie unterkühlt von Passanten aufgefunden wurde. Sie hatte ihren Weg nach Hause nicht mehr gefunden, nachdem sie eigentlich zum Einkaufen gehen wollte. Ihr Zeitgefühl ging verloren. Sie dachte, dass es früh morgens und nicht mitten in der Nacht sei. Bereits vor eine Weile fiel ihrem Ehemann, den Nachbarn und dem ambulanten Pflegedienst auf, dass sich ihr Tag-/Nachtrhythmus verändert hatte. Ihre Nachbarn erzählten, dass Frau Bux, die sonst sehr auf ein gepflegtes Äußeres geachtet habe, zunehmend verwahrlost wirkte. In letzter Zeit zeigte sie eine leichte Gangunsicherheit und stürzte mehrfach. Dies war auch eine der Schwierigkeiten, die deutlich machten, dass ihr Ehemann in der Betreuung seiner Ehefrau mehr Unterstützung benötigte. Seit bereits zwei Jahren fielen Veränderungen zum Beispiel durch ihre Vergesslichkeit und kognitiven Einschränkungen auf. Besonders ihr Kurzzeitgedächtnis schien sich verändert zu haben.

Ihr Sohn, der sich zwar sehr um seine Mutter sorgte, konnte sich aufgrund seiner Arbeit als Anwalt nicht täglich um sie kümmern. Ihre Tochter lebt mittlerweile mit ihrer eigenen Familie in Frankfurt und kann daher nicht täglich vor Ort sein.

Sie benötigt viel pflegerische Unterstützung und Zuspruch. Bereits vor der teilstationären Aufnahme in der Tagesklinik wurde begonnen, ihre Biografie durch Frau Bux selbst, ihren Ehemann und ihre Kinder zu erarbeiten.

Frau Bux wurde am 13.08.1930 in Schlesien geboren. Sie war das älteste von fünf Geschwistern. Dies bedeutete für sie, dass sie bereits in früher Jugend ihrer Mutter bei der Versorgung des Haushalts und der Kindererziehung hatte helfen müssen. Ihr jüngster Bruder verstarb nach ein paar Monaten am plötzlichen Kindstod. Dies war eine schwere Zeit für die Familie. Sie beendete die 8-jährige Volksschule und machte einen Abschluss an einer Hauswirtschaftsschule. Sie arbeitete später als Näherin in einer kleinen Schneiderei in Freiburg.

Nach dem Zweiten Weltkrieg wurden Frau Bux und ihre Familie aus ihrer Heimat vertrieben. Es seien damals schreckliche Dinge geschehen, über die sie jedoch nur selten sprach und spricht. Für Frau Bux war ihr Glaube eine große Stütze. Sie besuchte regelmäßig die Kirche. Ihre Familie musste damals noch einmal von vorne beginnen, sich eine Existenz aufzubauen. Sie sei in armen Verhältnissen groß geworden und musste zeitlebens sehr sparsam sein. Die ganze Familie arbeitete hart, damit sie sich ein Leben in Freiburg aufbauen konnten. Ihr Vater arbeitete in Schlesien als Fabrikarbeiter, war dann Soldat der Infanterie, anschließend im Flüchtlingslager und wurde dann in der Landwirtschaft zwangsverpflichtet, während ihre Mutter zu Hause bei den Kindern war. Später arbeitete ihre Mutter in einer Pension. Zu ihrer Mutter habe sie eine enge, wenn auch konfliktreiche Beziehung gehabt. Ihr Vater verstarb 1947 an einer schweren Lungenentzündung. Sie habe ihn sehr geliebt, aber durch seine Arbeit nur selten gesehen, da er als Soldat tätig war.

1950 lernte sie ihren späteren Ehemann Wilhelm auf einem Stadtfest kennen. Bereits kurz nach der Hochzeit 1953 gebar sie ihren Sohn und fünf Jahre später ihre Tochter. Sie zogen in die Nähe des Hauses ihrer Mutter, die sie noch weiter unterstützen wollte. Sie hat ihre Mutter viele Jahre lang gepflegt und sie letztlich bis zu deren Tod persönlich begleitet. Ihr Mann arbeitete als Schreinermeister in einer eigenen Werkstatt. Als Familie verbrachten sie ihre Freizeit gerne mit Wandern. Ihre Ehe sei immer sehr harmonisch gewesen. Sie liebt ihren Ehemann sehr. Natürlich gab es auch schwere Zeiten miteinander in all den Jahren.

Frau Bux hat früher viele Kreuzworträtzel gelöst und gestrickt. Sie mag es in Gesellschaft zu sein und hatte zahlreiche Freundinnen. Sie spielten oftmals gemeinsam Karten. Jetzt macht sie hin und wieder einen einsamen Eindruck. Sie habe viel Zeit mit der Pflege ihres Gartens verbracht und war aktiv in der örtlichen Kirchengemeinde. Ihre Tochter arbeitet als Bankkauffrau in Frankfurt und hat zwei Kinder. Frau Bux sieht sie nur selten, was sie sehr traurig macht. Ihr Sohn ist geschieden, wohnt jedoch nur vierzig Kilometer entfernt. Die Besuche von ihren Kindern erfreuen sie sehr. Sie bekommt gelegentlich Besuche von Nachbarn und Mitgliedern der Kirchengemeinde.

Ihr Ehemann betreut Frau Bux liebevoll, leidet jedoch selbst unter körperlichen Erkrankungen und ist mittlerweile erschöpft. Der ambulante Pflegedienst stellt zwar eine Entlastung dar, doch die kurzen Besuche reichen für eine wirksame Erleichterung der Gesamtsituation nicht aus.

Nach der gemeinsamen biografischen Anamnese wurde gezielt überlegt, wie Frau Bux sich in ihrer veränderten Situation wohler fühlen kann. Sie wurde regelmäßig animiert mit in die Ergotherapie und Gartengruppe zu gehen, als auch am Küchendienst teilzunehmen. Es wurde ihr ermöglicht die Kirche, die in der gleichen Straße der Tagesklinik liegt, zu besuchen.

5.2 Die Erkrankung: Formen, Ursachen, Verlauf und Diagnostik

Demenz

Der Begriff beschreibt einen organisch bedingten, fortschreitenden Verlust des Gedächtnisses und des Denkvermögens. Dies geht einher mit Gedächtnis-, Wahrnehmungs- und Denkstörungen, Desorientiertheit, Persönlichkeitsveränderungen, Sprachstörungen und einer Beeinträchtigung im Sozialverhalten

5.2.1 Unterteilungen der Demenzformen

Grundlegend werden zwei Arten von Demenzen unterschieden: Die primäre Demenz mit ca. 90 %, deren Ursache im Gehirn der Betroffenen liegt und die sekundäre Demenz mit ca. 10 % als Folge anderer Krankheitsbilder, z. B. Vergiftungen und Mangelzustände. Die nachfolgende Differenzierung zeigt grob das vielfältige Gesicht der Diagnose Demenz auf. Die S3-Leitlinie Demenzen von 2023 weist auf die Möglichkeit hin, die Diagnose bereits in einem frühen Stadium der Erkrankung zu stellen, um frühe Behandlungsangebote zu machen und dadurch möglicherweise das Fortschreiten der Erkrankung zu verlangsamen. Hervorgehoben wird, dass beispielsweise leichte kognitive Beeinträchtigungen (mild cognitive impairment) und Verluste bei der Diagnose Alzheimer-Demenz gesichert sein müssen. Hierzu wird angeführt, dass in der Rückenmarksflüssigkeit Pathologien im Bereich der Amyloide und der Tau-Proteine nachgewiesen werden können, die mit Ursache einer Alzheimer-Erkrankung sind.

Alzheimer-Demenz

Alzheimer-Demenz zählt zu den häufigsten Demenzformen mit etwa 55 %. Die Alzheimer-Demenz ist gekennzeichnet durch die primär degenerativen neuropathologischen Veränderungen und Atrophie der Großhirnrinde. Es kommt zu Veränderungen der Proteine im Gehirn, welche sich außerhalb und innerhalb der Nervenzellen ablagern. Die Proteinablagerungen außerhalb der Nervenzelle werden Plaques und die innerhalb Fibrillen genannt. Diese Proteinablagerungen verändern die Kommunikation und Transportmöglichkeiten zwischen den Nervenzellen.

Vaskuläre Demenz

Vaskuläre Demenz, auch Multi-Infarkt-Demenz genannt, entsteht durch Schädigungen der Blutgefäße im Gehirn (Häufigkeit 15 %), welche oft durch Arteriosklerose bedingt sind. Diese führen schließlich zu Durchblutungsstörungen, die eine Schädigung der umliegenden Nervenzellen zur Folge haben. Die Risikofaktoren für eine vaskuläre Demenz sind identisch mit denen für einen Schlaganfall. Darunter fallen z. B. Rauchen, Herzrhythmusstörungen, Hypertonie, erhöhte Cholesterinwerte, Diabetes mellitus und Stenosen.

Weitere Demenzformen

Andere Demenzformen:

- Vaskuläre und Alzheimer-Demenz gemischt (Häufigkeit 15 %)
- Frontale Demenzen, z. B. Morbus Pick (Häufigkeit ca. 5 %)
- Demenz bei neurologischen Erkrankungen, z. B. Chorea Huntigton, Morbus Parkinson, Creutzfeldt-Jakob-Erkrankung (Häufigkeit 5 %)
- Reversible Demenz, z. B. bei Vitamin B12- oder Folsäuremangel, depressive Pseudodemenz (Häufigkeit 5 %)

5.2.2 Epidemiologie

In Deutschland leben ca. 1,8 Millionen Menschen, die an einer Demenz erkrankt sind. Die Steigerung des durchschnittlichen Lebensalters führt zur Erhöhung der Anzahl der Demenzerkrankungen. Frauen sind durch ihre durchschnittlich höhere Lebenserwartung häufiger betroffen als Männer (► Tab. 5.1).

Tab. 5.1: Anzahl der Demenzerkrankungen

Altersgruppe	Mittlere Prävalenzrate (Prozent)		
	Männer	Frauen	Gesamt
40–59	0,19 %	0,22 %	0,21 %
60–64	0,86 %	0,99 %	0,93 %
65–69	1,65 %	2,02 %	1,85 %
70–74	3,27 %	4,19 %	3,79 %
75–79	6,55 %	8,45 %	7,67 %
80–84	12,20 %	15,64 %	14,35 %
85–89	19,07 %	24,98 %	22,96 %

Tab. 5.1: Anzahl der Demenzerkrankungen – Fortsetzung

Altersgruppe	Mittlere Prävalenzrate (Prozent)		
	Männer	Frauen	Gesamt
90+	29,07 %	39,05 %	36,32 %
Geschätzte Gesamtzahl	637 000	1 199 000	1 836 000

Datenbasis: Prävalenzraten für Europa aus dem WHO Global Status Report 2021, Fortschreibung des Bevölkerungsstandes zum 31. 12. 2023 (Datenbank Genesis, Statistisches Bundesamt, Tabelle 12411–0013).

Ergänzend noch ein kurzer Blick in die Demenz-Prävalenz von Personen mit einem Migrationshintergrund: Laut Statistischem Bundesamt hatten in Deutschland Endes des Jahres 2023 2,4 Millionen Menschen im Alter von 65 Jahren aufwärts einen Migrationshintergrund. Nach Schätzungen leiden ca. 158 000 an einer Demenz-Erkrankung. In der Literatur wird auf die besonderen kulturspezifischen Versorgungsbedarfe der Gruppe hingewiesen und vermutet, dass die gängigen Versorgungsangebote weniger wahrgenommen werden (Monsees, Schmachtenberg & Thyrian 2021).

5.2.3 Krankheitsverlauf

Alzheimer-Demenz
Die Verlaufsdauer ab dem Zeitpunkt der Diagnosestellung ist sehr unterschiedlich und beträgt durchschnittlich acht Jahre. Es gibt sehr rasche Verläufe von nur ca. zwei Jahren und sehr langsame von über 20 Jahren. In der Regel geht die letzte Krankheitsphase mit starker Pflegebedürftigkeit einher. Häufigste Todesursache ist Aufgrund der Immobilität eine Pneumonie sowie wiederholte cerebrale Krampfanfälle.

Vaskuläre Demenz
Im Vergleich zur Alzheimer-Demenz ist die Mortalität der vaskulären Demenz höher. und variiert je nach Schwere der Ausprägung und zusätzlichem Vorliegen weitere Erkrankungen. Die mittlere Lebenserwartung nach Beginn der ersten Symptome beträgt im Durchschnitt ca. fünf Jahre. Die häufigste Todesursache bei Vaskulärer Demenz sind Herzinfarkt und Schlaganfall.

5.2.4 Demenzstadien (Alzheimer Forschung Initiative e.V.)

Leichte Demenz

Leichte kognitive Störung (Mild Cognitive Impairment): Zu Beginn wird die demenzielle Entwicklung von den Betroffenen und ihrem Umfeld kaum bemerkt bzw. verdrängt. Es fällt auf, dass Demenzerkrankte häufiger Dinge vergessen, Sachen verlegen oder Termine versäumen. Es wird versucht, dies mit Hilfsmitteln wie Notizzetteln auszugleichen. Das Arbeits- und Sozialleben kann bereits beeinträchtigt sein; dennoch können Demenzbetroffene unabhängig leben. Bei einer »leichtgradigen Demenz« stehen häufig Gedächtnisstörungen im Vordergrund. Wortfindungsstörungen und planende sowie Problem-lösende Auffassungsgabe sind eingeschränkt, auch die zeitliche und räumliche Orientierung können betroffen sein.

Mittlere Demenz

Die Betroffenen benötigen mehr Unterstützung und Aufsicht im alltäglichen Leben. Es kommt bereits zu Veränderungen in der Kommunikation. Sätze werden unterbrochen, da vorherige Inhalte des Gesagten vergessen wurden. Die Gedächtnis- und Merkfähigkeit sind nun deutlich reduziert. Ein selbstständiges Leben ist nur noch mit Schwierigkeiten möglich. In dieser zweiten Phase häufen sich die Gedächtnisstörungen, diese sind gravierender; motorische Schwächen treten auf. Alltägliches wird schwieriger wie Körperpflege und Ankleiden, Nahrungszubereitung und -aufnahme, auch Autofahren, zudem kann die Kontrolle über Darm und Blase verloren gehen.

Schwere Demenz

Eine kontinuierliche Betreuung und Unterstützung sind mittlerweile notwendig geworden. Es gibt Einschränkungen in allen Aktivitäten des täglichen Lebens. Die Handlungen der Erkrankten sind wenig zielgerichtet und zusammenhangslos. Es ist keine selbstständige Lebensführung mehr möglich. Geistige Fähigkeiten wie Sprache und Gedächtnis sind ebenfalls schwer beeinträchtigt. Zudem treten häufiger Unruhe, aggressives Verhalten, Schreien und gestörter Tag-Nacht-Rhythmus auf oder auch Nesteln und affektive Störungen.

5.2.5 Diagnostik

- Selbst- und Fremdanamnese
- CT (Computer-Tomographie) oder MRT (Magnetresonanztomographie): Es besteht die Möglichkeit, Veränderungen des Gehirns festzustellen, vor allem ob Atrophien erkennbar sind.
- Neurologische Untersuchungen: Bei den Untersuchungen können extrapyramidale Anzeichen wie Rigor, Akinese und Primitivreflexe gefunden werden.
- EEG (Elektroenzephalographie): Bei Demenzerkrankten kann es zu einer Verlangsamung des Grundrhythmus kommen.
- Liquorpunktion: Bei der Punktion des Gehirnwassers können entzündliche Prozesse festgestellt werden.
- Psychologische Testverfahren: Es gibt verschiedene psychologische Testungsmöglichkeiten. Einer der bekanntesten ist der Mini-Mental-Status-Test nach Folstein et al. (MMST). Er beurteilt die Ausprägung der kognitiven Beeinträchtigung und dient zur Einschätzung, ob sich betroffene Demenzerkrankte im mittleren oder schweren Stadium befindet. Das Testverfahren kann auch der Verlaufskontrolle dienen.
- Ausschluss anderer organischen Erkrankungen wie beispielsweise Herzrhythmusstörungen mittels eines EKG oder bei Stenosen mittels einer Dopplersonografie der Halsgefäße.

- Biomarker-Diagnostik im Blut: Seit 2025 gibt es nach der aktualisierten S3-Leitlinie eine Empfehlung für den Einsatz von Blutmarkern. Dies sollte nach aktuellen Stand nur in Kombination mit etablierten Verfahren und ausschließlich durch Fachleute für Biomarker-Diagnostik umgesetzt werden.

5.2.6 Differenzialdiagnostik

Ausschluss einer Pseudodemenz bei Depressionen und anderen körperlichen Erkrankungen.

Pseudodemenz vs. Demenz

Es gibt eine spezielle Form der Depression, bei der ausgeprägte Vergesslichkeit stark im Vordergrund steht. Die Rede ist von der sogenannten Pseudodemenz. Ohne genaue Beobachtung können Demenz und depressive Pseudodemenz leicht verwechselt werden (▶ Tab. 5.2).

Tab. 5.2: Unterscheide zwischen Demenz und Pseudodemenz (Schädle-Deininger 2010, S. 322)

	Demenz	Pseudodemenz
Verlauf	Langsam stärker werdend	Akuter Beginn, wechselnde Intensität
Ursache	Keine erkennbare	Oft ein einschneidendes Lebensereignis (bspw. Tod eines nahen Angehörigen oder Umzug)
Klinisches Bild	Der/die Betroffene leidet unter Ausfällen des Gedächtnisses, der Orientierung, der Konzentration und Auffassungsgabe	Der/die Betroffene hat zumeist ein schlechtes Gedächtnis, aber eine gute Orientierung
	Der/die Betroffene klagt kaum über seinen Gedächtnisverlust	Der/die Betroffene beklagt seinen Gedächtnisverlust Der/die Betroffene zeigt sich über die Krankheit meist erschüttert
	Der/die Betroffene spielt seine Krankheit herunter Der/die Betroffene schildert seine Empfindungen und sein Erleben unpräzise Beim Lösen von Aufgaben strengt sich der Betroffene sehr an	Der/die Betroffene schildert seine Empfindungen und sein Erleben eher präzise Beim Lösen von Aufgaben: strengt sich der Betroffene wenig an, schiebt Anstrengung von sich (»Ich weiß nicht«)
	Der/die Betroffene war noch nicht psychiatrisch erkrankt	Der/die Betroffene hatte bereits psychiatrische Erkrankungen

Die Nationale Demenzstrategie (NDS) wurde im Juni 2020 von der Bundesregierung gemeinsam mit zahlreichen Partnerinstitutionen aus Politik, Gesellschaft und Forschung entwickelt und verabschiedet. Mit den formulierten 162 Maßnahmen soll in Deutschland bis 2026 die Situation für Menschen mit Demenz und ihrer Angehörigen verbessert werden.

Es wird das Ziel verfolgt aufzuklären und das Wissen zum Thema Demenz in der Gesellschaft zu stärken und damit Barrieren im Umgang mit an Demenz erkrankten Menschen abzubauen und das Verständnis für die Krankheit zu verbessern und zu sensibilisieren, beispielsweise durch Öffentlichkeitsarbeit, Initiativen usw. (Informationen zur Nationalen Demenzstrategie unter www.nationale-demenzstrategie.de).

5.3 Beobachtung, Pflegeinterventionen und Umgang mit Betroffenen

Besonders im Umgang mit desorientierten Menschen ist eine genaue Beobachtung und Wahrnehmung von Veränderungen sowohl im Verhalten als auch in der Stimmung notwendig, um individuelle, der Situation angemessene Pflegeinterventionen ableiten zu können.

5.3.1 Ebenen der Beeinträchtigungen und Pflegeinterventionen bei Demenz

Orientierung

Es kommt allmählich zur Beeinträchtigung und letzten Endes zum Verlust der Orientierung. Dies betrifft die zeitliche, örtliche, situative und die Orientierung zur Person. Als erstes verliert sich in der Regel die zeitliche Orientierung, gefolgt von der örtlichen Orientierung. Die Desorientiertheit zur Person tritt als letztes auf. Oftmals entwickeln Erkrankte durch ihre Orientierungsbeeinträchtigung eine Verschiebung des Tag-Nacht-Rhythmus.

Pflegeinterventionen

Die Orientierung kann durch eine gewisse Regelmäßigkeit und eine Tagesstruktur gefördert werden. Zur Unterstützung der zeitlichen Orientierung helfen große Uhren und ein überdimensionaler Kalender. Deutliche örtliche Signale wie ein Bild und/oder Name an der Zimmertür können ebenfalls förderlich sein. Da an Demenz Erkrankte zuerst Einbußen des Kurzzeitgedächtnisses erleben, ist es hilfreich, sich die Biografie des Betroffenen und die Gegebenheiten der damaligen Zeit zu erarbeiten. Anhand der Informationen kann die Umgebung günstig gestaltet werden, was das Sicherheitsgefühl und die Aktivierung unterstützt. Es ist sinnvoll, für kontinuierliche Lichtverhältnisse zu sorgen, um Sicherheit und Orientierung zu gewährleisten. Bestimmte Signale wie Gerüche können zur Orientierungsgebung ebenso unterstützend wirken. Denn auch, wenn Betroffene beispielsweise selbst nicht mehr kochen können, erhalten sie durch die Gerüche Assoziationen zum Essen.

Am Fallbeispiel

Frau Bux leidet unter zeitlicher und örtlicher Desorientiertheit. Am Tagesbeginn in der Tagesklinik ist es für sie hilfreich, wenn sie sich an der Vorbereitung des gemeinsamen Frühstücks beteiligt.

Kommunikation

Am Anfang der Erkrankung versuchen Betroffene, ihre »Gedächtnislücken« und Auffassungsschwierigkeiten mit Floskeln zu überdecken. Dies wird auch *Konfabulieren* genannt. Es fällt den Betroffenen schwer, komplexe Zusammenhänge weiterzuverfolgen. Im Verlauf kommen Schwierigkeiten im Sprachverständnis und im sprachlichen Ausdruck hinzu. Eine Verarmung des Sprach- und Wortschatzes entsteht. Es kommt zu Wortfindungsstörungen, die häufig durch Probleme beim Benennen von Gegenständen auffällt. Da es sich bei Menschen mit Demenzerkrankungen überwiegend um ältere Menschen handelt, ist auch auf die Möglichkeit eines Hörverlustes zu achten.

Pflegeinterventionen

Es ist ein Muss, dass professionell Pflegende Veränderungen in der Kommunikationsfähigkeit erkennen und ihre eigene Kommunikation anpassen. Hier bekommt der Satz: »Den Menschen abzuholen, wo er sich gerade befindet« eine große Bedeutung. Die Betroffenen sind häufiger in ihrer eigenen Wahrnehmung und ihrem eigenen inneren Erleben der äußeren Realität entrückt und benötigen ein sanftes Abholen von dort. Bei Einschränkungen im Sprachverständnis und Ausdruck sind ein sensibles Wahrnehmen des Gesagten, der Körperhaltung, Situation und Stimmung von Nöten. Es gibt besondere Konzepte, die in der Kommunikation mit einem Demenzerkrankten sinnvoll sind und den Alltag erleichtern.

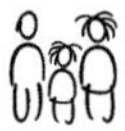

Am Fallbeispiel

Frau Bux neigt dazu, Sätze wie: »Ja, ja so Gott will« zu wiederholen. Bei Nachfragen kommt sie in Bedrängnis und wird unruhig. Mit der Zeit zeigte die Erfahrung, dass sie besonders gerne spricht, während sie in Aktivität ist. So wurde der Zugangsweg des gemeinsamen Tuns genutzt, um mit Frau Bux ins Gespräch zu kommen.

Gedächtnis- und Merkfähigkeit

Das Kurzzeitgedächtnis der Erkrankten lässt als erstes nach. Sie versuchen, sich mit Merkzetteln und Notizen zu behelfen. In dieser Phase werden häufiger Dinge verlegt. Die Situation kann die Betroffenen in eine solche Bedrängnis bringen, dass sie andere beschuldigen, diese gestohlen zu haben. Die Erkrankten leiden sehr darunter, wenn sie diese Veränderungen wahrnehmen. Im späteren Verlauf ist schließlich auch das Langzeitgedächtnis betroffen.

Pflegeinterventionen

Zu früheren Zeiten legte man großen Wert auf Realitätsnahe Übungen (ROT= Realitäts-Orientierungs-Training) und Hirnleistungsübungen. Davon ist man mittlerweile überwiegend abgekommen, vor allem bei bereits fortgeschrittener Demenz. Dieses Vorgehen setzt die Betroffenen unnötig unter Druck und führt ihnen ihre »Defizite« vor Augen. Es hat sich als sinnvoller erwiesen, die Inhalte und Ressourcen anzusprechen, die noch vorhanden sind. Hier kann eine gewisse Routine hilfreich sein, um Inhalte zu bewahren. Unterstützend wirkt es sich dabei aus, besonders die Inhalte des Langzeitgedächtnisses anzusprechen.

Am Fallbeispiel

In der Tagesklinik nimmt Frau Bux an der Leserunde teil, in der im Anschluss über das frühere Leben gesprochen wird. Dies weckt in Frau Bux viele Erinnerungen. Gelegentlich kommt sie so mit den anderen Betroffenen ins Gespräch über alte Zeiten.

Psychomotorik

Unter Psychomotorik versteht man alle psychischen Vorgänge, die sich in ihrer Gesamtheit auf den Körper und seinen Ausdruck auswirken. Die Auswirkungen werden deutlich in Gestik, Mimik, Körperhaltung und Bewegungsmuster. Die Psychomotorik kann sich im Verlauf der Erkrankung verändern und unterliegt Schwankungen. So können Unruhe, Hyperaktivität, Antriebsminderung und Antriebslosigkeit ein Ausdruck sein. Die psychische Energie und die Aktivität aller psychischen Vorgänge in Bezug auf Intensität, Tempo und Ausdauer sind unter dem Begriff Antrieb zu verstehen (vgl. Schädle-Deininger 2010b, S. 235–236).

Pflegeinterventionen

Je nach Situation des betreffenden Menschen können verschiedene Maßnahmen helfen. So können zum Beispiel Ablenkung in Form von Gesellschaftsspielen oder sonstige Gruppenaktivitäten eine Möglichkeit darstellen. Gegen Unruhe empfehlen sich verschiedene Entspannungsverfahren. Unter anderem kommen hier Phantasiereisen, Entspannungsmusik, aber auch die gezielte Anwendung von Aromaölen zum Einsatz. Manche spezialisierte Stationen oder Einrichtungen verfügen über einen sogenannten »Snoozle-Raum«, der durch bestimmte Raumgestaltung und unterstützt durch verschiedene Medien dazu beitragen soll, zur Ruhe zu kommen.

Aktivierende Maßnahmen können eher über gemeinsame Aktivitäten erreicht werden. Im fortgeschrittenen Demenzstadium besteht vorwiegend eine Antriebslosigkeit, welche durch basale Stimulation und gezielte Einzelbetreuung beeinflusst werden kann.

Am Fallbeispiel

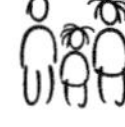

Frau Bux leidet wiederkehrend unter psychomotorischer Unruhe. Musik zu hören und in die Natur zu gehen, helfen ihr dabei, zur Ruhe zu kommen.

Stimmung und Befindlichkeit

Vor allem zu Beginn der Erkrankung können depressive Verstimmungen auftreten. Die Menschen spüren die Veränderung und sind mit der Feststellung einer chronischen Krankheit konfrontiert. Die selbstdefinierten

Fehlleistungen und Defizite können bei dem Betroffenen zu Gefühlen von Traurigkeit, aber auch von Wut oder Scham führen. Durch den besonderen Lebensumstand und einer verringerten Kontrollfähigkeit kann es zu Stimmungslabilität kommen. So sind professionell Pflegende mit verschiedenen Gefühlen konfrontiert wie Trauer, Hilflosigkeit, Angst, Wut und Aggression. Insgesamt kommt es zu einem Interessensverlust. Frühere Hobbys werden nur noch selten ausgeübt. In sehr fortgeschrittenem Stadium der Erkrankung kann es zu einem vollständigen emotionalen Rückzug kommen, so dass Gefühlsregungen von Außenstehenden nur noch schwer beurteilbar sind.

Pflegeinterventionen

Die Auseinandersetzung mit der Diagnose Demenz ist für viele Betroffene ein schwerer und steiniger Weg. Eine der Möglichkeiten, sie in ihrer Auseinandersetzung mit der Erkrankung zu unterstützen, stellen Beratungsgespräche dar. Wesentlich wichtiger erscheint jedoch die emotionale Begleitung während der Auseinandersetzung. Aktives Zuhören unterstützt die Betroffenen sich zu entlasten, Gedanken zu sortieren und sich verstanden zu fühlen. Es ist natürlich auch von Wichtigkeit ressourcenorientiert und selbstbewusstseinsfördernd zu wirken. Bei einer Diagnosestellung brauchen die Betroffenen Begleitung und ein gemeinsames Aushalten der Situation.

Eine der Aufgaben von professionell Pflegenden ist das Wahrnehmen und Erspüren der Emotionen an Demenz erkrankter Menschen. Über das Widerspiegeln der emotionalen Eindrücke entsteht eine besondere Möglichkeit, mit Betroffenen in Kontakt zu kommen. Der Kontaktaufbau ermöglicht ein sensibles Eingehen auf die Situation, so dass die Betroffenen sich ernstgenommen und verstanden fühlen.

Am Fallbeispiel

Es kommt immer wieder vor, dass Frau Bux traurig ist und weint. Dies geschieht vor allem, wenn sie ihr Zuhause sucht. Die bisherigen Erfahrungen und die Kenntnisse über ihre Biografie zeigen, dass Frau Bux dann besonders gut auf weibliches Personal und ihren Ehemann reagiert. Es wird versucht dies im Alltag zu nutzen.

Körperliche Funktionen

Demenzerkrankungen gehen ebenfalls mit körperlichen Veränderungen einher. Es kommt zu Gangunsicherheiten durch die Tonuserhöhung in der Muskulatur. Der Gang wird zunehmend kleinschrittiger und schlurfend. Sturzgefährdung ist nicht auszuschließen. Es kommt zu Harn- und Stuhlinkontinenz. Durch die kognitiven Veränderungen bestehen Schwierigkeiten, Handlungen zielgerichtet und folgerichtet auszuführen. Es kann zu Schluckstörungen kommen, was die Gefahr erhöht, an einer Pneumonie zu erkranken. Das Trinken und Essen kann vergessen werden. Immer häufiger können sich die Betroffenen unzureichend selbstständig versorgen. Es kann dazu kommen, dass die an einer Demenz erkrankte

Person bei allen Aktivitäten des täglichen Lebens Unterstützung, Anleitung und teilweise oder vollständige Übernahme benötigt.

Pflegeinterventionen

Der Unterstützungsbedarf kann anfangs schwankend sein. Die Betroffenen benötigen eventuell viel Zeit und Anleitung bei der Durchführung der Körperpflege, können sie aber prinzipiell selbstständig durchführen. Aktivitätsbereiche sollten nicht vorschnell (vollständig) übernommen werden. Durch Wahrnehmungsveränderungen und die Schwierigkeit, Situationen folgerichtig durchzuführen, kann es besonders im Bereich der Körperpflege zu Konflikten und Aggressionen seitens der Betroffenen kommen. Dies ist vor der Kontaktaufnahme zu bedenken und benötigt ein sensibles Vorgehen. Wie bereits beschrieben, kann es passieren, dass die Nahrungsaufnahme vergessen oder nur schwer durchgeführt werden kann. Es bedarf je nach Situationen seitens der professionell Pflegenden einer Überwachung, Anleitung, einer teilweisen oder kompletten Unterstützung bei der Nahrungsaufnahme. Flüssigkeitsmangel kann zu Verwirrtheitszuständen führen, aufgrund dessen ist eine ausreichende Flüssigkeitszufuhr zu gewährleisten. In Bezug auf die mögliche Inkontinenz ist zu beobachten, ob die Erkrankten die Toilette finden und ob sie den Urin- und Stuhlgangdrang rechtzeitig wahrnehmen. Häufig ist eine regelmäßige Nutzung von Inkontinenzhilfsmitteln nicht nötig, wenn die Betroffenen kontinuierlich bzw. regelmäßig zur Toilette begleitet und dabei betreut werden.

Bei der Betreuung ist zu beachten, das Demenzerkrankte im späteren Verlauf in ihrer Kommunikation so eingeschränkt sind, dass sie nicht verbalisieren können, wenn sie unter Schmerzen leiden. Daher ist es sinnvoll, sich beim Auftreten von Unruhezuständen zu fragen, ob eventuell auch körperliche Beschwerden die Ursache dafür sein können.

Am Fallbeispiel

Es wurde für Frau Bux ein Trinkprotokoll erstellt, um sicher zu stellen, dass sie während des Tages ausreichend trinkt. Dies ist notwendig, da Frau Bux kaum Durst empfindet und vergisst zu trinken. Ohne Erinnerung trinkt sie fast nichts.

Wahrnehmung

Bei Demenzerkrankungen können zudem Wahrnehmungsstörungen und illusionäre Verkennung auftreten.

Pflegeinterventionen

Die Umgebungsgestaltung kann die Wahrnehmung beeinflussen. Durch wenige Schatten und ausreichende Beleuchtung in der Umgebung kann eine bessere Orientierung stattfinden, die die Situationseinschätzung erleichtert.

Bei der Pflege von Menschen mit einer Demenz kommt es durch den Unterstützungsbedarf zu körperlicher Nähe. Mithilfe der Biographiearbeit kann ermittelt werden, ob negative Erfahrungen mit körperlicher Nähe vorhanden sind bzw. kann wahrgenommen werden, wie viel Nähe jemand zulassen kann und wieviel Distanz jemand benötigt. Daraus muss ein entsprechend feinfühliger Umgang erfolgen. Da die Menschen nicht mehr im

Hier und Jetzt verweilen und in ihrem Inneren und in ihrer Vergangenheit Zuflucht gefunden haben, kann es in diesem Kontext zu Irritationen kommen.

Persönlichkeit

Anzeichen von einer Demenzerkrankung sind Veränderungen der Persönlichkeit. Diese können sehr unterschiedlich sein. Manche Züge der Persönlichkeit verstärken oder verringern sich. Vor allem für An- und Zugehörige ist es eine schwierige Aufgabe, diese Veränderungen anzunehmen.

Pflegeinterventionen

Die Betroffenen haben ein verständlich großes Bedürfnis nach Wahrung ihrer Autonomie und Achtung ihrer Person. Professionelle Beziehungsgestaltung kann die Wahrung der Autonomie unterstützen und fördern. Eine ressourcenorientierte und aktivierende Pflege unterstützt die Wahrung der Persönlichkeit und der vorhandenen Kompetenzen.

5.3.2 Umgang mit den Betroffenen

Empathie und Respekt

Die wohl oberste Priorität im Umgang mit Demenz-erkrankten Menschen ist ihnen trotz größter Einschränkungen und möglicherweise stark abweichender Verhaltensweisen mit Empathie und Respekt zu begegnen. Die professionelle Pflegefachperson darf zu keiner Zeit vergessen, dass den zu betreuenden Menschen all ihre Sorgfaltspflicht und Verantwortlichkeit gebührt. Der Umgang muss zutiefst menschlich, auf Augenhöhe und ohne jegliches hierarchische Gefälle gestaltet sein, welches die Betroffenen irritiert oder einschüchtert. Uns ist nicht immer klar, in welchem Zeit- oder Raumgefüge sich die Betroffenen innerlich befinden. Häufig ist es jedoch zumindest ein anderes als das, in dem wir uns befinden. Es gilt, die Erkrankten da »abzuholen«, wo sie sind. Das bedeutet, die Bereitschaft und die Fähigkeit zu haben, sich notfalls wortlos in die Erkrankten einzufühlen, zu erspüren, welche Bedürfnisse sie in der aktuellen Situation haben und was sie benötigen, um sich wohlzufühlen.

Zwischenmenschlicher Umgang

Der zwischenmenschliche Umgang muss zugewandt, authentisch und warmherzig gestaltet werden. Ziel ist es, dass die Betroffenen sich möglichst wohl, geborgen und sicher fühlen können. Gerade die Erhöhung des individuellen Sicherheitsgefühls ist ein wesentliches Ziel in der Behandlung. Eine Erkenntnis ist, dass das Sicherheitsgefühl der Betroffenen nicht durch gesicherte Räumlichkeiten (geschlossene Türen, Schränke oder Stationen), sondern vielmehr durch einen bedürfnisorientierten Umgang und eine entsprechend angepasste Gestaltung der Umgebung und des Milieus herbeigeführt wird. Fühlen sich die Betroffenen sicher und wohl, können viele der häufig auftretenden Schwierigkeiten und Notlagen (wie vorhandene Ängste, Unruhezustände, Wut- oder Aggressionstendenzen, Fluchttendenzen usw.) weitgehend reduziert oder gelindert werden.

Lachen/Humor

Ein weiterer nicht zu unterschätzender Faktor im Umgang mit Betroffenen ist so elementar wie simpel: Lachen und Humor. Lachen verbindet, schafft Vertrautheit und stellt zumindest für diesen Augenblick eine Gleichheit her. Vorausgesetzt ist natürlich, dass über gemeinsame Sachen gelacht oder gespaßt wird und nicht über den Betroffenen. Häufig schafft es ein authentisches Lächeln oder gemeinsames Scherzen, die Erkrankten aus der inneren Isolation zu lösen und ihnen ein Gefühl zu geben, angenommen zu werden und Teil der Gemeinschaft zu sein.

G. B. Shaw schreibt dazu: »Das Leben hört nicht auf komisch zu sein, wenn Leute sterben oder erkranken, so wenig wie es aufhört, ernst zu sein, wenn Leute lachen« (Staack 2004, S. 50).

Insgesamt gibt es keine Patentrezepte bei der Behandlung, Betreuung und Begegnung von Menschen mit Demenz. Die Reaktionen und Verhaltensweisen sind ebenso individuell wie die einzelnen Lebensgeschichten. Es benötigt ein kreatives und individuelles Vorgehen, welches stets der aktuellen Situation angepasst werden muss, denn was heute »funktioniert«, muss nicht zwangsläufig morgen ebenso erfolgreich sein.

Weitere wichtige pflegerische Grundsätze z. B.

- Wahrnehmung und Sichtweisen des Betroffenen als für ihn gültig erklären
- Absolute »Fehlerfreundlichkeit«
- Vermeiden von »fruchtlosen« (vor allem inhaltsbezogenen) Diskussionen
- Umgang frei von Bevormundung, Druck, Korrektur und Zwang
- Aktivitäten der Betroffenen erhalten und fördern
- Wichtige Informationen bei Bedarf wiederholen
- Den Betroffenen Zeit für ihre Reaktion geben
- Ablenken und Einlenken, statt Konfrontieren
- Einfache Regeln und Gewohnheiten oder persönliche Rituale pflegen
- Für Hilfsmittel sorgen, z. B. Brille, Hörgeräte, Zahnprothesen, Gehhilfen
- Beachtung und Behandlung der somatischen Beschwerden
- Unterstützung bei der Verrichtung alltäglicher Dinge
- Ermöglichen und Erhalten einer möglichst selbstständigen Lebensführung
- Schaffen von Beschäftigungsangeboten und Ermöglichen von Alltagsaktivitäten

Am Fallbeispiel

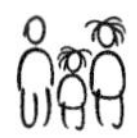

Frau Bux hat sich zu Behandlungsbeginn in der Tagesklinik sichtlich unwohl gefühlt. Sie lief ihrem Ehemann oft nach, wenn er sie morgens in die Einrichtung brachte. Manchmal wimmerte sie noch minutenlang und schaute hilfesuchend um sich. Frau Bock, die zuständige Bezugsbetreuerin, erkannte ihre Not und ihre Angst. Sie hatte Verständnis für ihre Situation und trat mit Frau Bux ruhig und liebevoll in Kontakt. Aus Vorgesprächen kennt sie einige von Frau Bux' Vorlieben und früheren Hobbys. Sie unternahm mit ihr gemeinsame Spaziergänge im Garten, um ihrem Bewegungsimpuls nachzugeben und ihr Zugang zur Natur zu ermöglichen, sie integrierte Frau Bux in gezielte Aktivitäten (Tisch decken, Geschirr spülen, …) und schaffte es durch ihre ausgeglichene und freundliche Ausstrahlung zunehmend, Frau Bux' Vertrauen zu gewinnen.

5.3.3 Pflegerische Konzepte und Maßnahmen

Psychosoziale Interventionen bzw. Ansätze sind Schwerpunkt und erforderlicher Bestandteil in der Betreuung von Menschen mit einer Demenz, auch als Anhaltspunkte für An- und Zugehörige, auch wenn sich die Wirksamkeit schwieriger nachweisen lässt. Sie tragen wesentlich dazu bei, Betroffene und deren Bezugspersonen zu entlasten, alltägliche Belastungen, Situationen und Probleme besser zu verstehen und zu bewältigen.

5.3.3.1 Biografiearbeit

»Die Erinnerung ist das einzige Paradies, aus dem man nicht vertrieben wird.« (Jean Paul 1763–1825)

Biografiearbeit steht für die professionelle Auseinandersetzung und Aufarbeitung der Lebensgeschichte eines Menschen. In der Arbeit mit demenzerkrankten Menschen stellt sie ein unverzichtbares Instrument dar, mit dessen Hilfe wichtiges Hintergrundwissen geliefert wird. Sie unterstützt die betreuenden Personen, bestimmte Verhaltensweisen der Betroffenen nachvollziehen zu können, Ressourcen zu fördern und bietet die Chance, bestimmten Vorlieben gerecht zu werden (beispielsweise beim Essen).

Im Verlauf einer Demenzerkrankung lässt zuerst das Kurzzeitgedächtnis nach. Die Betroffenen können zunehmend nur noch auf ihr Langzeitgedächtnis zurückgreifen. Sie haben Schwierigkeiten, sich in der Gegenwart zurecht zu finden und schaffen sich aus ihren Erinnerungen eine eigene Wahrnehmung und Realität. Man geht davon aus, dass der Mensch zunehmend auf seine alten Erinnerungen bis hin zu solchen aus Kindheit und Jugend zurückgreift, je fortgeschrittener die Demenzerkrankung ist. Um mit den betroffenen Menschen in Kontakt zu kommen, ist es notwendig, auf die Menschen einzugehen, d. h., dort abzuholen, wo sie gerade sind.

In diesem Zusammenhang erweist es sich als sehr empfehlenswert auch an persönlichen Ritualen, Glaubenssätzen und religiösen Überzeugungen anzuknüpfen, indem beispielsweise Rituale des Betens gepflegt oder Besuche religiös geprägter Orte (z. B. Kirche, Moschee) oder auch ein Besuch besonders vertrauter Personen und Plätze ermöglicht werden.

Psychobiografisches Pflegemodell nach Böhm

Erwin Böhm (2005) begründete und entwickelte in den 1990er Jahren ein psychobiografisches Pflegemodell zur Unterstützung der Arbeit mit älteren und demenzerkrankten Menschen. In seinem Modell wird die Biografie des Einzelnen erfasst und Vorlieben in verschiedenen Aspekten des Lebens (beispielsweise Kleidung und Körperpflege) festgehalten. Er hat einen Einstufungskatalog erstellt, mit dessen Hilfe einzuschätzen ist, in welcher Phase sich der Mensch befindet und auf welche Verhaltensweisen und Impulse er positiv oder negativ reagiert. In den letzten Jahrzehnten haben verschiedene Autor*innen biographische Aspekte in pflegetheoretische Überlegungen ausgebaut sowie in Veröffentlichungen zur Einzel- und Gruppenarbeit aufgenommen.

Am Fallbeispiel

Frau Bux fühlt sich in Gesellschaft sehr wohl. Dies wird in der weiteren Alltagsgestaltung beachtet und sie wird zu mehr Gruppenaktivitäten motiviert. Die Biografiearbeit führte zudem zur Orientierung an den Vorlieben ihrer Freizeitgestaltung. So wird vermehrt darauf geachtet, dass Frau Bux einen Zugang zum Garten hat und sie bei der Mahlzeitenherstellung mit einbezogen wird. Wenn Frau Bux unruhig ist, macht man dank der Erinnerungsarbeit die Erfahrung, dass es ihr hilft, wenn sie beten kann.

5.3.3.2 Validation

»Wie trete ich in Kontakt mit Menschen, die an Demenz erkrankt sind?«

Naomi Feil

Validation wurde von Naomi Feil entwickelt als Methode zur besseren Kommunikation mit Demenzerkrankten und/oder desorientierten Menschen und ist seit 1990 auch in Deutschland als spezifischer Ansatz bekannt geworden. Später wurde das Konzept von Nicole Richard (2004) weiterentwickelt. Ein wesentlicher Aspekt der Validation betrifft den Umgang und die Haltung gegenüber den betreffenden Personen. Naomi Feil orientierte sich dabei an der klientenzentrierten Gesprächsführung nach Rogers.

Validieren beinhaltet den Emotionsgehalt und die Mitteilungen des Gegenübers für gültig zu erklären, um damit seine Würde zu erhalten bzw. wiederherzustellen ihn und wertzuschätzen. Menschen, die sich unverstanden fühlen und sich nicht orientieren können, werden in der Regel unruhig. Validation ermöglicht es, diese Menschen zu erreichen, ein kleines Stück »in ihren Schuhen« mitzugehen und eine angespannte Situation zu entspannen. Um Validation als Methode fachlich effektiv anwenden zu können, ist eine vorherige Auseinandersetzung mit der jeweiligen Lebensgeschichte des Menschen sinnvoll und notwendig. Sie ermöglicht ein besseres Verständnis für dessen Werte und Verhalten. Falls eine direkte Biografiearbeit nicht möglich sein sollte, kann man aus dem jeweiligen Geburtsjahr Rückschlüsse über die damalige Lebenssituation ziehen. Die Auseinandersetzung mit der Lebensgeschichte und die Anwendung der Validation können die Bearbeitung der Lebenssituation von Betroffenen unterstützen, das Selbstbewusstsein stärken und Sicherheit vermitteln.

Ein Anteil aus der Validationsmethode ist eine spezifische Kommunikationstechnik. Sie besteht aus drei verschiedenen Stufen: erahnen und erkennen des Gefühlslebens des Gegenübers und die Benennung dessen.

Dabei ist darauf zu achten, dass das Gefühl anerkannt, angenommen und wertgeschätzt wird.

Den Inhalt des Gefühls gilt es zu verallgemeinern und zu bestätigen. Günstiger Weise geschieht dies in Form von Sprichwörtern, Liedern, Volksweisheiten.

Am Fallbeispiel

Frau Bux beschuldigte die Bezugsperson Frau Bock: »Du hast mir fünfzig Euro geklaut!« Frau Bock sagte zu Frau Bux: »Sie sind gerade sehr aufgebracht.« Und weiter: »Sie sind sehr sparsam. Sie mussten jeden Cent dreimal umdrehen.«

5.3.3.3 Milieugestaltung

Gerade bei demenziell erkrankten Menschen kommt der an den Bedürfnissen des Individuums angepassten Milieugestaltung ein sehr hoher Stellenwert zu. Sie trägt, optimal ausgeführt, maßgeblich dazu bei, mit den Betroffenen in Beziehung zu treten, ihnen Orientierung und Sicherheit zu ermöglichen und ihnen trotz größerer Einschränkungen persönliche Entfaltungsmöglichkeiten zu gewährleisten.

Abb. 5.1: Milieugestaltung (vgl. Gutzmann/Wojnar 1996)

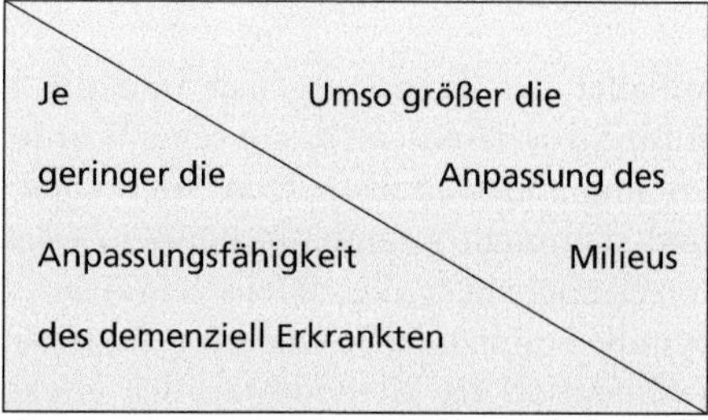

Gunderson schreibt dazu: »Sozialmilieugestaltung bringt Umgebung, Krankheit und partnerschaftliche Beziehung in Einklang« (Gunderson 1978, in Gutensohn 2000). In Anlehnung an Staack (2004) können unter anderem folgende drei Schwerpunkte der Milieugestaltung formuliert werden:

- Aspekte der räumlichen Umgebung
- Aspekte der organisatorische Betreuungsarbeit
- Aspekte der menschlichen Umgebung

Aspekte der räumlichen Umgebung

Hauptziel ist es, den Betroffenen die Orientierung und Bewegung in der individuellen Umgebung durch kompensatorische Maßnahmen so komplikationsarm und barrierefrei wie möglich zu gestalten. Dazu sollte die Umgebung grundsätzlich freundlich, vertraut, einladend und übersichtlich gestaltet werden. Grundlegende Ansatzpunkte sind beispielsweise der bewusste Einsatz von Farben, Beleuchtung, Pflanzen und biografisch bedeutsamen Möbeln und Inventar, eine angepasste Raumtemperatur (möglichst nicht über 21 °C), übersichtliche und einsehbare Räumlichkeiten, aber auch private Rückzugsmöglichkeiten und gemeinschaftliche »Treffpunkte« zu schaffen.

Reizpotenzierung

Als grundlegend orientierungsfördernd wird eine gezielte und in sich harmonische *Reizpotenzierung* zur äußeren Signalgebung angesehen. Unter Reizpotenzierung versteht man das Ansprechen mehrerer Sinne gleichzeitig, indem beispielsweise optische, akustische, taktile und olfaktorische Reize so miteinander kombiniert werden, dass sie den Betroffenen ein stimmiges Bild der Umgebung vermitteln.

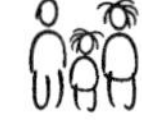

Am Fallbeispiel

Frau Bux hat früher gerne und viel gekocht. Ziel der Mitarbeitenden ist es, sie dazu zu aktivieren, bei der Zubereitung des Mittagessens zu helfen. Die Küche ist das bauliche Zentrum der Tagesklinik. Die Geräusche bei der Zubereitung sowie die charakteristischen Gerüche der frischen Speisen verbreiten sich über den ganzen Flur. Frau Bux nimmt die Reize wahr und begibt sich wie selbstverständlich in die Küche.

Aspekte der organisatorischen Betreuungsarbeit

»Ein abgestimmtes Organisationskonzept für einen milieutherapeutischen Ansatz muss grundsätzlich alle Betreuungsmaßnahmen beachten. [...] Institutioneller Zwang ist hierbei kontraproduktiv« (Staack 2004, S. 29).

Es gilt, äußere Rahmenbedingungen und Konzepte so zu schaffen, dass sie den Erfordernissen und Bedürfnissen der Betroffenen entsprechen. Elementar ist dabei, dass die entsprechenden Konzepte von den unterschiedlichen Mitarbeitenden einerseits gelebt und vertreten werden und andererseits dennoch individuell auf den Einzelnen abgestimmt angewendet werden. Ein starres Festhalten an Stationskonzepten, bestimmten Zeiten oder Abläufen macht in der Regel wenig Sinn. Grundlegend zur Anwendung kommende Konzepte sind unter anderem eine konsequente Orientierung an der Lebensgeschichte des Einzelnen (▶ Kap. 5.3.3.1 Biografiearbeit), Angehörigenarbeit und die Anwendung abgestimmter Kommunikationskonzepte. Insbesondere für demenzerkrankte Menschen gibt es verschiedene Wohn- und Betreuungsformen. Diese sind beispielsweise Demenz-Wohngemeinschaften, Tagesbetreuung, betreutes Wohnen, ambulante psychiatrische Pflege oder spezialisierte Abteilungen in Altenpflegeheimen. In der stationären psychiatrischen Versorgung gibt es in größeren Kliniken spezialisierte Abteilungen. Die Gerontopsychiatrie ist ein Teilgebiet der Gerontologie und der Psychiatrie. Sie befasst sich mit psychischen Erkrankungen, die durch Altersvorgänge ausgelöst werden oder die das Alter begleiten.

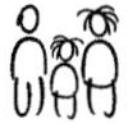

Am Fallbeispiel

Schon vor der Aufnahme von Frau Bux in die Tagesklinik erfolgten Vorgespräche mit ihr und ihrem Ehemann. Die Mitarbeitenden haben in mehreren Gesprächen eine ausführliche biografische Anamnese erhoben. Durch ihre Kenntnisse über Frau Bux' Leben, Lebenseinstellungen, Hobbys und Ressourcen setzen sie diese bewusst ein, um Frau Bux zu aktivieren oder sie von ihrem Krankheitserleben ablenken oder beruhigen zu können. Die Möglichkeit zur begleiteten Gartenarbeit oder Küchenhilfe hat sich besonders bewährt.

Aspekte der menschlichen Umgebung

Die Gestaltung des (zwischen-)menschlichen Milieus muss besonders im Umgang mit demenzerkrankten Menschen sehr achtsam erfolgen. Als wertvolle Aspekte können die *4Ks* herangezogen werden.

Kompetenz

K – Kompetenz: Die Pflegefachperson benötigt das entsprechende professionelle Fachwissen über die Erkrankung. Sie muss in der Lage sein, die vielfältigen Pflegesituationen, die sich in der Betreuung und Begleitung mit den Betroffenen ergeben können, richtig einzuschätzen und zu bewerten. Dies erfordert es eine besondere Empathie sowie ein hohes Maß an Kreativität und Flexibilität.

Kommunikation

K – Kommunikation: Die Kommunikation muss gewählt und bedacht gestaltet werden. Die professionelle Pflegefachperson sollte entsprechend unterschiedliche Kommunikationsmodelle kennen und flexibel abgestimmt anwenden können, um mit den Betroffenen in Beziehung zu treten. Außerdem sollte darauf geachtet werden, dass die gesprochenen Sätze klar, kurz, und möglichst unmissverständlich sind.

Kongruenz

K -Kongruenz: Die Pflegefachperson muss empathisch, wertschätzend und authentisch auftreten und darauf achten, dass ihr Verhalten für den Erkrankten möglichst »schlüssig« ist. Vor allem dann, wenn das gesprochene Wort allein durch den vorangeschrittenen Krankheitsprozess seine Bedeutung verliert, weil gewisse Worte u. U. von Betroffenen inhaltlich nicht mehr übersetzt werden können, ist der gezielte und angemessene Einsatz von Körpersprache, Gestik und Mimik besonders wichtig, um den Erkrankten die Verständigung zu erleichtern.

Kontinuität

K – Kontinuität: Eine Kontinuität der betreuenden und behandelnden Mitarbeitenden erleichtert es den Betroffenen, trotz vorhandener Schwierigkeiten, Beziehungen zu knüpfen. Das Gefühl, das Gegenüber wirkt bekannt oder zumindest vertraut, erleichtert es den Betroffenen, sich sicher und geborgen zu fühlen. Aber zusätzlich zu einem möglichst kontinuierlichen Kreis betreuender Personen benötigt es auch eine intrapersonelle Kontinuität des einzelnen Mitarbeitenden selbst. Das Auftreten sollte gleichförmig zugewandt und möglichst berechenbar sein.

Am Fallbeispiel

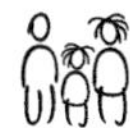

Frau Bock ist examinierte Altenpflegerin (heute Pflegefachfrau) mit einer zweijährigen Weiterbildung für Psychiatrische Pflege. Im Zuge ihrer Fachweiterbildung hat sie mehrere stationäre und teilstationäre Betreuungskonzepte für alte und demenziell erkrankte Menschen kennengelernt und ihr Fachwissen entsprechend erweitert. In der Tagesklinik ist sie die kontinuierliche Bezugsperson und Ansprechpartnerin für Frau Bux und deren An- und Zugehörige. Frau Bock ist aufgrund ihrer ruhigen und warmherzigen Ausstrahlung sehr zugewandt. Oft sucht Frau Bux ihre Nähe und orientiert sich an ihr.

5.3.4 Alltagsgestaltung und Schaffung gemeinsamer Aktivitäten

Ziele

Wesentliche Ziele der Alltagsgestaltung sind die Erhaltung von vorhandenen Kompetenzen und Ressourcen, die Förderung des Selbstwertgefühls, die Förderung der subjektiven Lebensqualität und Lebensfreude sowie die Möglichkeit zur aktiven Teilnahme am Tagesgeschehen. Die Auswahl geeigneter Aktivitäten muss dabei sehr bewusst erfolgen und sich unbedingt an den Stärken, Fähigkeiten und Interessen der Einzelnen orientieren. Jegliche Form der geistigen, emotionalen oder körperlichen Überforderung ist dringend zu vermeiden. Überforderung zeigt den Betroffenen ihre eigenen Grenzen auf und führt zu unguten Gefühlen, Resignation und nicht selten zu Rückzug ins Innere. Das Gefühl, einer Aufgabe gewachsen zu sein hingegen, bestärkt die Betroffenen und erhält ihre innere Souveränität.

Je fortgeschrittener das Demenzstadium, desto eher sollten möglichst sprachunabhängige Aktivitäten erfolgen, beispielsweise über vertraute haushaltsnahe Tätigkeiten, Bewegungsangebote oder Angebote, die die sinnliche Wahrnehmung ansprechen (Musik, Düfte…). Grundsätzlich gilt, dass natürlich auch andere Formen von Erkrankungen oder altersspezifischer Beschwerden wie Hör- oder Sehbehinderungen, gleichermaßen bei der Auswahl der Aktivitäten berücksichtigt werden müssen.

Aktivitäten können sowohl gruppenbezogen als auch im Einzelkontakt erfolgen und müssen situativ und individuell begründet ausgewählt und angeboten werden. In der Regel empfiehlt es sich, Beschäftigungsangebote so niederschwellig und kurzweilig wie möglich zu halten, da Demenzerkrankte sich in der Regel nicht lange auf eine bestimmte Sache konzentrieren können. Teilweise können ganz einfache Tätigkeiten, wie Schubladen ein- oder ausräumen, Wäsche falten oder putzen sinnvoll sein.

Am Fallbeispiel

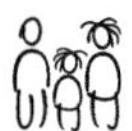

Frau Bux nimmt gerne an der gemeinsamen Vor- und Nachbereitung der Mahlzeiten teil. Frau Bux war schon immer eine sehr gewissenhafte und ordentliche Hausfrau. Sie konzentriert sich sehr auf ihre Spülarbeit und benötigt dafür viel Zeit. Frau Bock hat das beobachtet und stellt ihr deswegen einen Stuhl vor die Spüle, da sie nicht so lange an derselben Stelle stehen kann, ohne Schmerzen in den Beinen zu bekommen. Sie spült das Geschirr sehr gründlich und teilweise sogar mehrfach. Dabei wird sie ganz ruhig.

5.3.4.1 10-Minuten-Aktivierung

Die sogenannte 10-Minuten-Aktivierung ist, wie es der Name schon sagt, eine sehr interessante und kurzweilige Möglichkeit, die Demenzerkrankten geistig anzuregen. Dabei wird mittels zeittypischer und charakteristischer Gegenstände, Bilder oder Symbole gearbeitet, welche den Betroffenen ausgehändigt oder zumindest in ihre Sichtweite gestellt werden. Häufig wird dadurch das Langzeitgedächtnis aktiviert. Mögliche Utensilien können sein: alte Küchen- oder Hausarbeitsgeräte, alte Stoff- oder Porzellanpuppen oder andere Spielzeuge, alte Bücher oder auch universelle Bilder (bekannte und beheimatete Tiere und Pflanzen…).

Gründliche Biografiearbeit erleichtert das Gelingen und verringert die Gefahr, eventuell auch negative Assoziationen zu wecken. War ein Mann beispielsweise während des Zweiten Weltkriegs bei der Marine eingesetzt, so würde ein Spielzeugboot wahrscheinlich eher ungünstige Emotionen hervorrufen.

Am Fallbeispiel

Frau Bux greift gerne nach der alten Bibel. Sie kann die Schrift nicht mehr lesen, erkennt jedoch, dass ihr das Buch wichtig und vertraut ist. Gerne blättert sie lange und sorgsam darin und fängt gelegentlich dabei an zu summen.

5.3.4.2 Basale Stimulation

Die Basale Stimulation wurde für schwerstbehinderte Kinder von Andreas D. Fröhlich, Psychologe, ab 1975 im Rahmen eines Schulversuchs entwickelt. Der der daraus entstandene Pflegeansatz der basalen Stimulation (Buchholz/Schürenberg 2005) lässt sich gut bei Menschen mit einer Demenzerkrankung anwenden. Basale Stimulation dient der Begegnung, dem Umgang und der Begleitung/Behandlung von Menschen, die in ihrer Aktivität und Kommunikation gegenüber ihrem Umfeld eingeschränkt sind. Sie erleichtert den Betroffenen die Förderung der Beziehung zu sich selbst und zu ihrem Umfeld und ermöglicht das Erleben und Ausdrücken der eigenen Bewegungsfähigkeit. Das Konzept erfasst den Menschen umfassend und bezieht dessen Lebensgeschichte und Erfahrungen mit ein. Viele der Elemente der Basalen Stimulation arbeiten mit den verschiedenen Sinnen des Menschen und seiner Reaktion darauf. Die wesentlichen Ziele des Konzepts sind (vgl. Ullrich/Sitzmann/Schewior-Popp 2004, S. 83–90; Schädle-Deininger 2010b, S. 334):

- Leben und dessen Entwicklung erhalten und erfahren
- Das eigene Leben wahrzunehmen
- Sicherheit und Vertrauen aufzubauen und zu erleben
- Entwicklung des eigenen Rhythmus
- Wahrnehmung der Außenwelt
- In Beziehung zu gehen und Begegnung zu gestalten
- Sinn und Bedeutung vermitteln
- Gestalten des eigenen Lebens
- Autonomie und Verantwortungsgefühl

5.3.4.3 Kinästhetik

Unter Kinästhetik versteht man die Lehre von der Bewegung. Sie ist vorwiegend in der somatischen Pflege bekannt, hält jedoch nach und nach auch Einzug in die psychiatrische Pflege. Kinästhetik wurde vor allem bekannt durch die Arbeit von F. Hatch und L. Maietta (2003).

Das Arbeiten mit kinästhetischen Bewegungen ermöglicht den Betroffenen, die eigene Bewegungsfähigkeit und den Körper wahrzunehmen und sich als selbstwirksam zu erleben. Einer der Leitsätze von Kinästhetik: »Ich bewege mich, also bin ich«. Die Anwendung von Kinästhetik schafft neue Erfahrung über alternative Bewegungsmöglichkeiten und das Wahrnehmen des eigenen Selbst im umgebenden Raum. Ein weiterer Vorteil des Konzepts ist es, dass Pflegende selbst aufgefordert werden, bewusster auf ihre körperlichen und psychischen Bedürfnisse zu achten und eigene Bewegungsabläufe in der körperbezogenen Arbeit mit den Betroffenen zu optimieren. Wenn an Demenz leidende Personen erleben, wie sie ihre eigenen Ressourcen von Bewegung nutzen können, wird das Gefühl von Selbstwirksamkeit und Wohlbefinden erhöht und es entstehen weniger Aggressionen. Außerdem werden Helfende weniger belastet.

5.3.5 Angehörigenarbeit

Viele der an Demenz erkrankten Menschen werden noch lange Zeit zu Hause betreut und versorgt. Die Betreuung ist zeitaufwendig und anstrengend. Viele Angehörige beschreiben den Verlauf der Demenzerkrankung als langsamen Abschied eines geliebten Menschen. Entlastend können zusätzliche Betreuungsangebote wie ein ambulanter Pflegedienst, Tagesstätte, Tagespflege, Gedächtnisambulanz und andere Fachberatungsstellen sein. Eine weitere Möglichkeit, Entlastung und Austausch zu finden, besteht darin, eine Angehörigengruppe aufzusuchen.

Eine der Aufgaben von psychiatrisch Pflegenden ist es, An- und Zugehörige in ihrer Situation wahrzunehmen, Kontakt anzubieten, zu informieren, zu beraten und zu begleiten. Ein weiterer wichtiger Punkt stellt die

Einbeziehung der An- und Zugehörigen in die Behandlung und Betreuung dar.

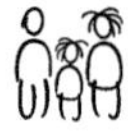

Am Fallbeispiel

Herr Bux wird zu einem gemeinsamen Gespräch mit den betreuenden Personen der Tagesklinik eingeladen. Dort werden die Möglichkeiten des weiteren Umgangs in der Tagesklinik und zu Hause zusammengetragen. Herr Bux hat hier die Möglichkeit, über Schwierigkeiten und Veränderungen seiner Ehefrau zu sprechen und sich zu entlasten. Mögliche Strategien für den Alltag und Hilfen können besprochen werden. Weiter nimmt das Ehepaar an den gemeinsamen Ausflügen und Kaffeerunden teil. Dies schafft Zeit für Erholung und Entspannung.

5.3.6 Exkurs: Der Pflegeprozess

Der Pflegeprozess wurde 1955 eingeführt (z.B. von Lydia Hall, Virginia Henderson…). Er stellt einen Regelkreislauf dar, den die professionell Pflegenden zur Behandlung und Betreuung von Erkrankten anwenden. Dies geschieht vom Erstkontakt bis zum letzten Kontakt in der Pflegesituation. Der Prozess dient der Erfassung der individuellen Schwierigkeiten, Ressourcen und Ziele der Patient*innen. Über das gemeinsame Handeln und zur Verfügungstellung der Fachexpertise können diese Ziele erreicht werden. Die Betroffenen und andere beteiligte Personen sollten in jedem Prozessabschnitt bestimmend mit einbezogen werden. Der Prozess dient gleichzeitig der Nachvollziehbarkeit und Überprüfbarkeit des geplanten und ausgeführten pflegerischen Handelns. Der Prozess wird durch die Dokumentation von Anamnesebögen, Pflegeberichten und Pflegeplanungen usw. sichtbar. Die Dokumentation stellt einen Teil des Pflegeprozesses dar. Sie dient zur rechtlichen Absicherung und sorgt dafür, dass die Beobachtungen und Maßnahmen nachvollziehbar sind.

Ein Merkmal des professionellen pflegerischen Handelns ist die Fähigkeit prozesshaft zu arbeiten. Hierfür werden verschiedene Kompetenzen benötigt:

Kompetenzen

- Gegebenheiten und Veränderungen wahrnehmen und beobachten
- Einschätzen und Beurteilen
- Mithilfe des Fachwissens und Erfahrungswissens geeignete Maßnahmen einleiten

Regelkreislauf

Nach dem Regelkreislauf von Verena Fiechter und Martha Meier (1993) existieren sechs verschiedene Schritte.

1. *Informationssammlung:* Im Gespräch mit dem Patienten und im Einvernehmen mit den Angehörigen kann die individuelle Situation des Betroffenen erfasst werden. Eine weitere Informationsquelle bieten die

Beobachtungen und Wahrnehmungen der Pflegefachperson und des sozialen Umfeldes.
2. *Problemdefinierung und Ressourcenerfassung:* Die Probleme und Ressourcen werden sowohl in der Anamnese dokumentiert als auch in die Pflegeplanung integriert.
3. *Festlegung der Pflegeziele:* Gemeinsam mit dem Patienten (und ggf. weiteren Personen) werden die Ziele festgelegt und in der Pflegeplanung benannt, um das gewünschte Ziel anzustreben. Es wird zwischen Nah- und Fernzielen unterschieden. Nahziele bilden eine bessere Erreichbarkeit eines Ziels ab. Sie werden auch als Zwischenziele genutzt. Fernziele sind übergeordnete Ziele, die eine längere Zeit benötigen, bis sie erreicht werden können. Die Ziele sollen spezifisch, messbar, attraktiv, realistisch und terminiert (SMART) sowie überprüfbar sein.
4. *Planung der Pflegemaßnahmen:* Nun werden die verschiedenen Maßnahmen gemeinsam ausgewählt, überprüft und dokumentiert, die zur Erreichung der gemeinsam erarbeiteten Ziele führen sollen. Pflegestandards und andere Hilfsmittel werden mit einbezogen.
5. *Durchführung der Pflegemaßnahmen:* Anhand der Pflegeplanung können sich alle Pflegenden an die ausgewählten Maßnahmen halten. Diese werden durchgeführt und auf ihre Wirksamkeit hin beobachtet. Dabei ist auf die aktuelle Patientensituation zu achten, damit eigene Fähigkeiten gefördert und gewahrt werden, wobei der Patient aktiv mit einbezogen wird. Nach der Durchführung soll eine zeitnahe Dokumentation erfolgen.
6. *Beurteilung der Wirkung der Pflegemaßnahmen:* Durch die Beobachtung der Wirksamkeit der Pflegemaßnahmen kann evaluiert werden, ob die richtigen Pflegemaßnahmen ausgewählt wurden und ob ein Ziel bereits erreicht wurde. Eventuell werden neue Maßnahmen, Ziele oder aufgetretene Schwierigkeiten zusätzlich erfasst oder weggelassen. Dabei wird die Wahrnehmung des Patienten, was er als positiv und was er weniger hilfreich erlebt hat, mit aufgenommen.

Die Gefahr ist, dass aus organisatorischen und personellen Rahmenbedingungen dem Pflegeprozess nicht die notwendige Zeit zukommt und dann nicht vollständig abgebildet wird. Das hat zur Folge, dass eine systematische und empirische Analyse (Evaluation) von Konzepten, Prozessen und Wirkungen von Aktivitäten nicht ausreichend berücksichtigt werden (können). Der Pflegeprozess ist eine Kernaufgabe von Pflegefachpersonen, um eine genaue Pflegediagnostik zu erstellen und geeignete Maßnahmen in die Wege zu leiten.

Die Verbreitung und Anwendung anderer Systematiken des Pflegeprozesses erweitert das Handlungsspektrum, z. B. der vier- und fünf-schrittige-Prozess oder die strukturierte Informationssammlung (»SIS«).

Tab. 5.3: Exemplarische Pflegeplanung am Fallbeispiel Frau Bux

Pflegeproblem z. B.	Pflegeziel z. B.	Pflegemaßnahmen z. B.
Frau Bux ist aufgrund ihrer demenziellen Erkrankung in ihrer Kommunikation eingeschränkt. Ressource: Frau Bux mag es in Gesellschaft zu sein.	Frau Bux kann ihrem Befinden und emotionalem Erleben Ausdruck verleihen.	Frau Bux nimmt mindestens einmal an den verschiedenen Gruppenangeboten teil; kontinuierlicher Bezugsrahmen; Validationsanwendung; auf Körper und Mimik achten, nach Bedürfnissen und ihrem Befinden erkundigen.
Frau Bux ist örtlich und zeitlich desorientiert.	Frau Bux findet sich in der Tagesstätte zurecht und fühlt sich sicher.	Angenehmes Umfeld schaffen; auf feste Rituale achten; ihre Gewohnheiten kennenlernen und dokumentieren und einbeziehen; Orientierungshilfe bieten (z. B. durch Bilder, Kalender) und Begleiten.
Frau Bux kann viele Handlungen nicht folgerichtig ausführen. Ressource: Frau Bux ist aktiv und beschäftigt sich gerne.	Frau Bux kann ihre bestehenden Alltagsfähigkeiten erhalten.	Unterstützung und Anleitung verschiedener Handlungen im Bereich der Nahrungsaufnahme, Körperpflege und Freizeitgestaltung; Ressourcenförderung; geduldig sein im Kontakt.
Frau Bux ist aufgrund ihrer Gangunsicherheit sturzgefährdet.	Frau Bux kann vor weiteren Stürzen bewahrt werden. Ihre Bewegungsfähigkeit kann bewahrt werden.	Umgebungsfaktoren überprüfen; ihr in der Mobilisation Zeit und Raum geben; auf geeignetes Schuhwerk achten.

5.4 Aspekte der Therapie

5.4.1 Medikamentöse Therapie

Es können symptomgebundene Medikamente bei Unruhe, depressiver Verstimmtheit, Schlafproblemen eingesetzt werden. Bei sekundären Demenzen ist in erster Linie die Ursache zu behandeln.

Es gibt verschiedene Medikamentengruppen, die das Fortschreiten der Demenzerkrankung etwas verzögern oder die momentane Befindlichkeit verbessern können. Sie haben zum Ziel, das Niveau bei Behandlungsbeginn zu stabilisieren.

Acetylcholinesterasehemmer (z. B. Exelon, Rivastigmin)

Acetylcholinesterase-hemmer

ACE-Hemmer hemmen den Abbau von Acetylcholin und erhöhen die Konzentration des Neurotransmitters im synaptischen Spalt. Mögliche Nebenwirkungen sind gastrointestinale Beschwerden wie Übelkeit, Erbrechen oder Durchfall. Bei gleichzeitiger Gabe von Betablockern kann es zu einer Bradykardie kommen, die die Gefahr von Synkopen erhöht.

Acetylcholinesterase-Hemmer werden in der Regel bei leichten bis mittelschweren Demenzen eingesetzt, um die Fähigkeiten der Verrichtung von alltäglichen Aktivitäten und kognitive Funktionen zu verbessern. **Die Applikationsformen der Acetylcholinesterase-Hemmer** variieren je nach Präparat und umfassen retardierte Hartkapseln, Lösungen, Tabletten, Schmelztabletten und transdermale Pflaster.

NMDA-Antagonisten (beispielsweise Ebixa)

NMDA-Antagonisten

Sie verhindern eine Nervenüberreizung durch die Verhinderung des Neurotransmitters Glutamat. Insgesamt ist die Verträglichkeit relativ gut, selten kann es zu Halluzinationen, Verwirrtheit, Schwindel, Kopfschmerzen und Müdigkeit kommen.

NMDA-Antagonisten verhindern, dass die Nervenzellen zu viel Kalzium erhalten erschweren das »Andocken« von Glutamat und lassen gleichzeitig wichtige Signale zwischen den Zellen weiter fließen.

Nootropika (z. B. Donepezil, Pyritinol, Ginkgopräparate)

Nootropika

Sie sollen die Sauerstoff- und Glukoseverwertung im Gehirn sowie Stoffwechselvorgänge verbessern. Eine eindeutige Wirksamkeit konnte in Studien nicht nachgewiesen werden, deshalb ist ihr Einsatz und ihre Wirksamkeit umstritten, da die Studienlage sehr widersprüchlich ist. Nootropika sind zentralnervös wirkende Substanzen, die die Gehirnfunktionen erhöhen, z. B. das Gedächtnis, die Leistungsfähigkeit sowie die Konzentrationsfähigkeit, oder das Denken und Lernen verbessern.

Bei vaskulären Demenzen oder Demenzen anderer körperbedingter Erkrankungsherkunft sind diese mitzubehandeln.

5.4.2 Ergotherapie

Die Ergotherapie möchte den Erkrankten durch kreative Betätigung die Möglichkeit der Beschäftigung, Ablenkung, Aktivierung und des persönlichen Ausdrucks sowie Erfolgserlebnisse geben. Dies gilt es auch in der Zusammenarbeit mit Angehörigen und Bezugspersonen zu vermitteln, um beiden Seiten Erleichterung und mehr Lebensqualität zu ermöglichen. In der Arbeit mit demenziell Erkrankten geht es dabei nicht um Formschönheit, Stimmigkeit oder Vollständigkeit des Objekts, sondern um ausgleichende und für die Betroffenen angenehme Betätigung. Betroffene profitieren vor allem dann, wenn optische oder taktile-sensorische Sinne angesprochen werden. Im Sinne der Reizpotenzierung ist es sinnvoll, beide Sinne gleichzeitig anzusprechen, um die Betroffenen zu Aktivität zu ermuntern. Denkbare Möglichkeiten sind beispielsweise das Befühlen und Spielen mit bunten Bällen unterschiedlicher Größe oder Materialbeschaffenheit sowie der Einsatz von verschiedenfarbigen Stoffen und Tüchern.

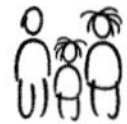

Am Fallbeispiel

Frau Bux hat bereits in ihrer Kindheit von ihrer Mutter das Nähen gelernt. Später hat sie dann den Beruf der Näherin erlernt. In der Ergotherapie ist sie vor allem von den Stoffkisten begeistert. Oft befühlt sie die Stoffe, betrachtet sie und sortiert sie nach Farben. Manchmal schneidet sie kleine Teile zurecht, die sie dann aufeinanderlegt oder je nach Material mit einer groben Stopfnadel aneinanderheftet.

5.4.3 Musiktherapie

Der Einsatz von Musiktherapie hat sich in der Behandlung von Demenzerkrankten als erfolgreich erwiesen. Musik ist ein Kommunikationsmedium, welches vollkommen ohne Sprache auskommen kann. Die verschiedenen Harmonien können je nach Einsatz aktivieren, anregen oder auch beruhigen. Musik umfasst ein breites Spektrum: singen, Musik hören, Instrumente spielen oder auch Bewegung sowie Tanzen zu Musik und wirkt positiv auf Lebenszufriedenheit und Lebensqualität aus

Instrumente

Der Einsatz von Instrumenten kann den Betroffenen große Faszination und Spaß bereiten. Dazu eignen sich besonders leicht bespielbare Instrumente (Triangel, Trommel, Rasseln usw.). Prinzipiell kann aber jedes Instrument zum Einsatz kommen. Erlaubt ist alles, was das Interesse weckt. Durch die Töne, Klänge und den Rhythmus können sich die Betroffenen ausprobieren und ausdrücken. Ein weiteres Element ist das gemeinsame Singen, gerne auch gemeinsam mit An- und Zugehörigen. Viele alte und demenzerkrankte Menschen reagieren noch lange auf altbekannte Volkslieder der Kindheit und Jugend und singen, summen, klatschen oder lauschen schlichtweg den vertrauten Melodien.

Am Fallbeispiel

Frau Bux hat mit ihren Eltern und auch später im Kirchenchor immer gerne gesungen. Sie hat viele Lieblingslieder, auf die sie immer mit Freude reagiert. Am liebsten singt sie »Im Frühtau zu Berge«. Frau Bock nutzt diese Ressource und stimmt gerne ein Lied an, wenn sie das Gefühl hat, dass sich Frau Bux nicht gut oder unruhig fühlt.

5.5 Die unterschiedlichen Rollen der Pflegenden

Die pflegerischen Rollen gehen bei einem an einer Demenz erkrankten Menschen mehr ineinander über, da der situative Ansatz häufiger gleichzeitig mehrere Handlungsebenen umfasst und umfassen muss.

Pflegeexpert*in

Pflegefachpersonen, die Menschen mit einer Demenz im Pflegeprozess begleiten, benötigen Wissen über differenzialdiagnostische Möglichkeiten, die Entstehung, Ursachen und den Krankheitsverlauf, aber auch Kenntnisse über Wirkungen sowie Nebenwirkungen von Medikamenten. Pflegende nehmen in der Betreuung Beeinträchtigungen wahr und nehmen diese zur Ausgangslage der Pflegeplanung und ihres pflegerischen Handelns.

Vermittler*in

In der kommunikativen Rolle setzen Pflegende verbale und nonverbale Kommunikation ein. Sie gehen von den biografischen Daten aus, setzen z. B. gezielt unterschiedliche Kommunikationsformen Validation, Biografiearbeit, 10-Minuten-Aktivität, Basale Stimulation und Kinästhetik ein und bringen Patient*innen untereinander in unterschiedlicher Weise ins Gespräch.

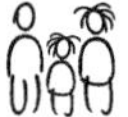

Am Fallbeispiel

[...] Frau Bux nimmt an der Leserunde teil, in denen im Anschluss über das frühere Leben gesprochen wird. Dies weckt in Frau Bux viele Erinnerungen. Gelegentlich kommt sie so mit anderen Betroffenen ins Gespräch über alte Zeiten.

Manager*in

Diese Rolle ist in der Gestaltung des Pflegeprozesses, in der fallbezogene Zusammenarbeit in der Ergo- und Musiktherapie sowie im Austausch und Gespräch mit den An- und Zugehörigen gegeben. Vernetzung, Kooperation, Koordination und Zusammenarbeit sind wesentliche Merkmale.

Gesundheitsfürsprecher*in

Die körperlichen, geistigen und psychischen Ressourcen von Frau Bux werden von der Pflegefachperson durch die angewendeten Pflegeinterventionen unterstützt. Die gesundheitsberatende und fürsprechende Rolle wird beispielsweise in der Gestaltung eines förderlichen Milieus eingenommen oder auch im Kontakt mit anderen an der Behandlung, Betreuung und Begleitung beteiligten Personen und Einrichtungen.

Lernende und Lehrende

Dieser Aspekt kommt in den gemeinsamen Aktivitäten zum Tragen, die Rolle des Lehrenden und Lernenden variiert in den unterschiedlichen Methoden und Kontexten.

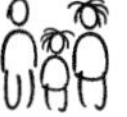

Am Fallbeispiel

Frau Bux nimmt gerne an der gemeinsamen Vor- und Nachbesprechung der Mahlzeiten teil. Frau Bux war schon immer eine sehr gewissenhafte und ordentliche Hausfrau. Sie konzentriert sich sehr auf ihre Spülarbeiten und benötigt dafür viel Zeit. Frau Bock hat das beobachtet und stellt ihr deswegen einen Stuhl vor die Spüle, da sie nicht so lange an derselben Stelle stehen kann, ohne Schmerzen in den Beinen zu bekommen. Sie spült das Geschirr sehr gründlich und teilweise sogar mehrfach. Dabei wirkt sie ganz ruhig.

Professionelles Vorbild

In der Vorbildfunktion nimmt Frau Bock die Emotionen von Frau Bux auf, erspürt ihre Stimmungslage und geht sensibel darauf ein.

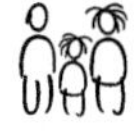

Am Fallbeispiel

Es kommt immer wieder vor, dass Frau Bux traurig ist und weint. Dies geschieht vor allem, wenn sie ihr Zuhause sucht. Die bisherigen Erfahrungen und die Kenntnisse über ihre Lebensgeschichte zeigen, dass Frau Bux dann besonders gut auf weibliches Personal und ihren Ehemann reagiert. Es wird versucht dies im Alltag zu nutzen.

Weiterführende Literaturempfehlung

Böhm, E. (2019): *Biografisches Pflegemodell nach Böhm.* Wien: Maudrich.

Buchholz, T.; Schürenberg, A. (2014): *Basale Stimunlation® in der Pflege alter Menschen – Anregungen zur Lebensbegleitung.* Bern: Huber Verlag.

Grüneberg, B. (2019). *Kinaesthetics: Bewegung fördern – Wahrnehmung schulen.* Hannover: Vincentz Verlag.

Lind, S. (2003): *Demenzkranke Menschen pflegen – Grundlagen, Strategien und Konzepte.* Bern: Huber Verlag.

Feil, N. (2000): *Validation. Ein Weg zum Verständnis verwirrter alter Menschen.* München: Ernst Reinhard Verlag.

Feil, N. (2000): *Validation in Anwendung und Beispielen. Der Umgang mit verwirrten alten Menschen*, München: Ernst Reinhardt Verlag.

Kitwood, T. (2000): *Demenz – Der personenzentrierte Ansatz im Umgang mit verwirrten Menschen.* Bern: Huber Verlag.

Kraus, S. (2019): *Der begegnungsorientierte Ansatz bei Menschen mit Demenz – Wahrnehmen, erkennen, begegnen.* Stuttgart: W. Kohlhammer Verlag.

Monsees, J.; Schmachtenberg, T.; Thyrian, J.R. (2021): *EU-atlas dementia and migration. Deutsches Zentrum für Neurogenerative Erkrankungen,* Rostock Greifswald.

Piechotta, G. (Hrsg.) (2008): *Das Vergessen erleben – Lebensgeschichten von Menschen mit einer demenziellen Erkrankung.* Frankfurt am Main: Mabuse

Reinhardts Gerontologische Reihe. München: Ernst Reinhardt Verlag.

Schilder, M.; Philipp-Metzen, E. (2022): *Menschen mit Demenz – Ein interdisziplinärer Praxisbuch: Pflege, Betreuung, Anleitung von Angehörigen.* Stuttgart: W. Kohlhammer Verlag.

Schwarz, G. (2009): *Basiswissen: Umgang mit dementen Menschen.* Bonn: Psychiatrie Verlag.

Staack, S. (2004): *Milieutherapie. Ein Konzept zur Betreuung demenziell Erkrankter.* Hannover: Vincentz Verlag.

Richard, N.; Richard, M. (2016): *Integrative Validation nach Richard® – Menschen mit Demenz wertschätzend begegnen.* Eigenverlag Institut für Integrative Validation GbR, Carlo und Monika Richard.

Specht-Tomann, M. (2017): *Biografiearbeit; in der Gesundheits-, Kranken- und Altenpflege.* Heidelberg: Springer-Verlag GmbH.

Taylor, R. (2011): *Der moralische Imperativ des Pflegens.* Bern: Huber Verlag.

Wikinson, J. M.; Georg, J. und Fischer, J. (Hrsg.) (2011): *Das Pflegeprozess-Lehrbuch.* Bern: Huber Verlag.

Belletristik

Feth, M. (1999): *Die blauen und die grauen Tage.* München: Omnibus.
Forster, M. (1998): *Ich glaube, ich fahre in die Highlands.* Frankfurt am Main: Fischer TB.
Geiger, A. (2012): *Der alte König im Exil.* München: Deutscher Taschenbuch Verlag.

Internet-Adressen

Deutsche Alzheimer Gesellschaft e.V. (Selbsthilfe Demenz): info@deutsche-alzheimer.de
Alzheimer Forschung Initiative (AFI): info@alzhiemer-forschung.de
Deutsche Arbeitsgemeinschaft Selbsthilfegruppen e, V, (DAG SHG e.V.): verwaltung@dag-shg.de
Verband Deutscher Alten- und Behindertenhilfe e.V. (VDAB e.): info@vdab.de

6 Menschen, die unter einer Schizophrenie leiden – Wie wirklich ist die Wirklichkeit?

Der Spruch »Ich bin Schizophren – Ich auch«, der hierzulande mitunter auf T-Shirts zu lesen ist, ist nur ein Beispiel für die hartnäckigen Vorurteile und die weitverbreitete Unwissenheit, mit denen Menschen, die an einer Schizophrenie leiden, konfrontiert sind. Noch immer glauben die meisten, die Schizophrenie verursache eine gespaltene Persönlichkeit, ähnlich wie in der Novelle »Dr. Jekyll and Mr. Hyde«: Der Gute und der Böse, vereint in einer Person – unberechenbar, skrupellos und gefährlich. Diese Vorstellung führt zur noch immer weitverbreiteten Stigmatisierung von Menschen mit speziell dieser psychischen Erkrankung. Tatsächlich ist sie weit entfernt von der Wirklichkeit. Eine schizophrene Erkrankung zeigt sich jedoch so mannigfaltig wie die von ihr betroffenen Menschen.

Störung der Realitätswahrnehmung

In den meisten Fällen geht eine schizophrene Erkrankung mit einer zumindest vorübergehenden Störung der Realitätswahrnehmung einher, die für die Betroffenen sehr verwirrend und verstörend sein kann. Wenn die eigene Wahrnehmung sich verändert, die Realität verschwimmt und plötzlich fremd wird, dann wirkt sich das sehr beängstigend und verunsichernd auf die einzelnen Betroffenen aus.

Das innere Erleben und die Erlebnisverarbeitung eines Menschen in einer akuten schizophrenen Psychose kann am ehesten mit der nächtlichen Traumqualität von Gesunden verglichen werden. Ähnlich dem Traumerleben können sich in der akuten Psychose ständig neue Sinnzusammenhänge ergeben. Was von den Erkrankten gerade noch für wahr und gültig erklärt wurde, kann ihnen im nächsten Moment schon als Trugbild erscheinen. Unterschiedliche Eindrücke vermischen sich und lassen für die Betroffenen ganz eigene subjektive »Realitäten« entstehen.

Umso wichtiger erscheint es, diesen Menschen mit entsprechendem Fachwissen und einer inneren Haltung zu begegnen, die es ermöglicht, Kontakt zu ihnen aufzunehmen, um sie auch in kritischen Zuständen begleiten, ihnen Orientierung zu geben und Sicherheit für sie und ihr Umfeld gewährleisten zu können.

Die 2019 überarbeitete und veröffentlichte S-3-Leitlinie Schizophrenie betont die Rechte und Möglichkeiten der Behandlung, die Erkennung und Behandlung von somatischen Komorbiditäten sowie die Reduktion der Häufigkeit der Erkrankung. Die Empfehlungen gelten für die gesamte Lebensspanne und nicht nur für bestimmte erwachsene Altersgruppen. Im Zentrum steht die Beziehung zu Betroffenen und das einvernehmliche Einbeziehen von Bezugspersonen und sozialem Umfeld. Umfassende Aufklärung im Sinne einer partizipativen Entscheidungsfindung, z. B. über

Möglichkeiten und Risiken von Behandlungsmethoden, stellt einen weiteren wichtigen Aspekt dar. Ebenso sind besondere Behandlungsbedingungen festgehalten wie beispielsweise Früherkennung/Ersterkrankung, geschlechterspezifische Gesichtspunkte oder auch Besonderheiten im höheren Lebensalter.

Verschiedene Behandlungsansätze werden festgelegt, auch Peer-to-Peer-Konzepte, um mehr Zuversicht und Alternativen im Sinne von Empowerment, Recovery und Resilienz zu vermitteln, aber auch um individuelle Wege gemeinsam mit dem Umfeld zu eröffnen.

Kurz- und Langversion der Leitlinie unter www.awmf.org (Zugriff am 05.11.25)

6.1 Fallbeispiel Herr Holler

Falldarstellung

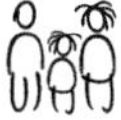

Komplizierter Fall

Andreas Holler ist 36 Jahre alt. Er wohnt in der Nähe von Frankfurt am Main und besucht seit zwei Jahren regelmäßig eine Tagesstätte für psychisch erkrankte Menschen, die sich ungefähr 20 Minuten zu Fuß von seiner Wohnung entfernt befindet. Herr Holler ist seit Jahren chronisch psychisch krank. Erste Veränderungen stellten sich während der Adoleszenz und dem frühen Erwachsenenalter ein.

Sein äußerliches Leben verlief zunächst in recht geordneten Bahnen. Er war immer ein Musterschüler, dem das Lernen leicht gefallen ist. Er begriff schnell und schrieb gute Noten. Sein Abitur machte er nahezu mühelos mit einem Notendurchschnitt von 1,2. Er war sehr strebsam und ehrgeizig. Seine schnelle Auffassungsgabe machte ihn unter seinen Mitschüler*innen zu seiner Enttäuschung schon immer etwas zum Außenseiter. Er fühlte sich häufiger etwas »anders« und konnte mit den ihm banal erscheinenden Themen seiner Mitschüler*innen selten etwas anfangen, so intensiv oder angestrengt er es auch versuchte. So wurde er gerne bei schulischen Problemen um Rat gefragt, fand jedoch nie wirklich freundschaftlichen Anschluss unter Gleichaltrigen.

Als einziges Kind seiner Eltern wohnte er auch während seines anschließenden Studiums der Informatik und der Mathematik in seinem alten Jugendzimmer, da er über kein ausreichendes eigenes Einkommen verfügte.

Das Verhältnis zu seinen Eltern war eher zwiegespalten bis distanziert. Als Herr Holler zwei Jahre alt war, erlitt seine Mutter eine Totgeburt. Dieses Ereignis hatte sie nie verwunden. In der Folge fiel es ihr schwer, ihrem lebenden Sohn die nötige emotionale Zuwendung zu geben. Zu schwer lastete der Verlust auf ihr. Sie gab sich immer die Schuld am Tod ihres ungeborenen Kindes und bezeichnete sich als schlechte Mutter. Sie hatte Angst vor weiteren Fehlern und wandte sich von ihrem lebenden

Sohn Andreas zunehmend ab. Sie versorgte, pflegte und ernährte ihn – die emotionale Bindung jedoch brach nach der Totgeburt weitestgehend ab. Herr Hollers Vater begegnete seinem Sohn ebenso eher distanziert. Er konnte mit seinen frühen Vorlieben für Technik, Wissenschaft, Mathematik und Büchern nichts anfangen. Er wünschte sich einen Sohn, mit dem er Fußball spielen, raufen und auf Bäume klettern konnte. Andreas wurde diesem Ideal jedoch schon in jungen Jahren nicht gerecht.

Als seine Eltern dann während Andreas' Studium zunehmende Veränderung beobachteten und ihn drängten, er solle zu einem Psychiater gehen, verloren beide Seiten nahezu gänzlich das Verständnis für den anderen. Andreas schloss sich plötzlich immer in seinem Zimmer ein, murmelte ständig vor sich hin und zuckte erschrocken zusammen, wenn er darauf angesprochen wurde. Manchmal warnte er seine Eltern vor einer drohenden Gefahr. Er sagte: »Etwas Schlimmes wird passieren! Ihr werdet schon sehen!« Er begann in seinem Zimmer Überwachungskameras zu installieren und verließ kaum noch das Haus. Er verpasste sogar wichtige Vorlesungen und Pflichtseminare. In den Augen seiner Eltern wurde er immer wunderlicher.

Nach Monaten der Veränderung, des Streits und des Nachdrucks schafften sie es, ihren Sohn zu einem niedergelassenen Psychiater zu begleiten. Dieser erkannte seine Problematik und wies ihn zu seiner ersten stationären psychiatrischen Behandlung ein.

Herr Holler war damals 21 Jahre alt. Dieser erste stationäre Aufenthalt dauerte acht Wochen. Er bekam die Diagnose »akute und vorübergehende Psychose« gestellt. Er wurde auf Medikamente eingestellt wieder in seine elterliche Wohnumgebung entlassen.

Das Verhältnis zu seinen Eltern entspannte sich aber auch danach nicht. Herr Holler fühlte sich noch immer unverstanden, ungeliebt und spätestens durch die stationäre Einweisung auch abgeschoben. In der Folgezeit beobachten seine Eltern zwar, dass ihr Sohn weniger ängstlich wirkte und skurrile Maßnahmen wie das Anbringen von Kameras unterließ, jedoch wirkte er auf sie immer lethargischer. Er schloss sich weiterhin im Zimmer ein, zog sich mehr und mehr zurück und sprach kaum noch mit ihnen. Er schaffte den Anschluss an das laufende Studium nicht. Nach einem Urlaubssemester fand er sich in der Welt der jungen, aufstrebenden Studierenden nicht mehr zurecht. Er suchte die Ruhe und die Einsamkeit, wanderte viel im Wald und stellte diverse persönliche Studien zur Natur und tierischem Verhalten an, die ihn viel Zeit mit Schreiben verbringen ließen.

Die Eigenbrötlerei ihres Sohnes verärgerte die Eltern zunehmend. Konflikte brachen auf. Die Familienatmosphäre war dauerhaft gespannt. Nach einem zweiten akutpsychotischen Schub und einer erneuten stationären Behandlung im Alter von 23 Jahren, welcher dazu führte, dass Herr Holler glaubte, nur durch seine eigene Hinrichtung könnte er die Natur vor einem dauerhaften Untergang bewahren, trennten sich die Wege des Sohnes und der Eltern. Herr Holler wohnte von nun an in einer Wohngemeinschaft mit zwei anderen jungen psychisch kranken Männern. Er wurde regelmäßig durch Fachpersonal aufgesucht und dabei unterstützt, die gemeinsame Wohnung zu pflegen und seinen Alltag zu strukturieren. Zusätzlich hatte er regelmäßige Termine bei einem Psychiater der psychiatrischen Institutsambulanz. Über die Jahre lernte er, seinem Arzt zu vertrauen und ihm seine Gedanken mitzuteilen. Doch trotz ständiger medikamentöser Stütze, Alltagsbegleitung durch Fachpersonal und Gespräche mit seinem vertrauten Arzt wurde Herr Holler nie wieder symptomfrei. Insgesamt wurde er immer zurückgezogener, stiller und introvertierter. Er wirkte oft energielos und teilnahmslos gegenüber seinem Umfeld. Das Studium hatte er schon vor einiger Zeit abbrechen müssen. Zwischenzeitlich kam es immer wieder zu akuten psychotischen Schüben, die oftmals mit starkem Drang zur Eigen- oder Fremdschädigung einhergingen. Einige stationäre Behandlungen, z. T. mit Zwangseinweisung, schlossen sich an.

Herr Holler wohnt nun seit seinem 30. Lebensjahr in einer eigenen 1,5-Zimmer-Wohnung. Noch immer wird er durch ausgebildete Fachkräfte des ambulant betreuten Wohnens, überwiegend Fachpflegepersonen, aber auch Sozialarbeitende oder seinem behandelnden Arzt, aufgesucht. Er wird dabei unterstützt, seinen Haushalt zu organisieren, seiner Hygiene (vor allem Körper- und Wäschepflege) nachzugehen und Alltagserledigungen zu koordinieren. Zusätzlich hat er mittlerweile eine gesetzliche Betreuerin, Frau Wimmer, die verantwortlich ist für Aufgabenbereiche der Gesundheitsfürsorge, der Finanzen und des Aufenthaltsortes. Herr Holler hatte der Einrichtung einer gesetzlichen Betreuung nach einem schweren Suizidversuch im Rahmen einer akuten Psychose im Alter von 32 Jahren zugestimmt.

Frau Wimmer war es auch, die sich für den regelmäßigen Besuch der ortsnahen Tagesstätte eingesetzt hatte. Herr Holler war zunächst sehr skeptisch und fügte sich den Besuchen sehr unmotiviert. Im Laufe der letzten zwei Jahre konnte er sich jedoch gut einfinden. Er fühlt sich mittlerweile wohl, und vertraut den Mitarbeitenden. Zu den übrigen Besucher*innen hat er überwiegend guten Kontakt. Zuweilen scherzt er mit ihnen, spielt gerne Schach oder hilft beim Kochen. Er schätzt das Gefühl, sich nicht verstellen oder verbiegen zu müssen.

Herrn Kunis, einem Fachkrankenpfleger für psychiatrische Pflege und gleichzeitig Bezugsperson von Herr Holler, waren in den letzten drei Wochen wieder starke Veränderungen an ihm aufgefallen. Er besuchte die Tagesstätte nur noch unregelmäßig. Wenn er erschien, war er oft schlecht gelaunt. Es kam zu Konflikten mit anderen Besucher*innen. Auf Nachfragen teilte er sich kaum mit und schwieg. Er schien hektisch, wirkte oft abwesend oder schreckhaft und vernachlässigte sein Äußeres. Manchmal lachte er plötzlich laut ohne ersichtlichen Grund.

Eines Tages, als er beim gemeinsamen Kochen von einem anderen Besucher nach der Uhrzeit gefragt wurde, reagierte Herr Holler mit großer Wut. Er schrie und brüllte: »Die Uhr? Die Zeit? Willst du sagen, du kennst die Zeit? Das kann hier niemand von sich behaupten!« Er warf die Küchenuhr mit Wucht gegen die Wand, schmiss in der Nähe stehendes Geschirr auf den Boden und machte Anstalten, den betreffenden Besucher anzugreifen. Die Mitarbeitenden, die die Situation beobachteten, kamen schnell zur Hilfe und konnten eine weitere Eskalation für den Moment unterbinden. Aus Sorge vor weiteren Gewaltübergriffen riefen sie die Polizei. Den Polizeibeamt*innen gegenüber reagierte Herr Holler gleichfalls mit großer Wut. Er drohte und schrie: »Euch kriegen sie auch noch!«

Herr Holler schien sehr wahnhaft und akut behandlungsbedürftig. Da er einer Einweisung in die psychiatrische Klinik nicht zustimmte, brachten ihn die Beamt*innen gegen seinen Willen nach telefonischer Absprache mit der Betreuerin ins Krankenhaus.

6.2 Die Erkrankung: Formen, Ursachen, Verlauf und Diagnostik

Häufigkeit

Psychosen aus dem schizophrenen Formenkreis stellen schwerwiegende und teilweise chronisch verlaufende psychische Störungen dar, die weltweit bei 0,32% der Bevölkerung auftreten (WHO 2022). Sie entstehen am häufigsten in der Adoleszenz zwischen dem 15. und dem 25. Lebensjahr, nur gelegentlich in höherem Alter. Das durchschnittliche Lebensalter für den Ausbruch der Erkrankung liegt bei Männern im Alter von 21 Jahren, bei Frauen etwa fünf Jahre später. Zu den charakteristischen Symptomen zählen Störungen der Wahrnehmung, des Denkens, des Fühlens, des Wollens und des Handelns (ICD-10, WHO 2007).

Die ICD-11 (International Statistical Classification of Diseases and Related Problems) wurde im Mai 2019 von der 72nd World Health Assembly verabschiedet und ist am 01.01.2022 in Kraft getreten und kann seither genutzt werden, obwohl ICD-11 aus lizenzrechtlichen Gründen nur in einer Entwurfsfassung in Deutsch vorliegt. Die offizielle Nutzung wird nach einer fünfjährigen Übergangszeit auf das Jahr 2027 datiert.

Formen

Schizophrene Erkrankungen treten in unterschiedlichen Formen auf. Dazu gehören:

Paranoid-halluzinatorische Schizophrenie

Paranoid-halluzinatorische Schizophrenie

Sie ist gekennzeichnet durch ein vordergründiges Wahnerleben und Halluzinationen. Sie ist die häufigste Form der Schizophrenie.

Katatone Schizophrenie

Katatone Schizophrenie

Besonders psychomotorische Beschwerden und Antriebsschwierigkeiten treten in dieser Form auf. Das angstbesetzte Wahnerleben kann zu völliger Bewegungsunfähigkeit und/oder zu unvermittelten Erregungszuständen des Betroffenen führen. Sie kann unter Umständen lebensbedrohliche Ausmaße annehmen. Diese Form tritt seltener auf.

Hebephrene Schizophrenie
Diese Form entsteht meist recht früh im Jugendalter und verläuft überwiegend chronisch. Hier dominieren Affektstörungen. Es entwickelt sich schnell eine Minussymptomatik, die sich vor allem in einer Antriebsschwäche und einer herabgesetzten emotionalen Schwingungsfähigkeit zeigt.

Hebephrene Schizophrenie

Undifferenzierte Schizophrenie (Schizophrenia simplex)
Im Vordergrund stehen Denk- und Antriebsstörungen. Es kommt zum allmählichen Verlust des Realitätsbezuges.

Undifferenzierte Schizophrenie

6.2.1 Ursachen

Die vielfältigen Ursachen psychischer Erkrankungen werden als multifaktoriell bezeichnet. Nachfolgend werden einige zentrale Aspekte angesprochen.

Zur Diskussion über die Ursachen für die Entstehung einer schizophrenen Erkrankung ist die Auseinandersetzung mit dem *Vulnerabilitäts-Stress-Modell* unabdingbar.

Es beschäftigt sich mit der Entstehung und Verhinderung von Vulnerabilität (= Empfänglichkeit/Verletzlichkeit zu erkranken) und benennt verschiedene Faktoren, die zur Krankheitsentstehung beitragen können. Gleichzeitig liefert es Anhaltspunkte dafür, welche Einflussfaktoren die individuelle Vulnerabilität herabsetzen können.

Vulnerabilitäts-Stress-Modell

Zum einen geht man davon aus, dass es einen genetischen/biochemischen Faktor gibt, der die Vulnerabilität begünstigt. Darunter fallen erbliche Vorbelastungen in der Familiengeschichte, hirnorganische und stoffwechselbedingte Veränderungen.

Als weiteren Faktor betrachtet man den sozialen-biografischen Anteil. Hierzu zählen die bisherige Lebensgeschichte und die Erfahrungen, die der Mensch gemacht hat, also unter anderem die familiäre (Vor-)Geschichte, Erfahrungen in der Schulzeit und im Beruf.

Zusätzlich können bestimmte Stressoren die Vulnerabilitätsneigung verstärken wie z. B. chronischer Stress, Alltagsbelastungen, Drogen/Alkohol, Life-Events. Unter Stressoren versteht man belastende, stressende Situationen. Life-Events sind Schicksalsereignisse sowohl positiver als auch negativer Art wie Arbeitsverlust, Schulabschluss oder Hochzeit.

Nun kommt es auf die *Bewältigungsmöglichkeiten bzw. Copingstrategien* eines jeden einzelnen Menschen an. Darunter versteht man Fähigkeiten, mit belastenden Lebenssituationen umzugehen und mit dem Einsatz der eigenen Fertigkeiten und Handlungsstrategien zu reagieren. Ein positives familiäres Umfeld, eine stabile Partnerschaft und ausgeprägte Selbstfürsorge zählen zu positiven Bewältigungsstrategien, die einer erhöhten Vulnerabilität entgegengesetzt werden können. Ebenso können soziale Kontakte, Arbeit oder von Betroffenen als sinnvoll anerkannte Tätigkeit, Entspannung oder Musik hören, Copingstrategien darstellen. Hinzu kommen psychoedukative Aspekte: Je besser die Betroffenen über die ei-

Bewältigungsmöglichkeiten

gene Erkrankung informiert sind, desto eher können sie sich selbst einschätzen. Wenn eine Person ihre seine Frühwarnzeichen von Stress und Erkrankung kennt, hat sie die Möglichkeit gegenzusteuern.

Insgesamt geht man davon aus, dass es am ehesten dann zum Ausbruch von Krankheit kommen kann, wenn eine Vulnerabilität besteht und die Stressoren zum aktuellen Zeitpunkt gegenüber den Widerstandsressourcen überwiegen.

Dieses Modell ist vor allem in Bezug auf Schizophrenie untersucht worden und dient als Erklärungsmodell der Krankheitsentstehung. Aber auch hier gilt, ähnlich dem High-Expressed-Emotions-Konzept (wird nachfolgend beschrieben), dass es zunehmend auch auf andere Erkrankungen, vor allem affektive Störungen, übertragen wird.

High-Expressed-Emotion-Konzept

Das High-Expressed-Emotion-Konzept (HEE) beruht auf einer empirischen Studie von Brown et al. (1962). Sie untersuchten, welche Auswirkungen der emotionale Umgang und die Einstellung von Angehörigen ihren psychisch erkrankten Familienmitgliedern gegenüber auf den Krankheitsverlauf von an Schizophrenie erkrankten Menschen haben. Weitere sechs Studien belegten ebenfalls die Auswirkungen auf affektive Erkrankungen (gemessen mit dem Camberwell Family Interview CFI; Vaughn/Leff 1976).

Das Konzept beschreibt kein Ursache-Wirkungs-Prinzip, sondern setzt sich mit der gegenseitigen Wechselwirkung auseinander. In diesem Konzept wird zwischen High-Expressed-Emotions (HEE) und Low-Expressed-Emotions (LEE) unterschieden. HEE ist gekennzeichnet durch viele und übermäßig geäußerte generalisierte Kritik, emotionales Überengagement, Schuldvorwürfe und fehlende Akzeptanz der Krankheit. Angehörige sind davon überzeugt, dass das Verhalten gänzlich von den Betroffenen steuerbar sei. Wünsche und Bitten werden hier oftmals als Befehle ausgedrückt. Man versucht, mithilfe von Machtkämpfen die Kontrolle über den anderen zu behalten. Dieses Verhalten der Angehörigen hat Auswirkung auf das Verhalten der Betroffenen. HEE wirkt rückfallfördernd und wird beim Vulnerabilität-Stress-Modell zu den umweltbedingten Faktoren gezählt.

Low-Expressed-Emotions (LEE)

LEE zeichnet sich durch konstruktive Konfliktlösung und der Achtung der Grenzen des Gegenübers aus. Angehörige haben die Grundhaltung, dass das Verhalten nur teilweise durch die Betroffenen steuerbar und zugleich krankheitsbedingt ist. Innerhalb der Familie/Partnerschaft ist flexible Selbstbehauptung der Patient*innen möglich. Das Umfeld hat eine eher optimistische Haltung der Erkrankung gegenüber. Hier werden rehabilitative Maßnahmen häufig genutzt. Die Forschungsergebnisse von Wiedemann (2003) zeigen, dass sich psychoedukative Familieninterventionen begünstigend und entspannend auf das Familienklima auswirken (Nitzschke 2012).

Am Fallbeispiel

Herr Holler hat bereits seit einer langen Zeit ein gespanntes Verhältnis zu seinen Eltern. Das Verständnis für den jeweils anderen ist nicht sehr ausgeprägt. Die Eltern von Herrn Holler empfinden das Verhalten ihres Sohnes sonderbar. Die Beziehung untereinander wurde während der zahlreichen Krankheitsphasen mit immer mehr Konflikten beladen. Herr Holler verarbeitete die erste stationäre Einweisung als Ablehnung und als Beweis dafür, ungeliebt zu sein. Er fühlte sich von seinen Eltern abgeschoben. Während der ambulanten und stationären Behandlungen wurden wiederholt Angehörigengespräche mit Herrn Holler und seiner Familie geführt. Diese bewirkten eine gewisse Entspannung unter ihnen. Die Eltern von Herrn Holler engagierten sich zunehmend in der Angehörigenselbsthilfegruppe, was ihnen ein besseres Verständnis für die Situation ihres Sohnes ermöglichte, wodurch sie sich selbst auch entlasteter fühlten. Nach dem stationären Aufenthalt trafen sie sich zu einem gemeinsamen Essen.

6.2.2 Diagnostik

Zur Diagnosestellung müssen ein oder mehrere Symptome länger als einen Monat bestehen. Hierfür werden die ICD-10 (WHO 2007) Diagnosekriterien verwandt.

ICD-10

Zur weiteren Beurteilung können dienlich sein:

- Eigen- und Fremdanamnese
- Substanzmittelanamnese
- Körperliche Untersuchungen wie EEG, CCT zur Ausschlussdiagnostik
- Krankenbeobachtung

Die Schizophrenie gehört zu den Psychosen, aber nicht jede Psychose ist eine Schizophrenie. So müssen andere psychische Erkrankungen vorher ausgeschlossen werden.

Es kann beispielsweise eine Depression, Manie oder bipolare Störung mit psychotischen Symptomen bestehen. Weiter können diverse Intoxikationen, Entzugssymptome oder andere körperliche Erkrankungen wie ein Gehirntumor oder ein Schädel-Hirn-Trauma psychotische Symptome hervorrufen.

Verlaufsformen

Laut der WHO (2001) gibt es sechs verschiedene Verlaufsformen schizophrener Erkrankungen

- Kontinuierlich
- Episodisch remittierend
- Episodisch mit zunehmendem Residuum (Restsymptomatik)
- Episodisch mit stabilem Residuum
- Unvollständige Remission (Nachlassen von Krankheitssymptomen)

- Vollständige Remission

6.2.3 Symptome

Die Symptome einer Schizophrenie können vielfältig sein. Es ist möglich, dass nicht alle gleichzeitig, sondern nur einige einzelne Symptome auftreten. Hier werden nur wenige Beispiele der vorhandenen Symptomvielfalt erläutert.

Störung der Realität

Störung der Realität: Was ist Realität? Realität ist ein subjektives Empfinden. Für den erkrankten Betroffenen entsteht eine ganz eigene und für sie reale Welt. Dies fördert das häufig auftretende Misstrauen gegenüber anderen. Es kommt zunehmend zu einem inneren Versinken in sich selbst bis hin zur kompletten Abkapselung von der Realität.

Da die Welt für die Betroffenen fremd wird, beziehen sie vieles auf sich und konstruieren für sich völlig neue Zusammenhänge. Es kommt zu den verschiedenen Formen von *Wahnerleben* wie beispielsweise dem *Verfolgungswahn*, einem *Beeinflussungswahn* oder *Beeinträchtigungswahn.* Sinneseindrücke werden zwar wahrgenommen, aber von den Betroffenen in der Bedeutung umgedeutet. Dies wird *Wahnwahrnehmung* genannt.

Störung der Wahrnehmung

Störung der Wahrnehmung: Zu diesem Symptomkomplex gehören die verschiedenen Formen von Halluzinationen. Sie sind Trugwahrnehmungen und werden als real und von außen gemacht erlebt. Halluzinationen können alle Sinne betreffen. Akustische Halluzinationen sind bei an Schizophrenie erkrankten Menschen die am häufigsten vorkommende Form. Oftmals hören die Betroffenen Stimmen. Aber auch Geräusche sind möglich. Die Stimmen werden unterteilt in imperative (befehlende), kommentierende (begleiten das eigene Handeln), dialogisierende (mehrere Stimmen unterhalten sich) Stimmen und Gedankenlautwerden (eigene Gedanken werden als laut ausgesprochen gehört). Es gibt außerdem optische, olfaktorische, gustatorische, taktile Halluzinationen, Zönästhesien oder Leibhalluzinationen.

Störung des Ich-Erlebens

Störungen des Ich-Erlebens gehören zu den Kardinalsymptomen der Schizophrenie. Bei einem Menschen, der an einer Schizophrenie leidet, verschwimmt die Grenze des eigenen Ichs mit der Umwelt. Es entsteht das Gefühl, dass das eigene Handeln, Denken, Fühlen und Wollen von außen beeinflusst oder gar gesteuert wird. Es kommt zu *Gedankeneingebung* (andere fügen Gedanken hinzu), *Gedankenentzug* oder *Gedankenausbreitung* (die Umwelt kann die Gedanken lesen). Dies kann als sehr bedrohlich empfunden werden.

Störung des Denkens und des Sprechens

Störung des Denkens und des Sprechens: Es gibt zwei Arten der Denkstörungen – die formalen und die inhaltlichen Denkstörungen. Bei den formalen Denkstörungen ist ausschlaggebend, dass der Denkablauf verändert ist. So kann der Denkablauf beispielsweise als *Denksperre* oder *Zerfahrenheit* wahrgenommen werden. Zerfahrenheit ist ein unlogischer unzusammenhängender Gedankengang. Bei einer Denksperre oder Gedankenabreißen kommt es bei einem sonst flüssigen Gedankenablauf zu einem Abriss.

Inhaltliche Denkstörungen beziehen sich auf veränderten Denkinhalt. Das Denken wird von überzogenen oder objektiv falschen Inhalten beherrscht. Denkinhalte selbst können für den Betroffenen sehr quälend sein (Wahn, Zwangsgedanken). Denkstörungen sind objektiv in der Beobachtung der Kommunikation bemerkbar.

Es gibt jedoch auch gesonderte Veränderungen des Sprechens und der Sprache. So kann es zu einem Begriffszerfall und Neologismen kommen. Begriffszerfall entsteht durch die neue Deutung und Bedeutung der Sinneseindrücke und durch die gelockerte Wahrnehmung der Umwelt und der eigenen Gedanken. Neologismen sind Wortneuschöpfungen, die von dem Betroffenen verwandt werden und die die Kommunikation mit dem Umfeld erschweren. Als Ausdruck der Minussymptomatik kann es zu einer Spracharmut kommen.

Störung des Affekts

Störung des Affekts: Es kann zu einer Veränderung des emotionalen Ausdrucks und der emotionalen Reaktion auf äußere Eindrücke kommen. Außenstehenden fällt es daher schwer, den Ausdruck und das Emotionserleben nachzuvollziehen. Die fehlende Übereinstimmung von Mimik, Gestik und Ausdruck gegenüber dem eigentlichen Emotionsempfinden nennt man *Parathymie.* Bei Eintreten einer Minussymptomatik kann es zu einer *Affektverflachung* bis hin zu einer Affektleere kommen.

Störung des Antriebs

Störung des Antriebs: Gerade zu Beginn der Erkrankung kann es zu einer *Antriebssteigerung* kommen, die von starker innerer Unruhe begleitet wird. Dies kann sich im Laufe der Zeit wandeln. Generell ist bei einem chronischen Verlauf eher ein *Antriebsverlust* oder eine *Antriebshemmung* zu beobachten.

Störung der Psychomotorik

Störung der Psychomotorik: Unter Psychomotorik versteht man den emotionalen Ausdruck in Mimik, Gestik und Bewegung. Besonders bei einer katatonen Schizophrenie kann es zu einem *Stupor* oder zu *Erregungszuständen* kommen. Der katatone Stupor ist gekennzeichnet durch eine Erstarrung der Bewegungsfähigkeit bei gleichzeitigem Wahrnehmen der Umwelt.

Es gibt eine weitere Unterteilung der Symptome in Plus-/Positiv- und Minus-/Negativsymptomatik. Halluzinationen, Wahnerleben und Denkzerfahrenheit gehören zur *Plussymptomatik.* Zur *Minussymptomatik* gehören Antriebsarmut, Affektverflachung, Gleichgültigkeit, sozialer Rückzug und Spracharmut. In einer akuten Krankheitsphase steht die Plussymptomatik mehr im Vordergrund, im weiteren Krankheitsverlauf eher die Minussymptomatik.

6.3 Behandlungsmöglichkeiten

Wie bei allen anderen psychischen Erkrankungen ist eine multidisziplinäre Zusammenarbeit sehr wichtig, um eine bestmögliche Genesung zu ermöglichen. Bei chronisch erkrankten Menschen tritt die Notwendigkeit zu einer Vernetzung zwischen ambulanten, komplementären und stationären Hilfen besonders in den Fokus.

6.3.1 Medikamentöse Therapie

Neuroleptika

Am effektivsten in der Behandlung der Schizophrenie haben sich die Neuroleptika bewährt. Sie behandeln psychotische Symptome und damit verbundenes Leiden, ohne die Ursache beheben zu können. Ein Grundsatz bei der medikamentösen Behandlung einer schizophrenen Erkrankung lautet: »So wenig wie möglich und so viel wie nötig«.
Man unterscheidet zwischen *hochpotenten, mittelpotenten* und *niederpotenten* Neuroleptika. Neuere Antipsychotika nennt man *atypische Neuroleptika* (beispielsweise Quetiapin, Olanzapin, Risperidon). Sie sind insgesamt besser verträglich und haben geringere Nebenwirkungen auf das extrapyramidale System. Doch auch die Atypika haben Nebenwirkungen. Einige Atypika haben einen positiven Effekt bei Negativsymptomen.

Niederpotente Neuroleptika (beispielsweise die Wirkstoffe Promethazin, Melperon) haben einen beruhigenden (sedierenden) Effekt und wirken dafür eher wenig antipsychotisch. Sie können bei Schlafstörungen, Unruhezuständen oder auch Angstzuständen eingesetzt werden. Die mittelpotenten Neuroleptika haben eine ausgleichende Wirkung (z.B. Perazin).

Hochpotente Neuroleptika (beispielsweise Haloperidol) haben eine starke antipsychotische Wirkung und sind wenig sedierend. Gerade hier gilt die Devise »So viel wie nötig und so wenig wie möglich«. Sie werden zur Behandlung von akuter und chronischer Schizophrenie, schizoaffektiven Störungen und Halluzinationen eingesetzt.

6.3.1.1 Mögliche Nebenwirkungen

Extrapyramidalmotorische Symptome

Extrapyramidalmotorische Symptome (EPS) treten v.a. bei der Gabe hochpotenter Neuroleptika auf:

- Frühdyskinesien: Darunter zählen unwillkürliche Bewegungen mit Zungen-, Schlund- und Blickkrämpfen. Weiter kann es zu Verkrampfungen der Kiefermuskulatur und Bewegungen der Gesichtsmuskulatur kommen.
- Akathisie: Darunter versteht man eine Sitzunruhe bzw. Bewegungsunruhe. Betroffene, die unter dieser Nebenwirkung leiden, laufen häufig hin und her. Es fällt ihnen schwer still sitzen zu bleiben.
- Parkinsonoid: Zu dieser unerwünschten Wirkung kommt es in der Regel erst nach den ersten Behandlungswochen. Es können parkinsonähnliche Symptome entstehen wie Bewegungsarmut (Akinese), Gangbildveränderungen (kleinschrittig, »roboterhaft«), geringe Mimik (Amimie) und Zittern (Tremor).

- Spätdyskinesien: Sie treten erst nach mehreren Jahren auf und sind häufig nicht mehr reversibel. Es kommt zu spontanen, nicht kontrollierbaren Bewegungen der Gesichts- und Mundmuskulatur (Schmatzbewegungen). Teilweise sind auch andere Muskelgruppen wie Arme und Beine betroffen.

Weitere allgemeine mögliche Nebenwirkungen (NW) bei Neuroleptika:

- Vegetative NW wie Blutdrucksenkung, Tachykardie, Übelkeit, Schwindel, Kopfschmerzen, erhöhtes Thromboserisiko
- Somatische NW wie Blutbildveränderungen, Übergewicht, Leberfunktionsstörungen, Libido und Potenzminderung, Mundtrockenheit, QTc Verlängerung (QT-Zeit = überschreiten der physiologischen intraventrikulären Erregungsdauer des Herzens).
- Delirante Symptome kommen selten vor und betreffen vor allem ältere Menschen. Die Symptome sind Verwirrung, Desorientiertheit, motorische Unruhe, Halluzinationen und Denkstörungen.
- Das maligne Syndrom tritt selten als Komplikation auf. Es kommt zu einem katatonen Stupor, Temperaturerhöhung und zu drastischen Blutbildveränderung. Das maligne Syndrom ist lebensbedrohlich.
- Psychische NW wie Müdigkeit, Konzentrationsstörung und depressive Verstimmung

6.3.2 Psychoedukation

Psychoedukation gehört wie bei allen anderen psychischen Erkrankungen, auch bei der Behandlung von Schizophrenie grundlegend dazu und kann als sekundäre bzw. tertiäre Präventionsmaßnahme verstanden werden. Wichtige Elemente der Psychoedukation bei schizophren erkrankten Menschen sind:

- Wie kann ich meine Krise/Erkrankung verstehen
- Umgang mit Medikamenten
  Hierbei werden Patienten zum eigenständigen Umgang mit Medikamenten beraten und aufgeklärt. Dabei geht es vor allem um die üblicherweise zur Therapie eingesetzten Neuroleptika. Betroffene sollen Kenntnisse über Wirkung, Nebenwirkung und Einsatzgebiet der Medikamente (Dauerpräparat oder Notfallmedikament) haben.

Am Fallbeispiel

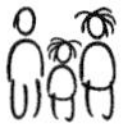

Herr Holler kann bislang aufgetretene Nebenwirkungen wie Müdigkeit nun besser beobachten und einschätzen. Er weiß Notfall- von Dauermedikament zu unterscheiden und kann sie sicher anwenden.

- Ursachen der Erkrankung und Rückfallprophylaxe
  Betroffene sollen die Hintergründe und möglichen Entstehungsursachen der Erkrankung kennenlernen. Üblicherweise wird dazu das Vulnerabilitäts-Stress-Modell zur Erläuterung herangezogen. Anhand dessen sollen die Betroffenen individuelle Auslöser und Stressoren erkennen können, um nach Möglichkeit einer erneuten Verschlechterung vorbeugen zu können oder sie rechtzeitig zu erkennen, indem günstige (Präventiv-) Maßnahmen in den Alltag integriert werden.

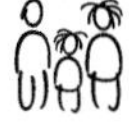

Am Fallbeispiel

Herr Holler hat den Eindruck, dass Stress, mangelnde Tagesstruktur und eine Tag-/Nachtverschiebung aktuelle Auslöser der erneuten Psychose waren. Er erarbeitet mit seiner Bezugspflegefachperson Frau Nau im stationären Rahmen, einen Wochenplan, der vor allem am Wochenende, wenn die Tagesstätte geschlossen hat, das Augenmerk auf eine Balance zwischen Aktivität und Ruhephasen legt.

- Frühwarnzeichen
  Ein erneuter Krankheitsausbruch kündigt sich zumeist durch einige typische Frühwarnzeichen an. Beispiele dafür können Schlafstörungen, Gereiztheit, schnelle emotionale oder kognitive Erschöpfbarkeit, Stimmungsschwankungen, Verschlechterung der Konzentration bzw. Auffassungsgabe, vermehrtes Grübeln, Misstrauen gegenüber anderen oder sozialer Rückzug sein.
  Anhand dieser und anderer Merkmale sollen Betroffene eigene Veränderungen möglichst frühzeitig erkennen können, um rechtzeitig zu intervenieren, indem geeignete Gegenmaßnahmen ergriffen werden und professionelle Unterstützung zu Rate gezogen wird. Ziel ist es, eine frühzeitige Behandlung zu ermöglichen, bevor die Erkrankung zunehmend exazerbiert (sich verschlechtert).

Am Fallbeispiel

Als es Herr Holler bereits besser geht, erkennt er, dass der aktuellen Psychose Schlafstörungen schon Wochen vorausgegangen waren. Er fühlte sich tagsüber sehr motivations- und antriebslos, besuchte immer unregelmäßiger die Tagesstätte und verschanzte sich in seiner Wohnung.

- Umgang mit Krisen
  Häufig haben Betroffene bereits mehrfach Krisenerfahrung gesammelt. Im Falle einer möglichen erneuten Krise empfiehlt es sich, mit Betroffenen bestimmte erste Schritte schon im Vorfeld zu koordinieren. Geeignete Hilfsmittel sind beispielsweise ein Notfallplan oder auch ein Krisenpass. Er beinhaltet unter anderem erste Ansprechpartner*innen des privaten Umfelds wie auch professionelle Anlaufstellen. Pläne dieser Art sollten auf einen Blick wichtige Nummern, Adressen und Maßnah-

men des Einzelnen zusammenfassen.
Auch für Angehörige kann ein Notfallplan dieser Art sehr hilfreich sein, um die Hilfen zu organisieren, welche die Betroffenen selbst wünschen oder für sinnvoll halten.

Am Fallbeispiel

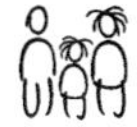

Herr Holler bespricht den Krisenplan mit Herrn Kunis und Frau Wimmer. Beide können nun besser auf mögliche, individuelle Frühwarnzeichen achten und kennen ambulante sowie stationäre Anlaufstellen, die Herr Holler im Krisenplan angegeben hat.

6.3.3 Das Soteria-Konzept

Stationäre Behandlung

Das Soteria-Konzept ist eine Methode der stationären Behandlung von Menschen, die an einer Schizophrenie erkrankt sind. Wesentliches Merkmal des Konzepts ist, dass die Behandlung auf den Einsatz von hochdosierten Psychopharmaka verzichtet und stattdessen durch personellen Einsatz und Milieutherapie die Betreuung und Begleitung sichergestellt.

Eine Soteria-Behandlung kann nach den Leitlinien der DGPPN (Deutsche Gesellschaft für Psychiatrie, Psychotherapie, Psychosomatik und Nervenheilkunde) nicht grundsätzlich empfohlen werden, die Entscheidung richtet sich nach der individuellen Situation des Betroffenen. Es ist jedoch sinnvoll, einzelne Elemente aus dem Konzept in die allgemeine Behandlung zu integrieren, da sie einen besonderen Fokus auf die psychosoziale Betreuung legen und die Notwendigkeit einer empathischen Grundhaltung in den Vordergrund rückt.

Die Grundsätze der Soteria sind:

- Ein entspanntes, reizarmes Milieu
- Unterstützung durch wenige ausgewählte Bezugspersonen
- Konzeptuelle und personelle Kontinuität
- Klare und gleichartige Information
- Ständige Zusammenarbeit mit den Angehörigen
- Erarbeitung von gemeinsamen Zielen und Prioritäten
- Neuroleptikagabe nur bei akuter Eigen- oder Fremdgefährdung
- Nachbetreuung und Rückfallprophylaxe

6.3.4 Weitere Behandlungsmethoden

Psychotherapieverfahren

Die verschiedenen Psychotherapieformen können den Betroffenen unterstützen, ein individuelles Krankheitsverständnis zu entwickeln. Entlastende Gespräche und die Bearbeitung der individuellen Schwierigkeiten im Alltag können zu einer besseren Stabilität führen sowie die individuelle Vulnerabilität reduzieren. Psychotherapieverfahren eigenen sich nach Abklingen der Akutphase zur rückblickenden Aufarbeitung des Geschehenen und sind je nach individueller Situation anzuwenden. Es gibt verschiedene Psychotherapieverfahren, die den Betroffenen in der Genesung begleiten können. Dazu zählen die kognitive Verhaltenstherapie, Familieninterventionen, Angehörigengespräche, psychodynamische und psychoanalytische Therapieverfahren und Psychoedukation.

Soziotherapeutische Maßnahmen

Soziotherapeutische Maßnahmen helfen dem Betroffenen, Schwierigkeiten im Arbeitsbereich und im Zusammenhang mit sozialen Kontakten entgegenzuwirken. Im Fokus stehen hier das Erlernen und Erhalten sozialer Fähigkeiten. Ergotherapie, auch Beschäftigungs- und Arbeitstherapie fördern die individuelle Kreativität, sowie die persönlichen lebenspraktischen Fähigkeiten. Das kreative Arbeiten kann das Selbstvertrauen stärken und ressourcenfördernd wirken. Je nach Situation der Patient*innen und des Settings werden verschiedene Arbeits- bzw. Tätigkeitsfelder in dem Bereichen angeboten.

Soziotherapie

Soziotherapie (nach §37a Sozialgesetzbuch V) bezeichnet eine langfristig angelegte ambulante Behandlungsleistung, die Menschen mit schweren psychischen Störungen im häuslichen Umfeld unterstützt, damit sie Leistungen, auf die sie Anspruch haben, selbstständig in Anspruch nehmen können.

Rehabilitationsmaßnahmen

Verschiedene Rehabilitationsmaßnahmen sollen die Wiedereingliederung in die Gesellschaft und in die Arbeitswelt erleichtern. Rehabilitationsmaßnahmen umfassen die Bereiche Arbeiten, Wohnen und Freizeitgestaltung. Die Teilnahme an einer Selbsthilfegruppe kann dabei unterstützend und entlastend wirken.

Weitere Therapieverfahren

Im Rahmen eines therapeutischen Gesamtkonzeptes unterstützen weitere Therapieverfahren den Genesungsprozess, z. B. die Kreativtherapien wie Musik-, Kunst- und Tanztherapie sowie Körper- und Bewegungstherapien.

In seltenen Fällen und bei schweren Verlaufsformen kann eine Behandlung mit Elektrokrampftherapie in Betracht gezogen werden (siehe Fallbeispiel Depression, ▶ Kap. 2.4.8).

6.4 Umgang mit Betroffenen

Durch veränderte Wahrnehmung, verstörende Sinneseindrücke und damit einhergehende Realitätsverschiebungen in einer akuten psychotischen Krise begegnen Betroffene gerade unbekannten Personen häufiger mit Misstrauen, Skepsis oder auch großer Angst. Besonders wenn die Behandlung nicht freiwillig stattfindet, können die plötzliche Umgebungsveränderung durch neue Räumlichkeiten, fremde Mitpatient*innen und Betreuungspersonen sowie der Freiheitsentzug durch eine geschlossene

Stationstür oder noch einschneidendere Maßnahmen sehr bedrohlich auf die Betroffenen wirken. Eine zunächst reizarm gestaltete Umgebung und die Möglichkeit, sich auszuruhen und sich zurückzuziehen, erleichtern den betroffenen Menschen häufig das »Ankommen« und Eingewöhnen auf der Station.

Kontaktaufnahme

Fühlen Betroffene sich ausgeliefert und ungeschützt, sind Wut und Aggression auf sich selbst oder auf andere eine mögliche Folgen. Die Kontaktaufnahme zu einem Menschen mit einer Schizophrenie in einer akuten psychotischen Krise erfordert daher von Mitarbeitenden ein sehr sensibles Vorgehen und eine sehr genaue Beobachtungsgabe. Die Pflegenden sollten authentisch, ruhig, achtsam und mit einer freundlichen Grundstimmung auf den Betroffenen zugehen und ihnen ein Gefühl der Wertschätzung und des Respekts entgegenbringen. Lange, mit Fragen überfrachtete Gespräche sind in dieser Phase wenig sinnvoll, sondern führen eher dazu, dass sich der Betroffene eingeengt, überfordert oder bedrängt fühlen. Die Kommunikation sollte klar und sachlich erfolgen unter Verzicht auf Ironie und Doppeldeutigkeit, um Fehlinterpretationen möglichst zu vermeiden. Wenden sich Betroffene ab und reagieren mit Unruhe oder Anspannung, so sind sie in der aktuellen Situation wahrscheinlich wenig gesprächsbereit. Diese oftmals nonverbalen Signale müssen von professionellen Pflegekräften ernst genommen werden. Jemanden im Gespräch »festnageln« zu wollen, ist eher kontraproduktiv und kann mögliche Widerstände schnell steigern. Stattdessen empfiehlt es sich, häufiger kurzen Kontakt anzubieten und ihn dann auszubauen, wenn die Betroffenen es zulassen. Es ist zunächst angebracht, den Kreis von betreuenden Bezugspersonen klein und konstant zu erhalten, um den Betroffenen den Beziehungs- und Vertrauensaufbau zu erleichtern.

6.4.1 Pflegerische Schwerpunkte

6.4.1.1 Ziele der Behandlung

Realitätsangleichung

Realitätsangleichung: Betroffene profitieren von einem Umfeld, das ihnen auch in Momenten der Verwirrung, Zerfahrenheit oder wechselnder Sinneseindrücke Orientierung geben kann. Klare Strukturen und Abläufe auf der Station erhöhen das individuelle Sicherheitsgefühl, da sich äußere Vorgänge berechenbar und somit weniger abschreckend oder bedrohlich gestalten. Durch vorhersehbares Geschehen wird es den Betroffenen erleichtert, wieder an ihrer Umgebung Anteil zu nehmen und sich als Teil der Gemeinschaft zu fühlen. Sie können beginnen, sich an Reaktionen und Verhalten ihres Umfelds zu orientieren und damit die eigene Wahrnehmung der äußeren Realität allmählich annähern.

Krankheitserleben

Auseinandersetzung mit dem Krankheitserleben fördern: Gerade bei einem schizophren erkrankten Menschen ist es von großer Bedeutung, ihm die Möglichkeit zu bieten, das Erleben der vorübergegangenen Psychose zu thematisieren. Häufig erkennen Betroffene im Nachhinein, dass aufgetretene Wahninhalte nicht zufällig waren und oftmals einen Zusammenhang zu Ängsten oder wichtigen Inhalten der sonstigen Realität haben. Die individuelle Begleitung und Aufarbeitung des Erlebens während und nach einer akuten Psychose kann für die Betroffenen sehr relevant sein, um das Geschehene einzuordnen und zu verarbeiten.

Vulnerabilität

Reduktion der Vulnerabilität: Um die individuelle Verletzlichkeit oder Anfälligkeit für die Erkrankung zu minimieren, ist es unverzichtbar, mit den Betroffenen individuelle Risikofaktoren und Stressoren zu beleuchten und die persönlichen Bewältigungsstrategien zu ergründen. Je höher die individuelle Vulnerabilität, desto mehr müssen vorhandene Ressourcen gestärkt und ausgebaut werden, um eine günstige Rückfallprophylaxe erarbeiten zu können. Erweitertes Coping stärkt die individuelle Selbsthilfekompetenz und ermöglicht es den Betroffenen, zum Experten in eigener Sache zu werden.

Alltag

Auseinandersetzung mit Anforderungen und Möglichkeiten des Alltags: Sowohl während der stationären Behandlung als auch im Hinblick auf die poststationäre Zeit ist es unabdingbar, sich mit der persönlichen Alltagsgestaltung auseinanderzusetzen. Erste konkrete Ansatzpunkte stellen ganz alltägliche Anforderungen wie Körperpflege, den Temperaturen angepasste Kleidung, Nahrungsaufnahme oder Zustand der Wohnumgebung dar. Hausbesuche können eine hilfreiche Maßnahme sein, um den genauen Hilfebedarf zu ermitteln. Auf der Station gilt es, die Betroffenen in die Abläufe und Aktivitäten so zu integrieren, dass sie dabei weder über- noch unterfordert werden. Hinsichtlich ihrer gewohnten Wohn-, Lebens- und Arbeitsverhältnisse gelten ähnliche Zielsetzungen. Ein Gleichgewicht aus sinnvoller Tätigkeit und Freizeitgestaltung kann maßgeblich zur Gesunderhaltung beitragen. Die Erarbeitung einer individuellen Tagesstruktur kann dabei behilflich sein, um vorhandene Verpflichtungen mit erwünschten Freizeitaktivitäten zu koordinieren und zu strukturieren.

Umfeld

Einbezug des konkreten Umfelds und Stärkung des familiären Systems: Sofern die Betroffenen es wünschen und zulassen, gilt es, das individuelle persönliche Umfeld bestmöglich in die Behandlungsabläufe zu integrieren. Um dies zu ermöglichen, muss eine klare und gleichgerichtete Kommunikation gegenüber Betroffenen, Angehörigen und sonstigen professionellen und nichtprofessionellen Helfenden gewährleistet sein. Dies ist vor allem in Bezug auf die systematische Nachbetreuung sehr wichtig.

Öffentlichkeitsarbeit

Öffentlichkeitsarbeit: Gerade an Schizophrenie erkrankte Menschen werden in unserer Gesellschaft besonders stigmatisiert. Chronische Erkrankung kann zu einer veränderten äußeren Erscheinung (z. B. Gangbildveränderungen durch jahrelange Neuroleptika-Einnahme) wie auch zu skurril anmutenden Verhaltensweisen führen. Häufig werden betroffene Menschen vollkommen unberechtigt als grundlos gefährlich oder minderbegabt (oder intelligenzgemindert) eingeschätzt. Pflegefachpersonen sollten innerhalb und außerhalb der institutionellen Grenzen für Entstigmatisierung eintreten und durch eine gefestigte Grundhaltung oder Teilnahme an Öffentlichkeitskampagnen dazu beitragen, vorhandene Vorurteile abzubauen.

6.4.1.2 Pflegerische Entlassungsarbeit

Entlassungsvorbereitung

Besonders im Rahmen der Entlassungsvorbereitung sind eine gute Kooperation und Kommunikation von zentraler Bedeutung, um Versorgungslücken zu vermeiden. Im stationären Rahmen übernehmen diese Tätigkeiten heute häufiger noch Mitarbeitende benachbarter Berufsgruppen (z. B. Sozialarbeitende). Von allen beteiligten Berufsgruppen verbringen die pflegerischen Mitarbeitenden viel Zeit des Tages mit den Betroffenen und können dadurch die individuellen Alltagseinschränkungen und den persönlichen Hilfebedarf des Einzelnen beobachten und einschätzen. Deswegen kommt der psychiatrischen Pflege in der Entlassungsvorbereitung eine tragende Rolle zu.

Dazu wurden im Nationalen Expertenstandard zum Entlassungsmanagement in der Pflege (2003) vom Deutschen Netzwerk für Qualitätsentwicklung in der Pflege (DNQP) Richtlinien erarbeitet, konsentiert und im Jahre 2003 bundesweit in Kraft gesetzt. Der Expertenstandard benennt seine Zielsetzung wie folgt: »Jeder Patient mit einem erhöhten Risiko poststationärer Versorgungsprobleme und einem daraus resultierenden weiter andauernden Pflege- und Unterstützungsbedarf erhält ein individuelles Entlassungsmanagement zur Sicherung einer kontinuierlichen bedarfsgerechten Versorgung« (DNQP 2019, S. 25). In der Präambel verweist der Standard auf die Zuständigkeit primär auf »Pflegefachkräfte in stationären Gesundheitseinrichtungen, das heißt Krankenhäuser, Fach- und Rehabilitationskliniken« (DNQP 2019, S. 21).

Professionelle und gut koordinierte Entlassungsvorbereitung wird vor allem dann umso wichtiger, je mehr Institutionen an der Behandlung der Betroffenen beteiligt sind und waren. Die nahtlose und bedarfsorientierte Weiterversorgung nach stationärer Entlassung muss geplant und gesichert werden.

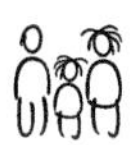

Am Fallbeispiel

Im Rahmen der Entlassungsvorbereitung kommen Herr Holler, der Stationsarzt Herr Steingruber, Frau Nau als Bezugspflegerin auf der Station, Herr Kunis als Bezugsperson der Tagesstätte und Herr Gries vom betreuten Wohnen zu einem geplanten Gespräch zusammen, um mit Herrn Holler in erster Linie die ersten Tage nach der Entlassung sowie weitere vorbereitende Maßnahmen zu planen. Die Teilnehmenden verständigen sich beispielsweise darauf, dass Herr Holler die ersten drei Tage noch zu Hause bleibt und täglich durch Herrn Gries vom betreuten Wohnen aufgesucht wird, um Unterstützung für anstehende Erledigungen, wie Besuch beim ambulanten Psychiater, Lebensmitteleinkauf, Wäsche waschen etc. zu erhalten. Da Herr Holler außerdem große Angst davor hat, nach seinem Wutausbruch die Tagesstätte aufzusuchen, da er dort einen anderen Besucher bedroht hatte und von der Polizei in die Klinik gebracht wurde, unternimmt Frau Nau mit ihm bis zur Entlassung noch drei Besuche dorthin. Er hat den Wunsch, sich vorher dem betroffenen Besucher allmählich anzunähern und sich zu entschuldigen. Zusätzlich werden entlassungsvorbereitende Hausbesuche geplant, da Herr Holler seine Wohnung im Vorfeld der stationären Aufnahme stark vernachlässigt hatte. Die Begleitung zu den Hausbesuchen werden abwechselnd Frau Nau und Herr Gries übernehmen.

6.4.1.3 Milieugestaltung

Eine der individuellen Situation und den Bedürfnissen angepasste Gestaltung der Umgebung und der Rahmenbedingungen ist gerade bei Menschen, die an einer Schizophrenie erkrankt sind, von wesentlicher Bedeutung, um die Behandlung gleichberechtigt und effektiv gestalten zu können. Bezugnehmend auf die theoretischen Aspekte der Milieugestaltung (siehe allgemeine Einführung, ► Kap. 1) könnten am Fallbeispiel folgende ausgewählte Aspekte zum Tragen kommen (► Tab. 6.1).

Tab. 6.1: Milieugestaltung am Fallbeispiel

Milieuaspekte	Am Fallbeispiel
Offene Kommunikation: Informationsaustausch und Informationsklarheit sowie die individuelle und emotionale Begegnung	Die Mitarbeitenden begegnen Herrn Holler offen und wertschätzend. Sie achten darauf, ihre Kommunikation klar und kongruent zu gestalten. Sie erläutern ihm die einzelnen Stationsabläufe und Therapieangebote.
Partizipation: Mitentscheid und Mitverantwortung sowie Förderung der Autonomie	Herr Holler hat bereits Erfahrungen mit bestimmten Medikamenten und lehnt daher die Einnahme einiger Präparate ab. Seine Entscheidung wird respektiert. Gemeinsam wird über Alternativen verhandelt.
Leben in der Gemeinschaft: Das Zusammenleben als soziales Aktionsfeld zum Erlernen bzw. Ausbau der sozialen Kompetenz und Erweiterung der Kommunikationsfähigkeit	Zu Beginn der Behandlung nahm Herr Holler sein Essen nur auf dem Zimmer ein. Er traute den Mitpatient*innen nicht und fühlte sich schnell irritiert. Nach einer Weile nahm er an den gemeinsamen Mahlzeiten teil. Darüber entstanden vereinzelte Kontakte mit Mitpatient*innen. Dies motivierte ihn dazu, am Küchendienst teilzunehmen, was ihn ablenkte und die sozialen Kontakte förderte.
Soziales Lernen: Stärken der Reflexionsmöglichkeiten und Aktivierung bzw. Motivation, Dinge selbst in die Hand zu nehmen	Herr Holler besucht im Laufe der Behandlung die psychoedukative Gruppe. Er lernt von den Beiträgen der anderen Gruppenmitglieder und profitiert vom gemeinsamen Austausch. Zunehmend erkennt er den Einfluss, den er selbst auf seine Gesunderhaltung hat.

6.4.2 Umgang mit Aggressionen

Während der pflegerischen Arbeit kann es sein, dass man mit aggressiven Verhalten konfrontiert wird. Aggression als alltägliches Phänomen betrifft nicht nur die Arbeit im psychiatrischen Setting. Dennoch ist das Auftreten in der Psychiatrie häufiger und somit mehr im Fokus. Innerhalb der Berufsgruppe der Pflegenden bestehen nach wie vor Vorurteile. Die Arbeit in der Psychiatrie unterscheidet sich beim Thema Aggression insofern, als sie eine besondere Aufmerksamkeit und Beobachtung erfordert, wenn es um Veränderungen des Verhaltens oder der Befindlichkeit geht. Aggressives Verhalten wird als Begriff in der Praxis häufig falsch angewendet – so wird ein gereiztes oder wütendes Verhalten nicht selten mit aggressivem Verhalten gleichgesetzt. Doch was versteht man unter Aggression?

> »Aggression ist ein Verhalten, welches zum Ziel eine Beschädigung oder Verletzung hat« (Berkowitz 1980, S. 27).

Das Verhalten ist aktiv und zielgerichtet. In der Auseinandersetzung mit aggressivem Verhalten sollte man gleichzeitig den Begriff Gewalt beleuchten. Denn aus der Ausübung aggressiven Verhaltens kann Gewalt entstehen. Von »Gewalt« spricht man, wenn durch den Ausbruch von physischer Kraft, eine andere Person, man selbst oder ein Gegenstand missbraucht, verletzt oder ihr Schaden zugefügt wird. (vgl. S3-Leitlinie »Verhinderung von Zwang: Prävention und Therapie aggressiven Verhaltens bei Erwachsenen«, DPPN)

Entstehung

Die Entstehung von Aggression und Gewalt im psychiatrischen Kontext kann unterschiedliche Ursachen haben. Ein stationäres Setting geht in vielen Punkten mit Fremdbestimmung einher. Das trägt von Anfang an ein gewisses Konfliktpotenzial in sich. In der Psychiatrie lassen sich Zwangsmaßnahmen bislang leider nicht gänzlich vermeiden. Die Zwangseinweisung bei Eigen- oder Fremdgefährdung stellt für die Betroffenen stets eine Ausnahmesituation dar, die nicht immer nachvollziehbar erscheint. Es gibt jedoch auch setting- und personalbedingte Faktoren, die ein aggressives Verhalten fördern können (Steinert 2008).

Ein Ziel in der Arbeit mit psychisch erkrankten Menschen ist es, aggressionsfördernde Bedingungen und aggressives Verhalten zu vermindern, vorherzusehen und Aggressionen abzuschwächen. Dazu gibt es verschiedene Maßnahmen und Schulungskonzepte. Sie unterstützen den Kompetenzerwerb in verbaler und körperlicher Deeskalation. Als Deeskalation bezeichnet man Maßnahmen, die dazu beitragen, die Entstehung von Aggression und Gewalt zu verhindern. Deeskalation ist keine einfache Aufgabe; sie benötigt Erfahrung, Einfühlungsvermögen, Geduld, Kreativität und fachliche Kompetenz.

6.4.2.1 Risikofaktoren zur Entstehung von Gewalt im psychiatrischen Setting

- Patient*innenebene: Es gibt krankheitsspezifische Situationen, die das Risiko von Aggression verstärken können. Dazu zählen Wahninhalte, die von den Betroffenen als Bedrohung erlebt werden, so dass das Gefühl entsteht, sich dagegen wehren zu müssen. Außerdem gehören Intoxikationen und Unruhezustände zu Risikosituationen. In Gegenden, die eine erhöhte Gewaltrate haben und bei Persönlichkeiten mit einer verminderten Konfliktlösungsfähigkeit steigt die Wahrscheinlichkeit zu aggressivem Verhalten. Ein weiterer Faktor stellt Gewalterfahrung in der Vergangenheit dar, sowohl als Opfer, als auch als Täter.

- Interaktionsebene: Die Arbeit mit psychisch erkrankten Menschen kann eine Belastung sein, Mitarbeitende stoßen manchmal an ihre eigenen Grenzen. So gelingt es nicht immer, kontinuierliche Ansprechbarkeit und Freundlichkeit zu gewährleisten. Es ist menschlich, nicht immer einen »guten Tag« zu haben. Dies überträgt sich jedoch auf die Betroffenen. Ein kontrollierender und autoritärer Interaktionsstil kann zur Entstehung von Gewalt beitragen.
- Mitarbeitenden-Ebene: In einem Team befinden sich oftmals Mitarbeitende mit unterschiedlichen Erfahrungsgraden, unterschiedlicher Fachwissenstiefe und eigenen Fähigkeiten und Grenzen. Es kann ein Risiko auf Ebene der Mitarbeitenden darstellen, wenn die Berufserfahrung noch gering ist oder sich über die Berufsjahre eine Verhärtung eingestellt hat.
- Umgebungsebene: Geschlossene Türen, Überbelegung, ein hoher Lärmpegel auf der Station und wenig Rückzugsmöglichkeiten sind nur einige Beispiele dafür, welche Faktoren aggressives Verhalten fördern.

  Patient*innen-Patient*innen-Interaktion: Betroffene sind während einer psychiatrischen Behandlung oder beim Wahrnehmen komplementärer Angebote konfrontiert mit einer Gemeinschaft, die nicht selbst gewählt wurde. Dies kann Chancen und Risiken mit sich bringen und einen weiteren Risikofaktor für Konflikte zwischen den Betroffenen darstellen.
- Konflikte außerhalb des stationären Settings: Ein stationärer Aufenthalt oder andere Behandlungsformen spiegeln nicht die Lebenswelt der Betroffenen wider. Es ist nur ein Teil davon. Psychosoziale Belastungen oder berufliche Belastungen finden in der Regel außerhalb des Behandlungssettings statt. Ein Risiko zur Entstehung von Gewalt kann beispielsweise ein Konflikt außerhalb des Settings sein, bspw. eine Trennungssituation.
- Regulatorische Rahmenbedingungen: In einem überstrukturierten und unflexiblen Milieu, bei dem Behandlungsschritte nicht mit den Patient*innen ausgehandelt werden, geraten Mitarbeitende in Gefahr, mit aller Macht die Position der Institution zu stärken, und damit in die Konfrontation mit den Betroffenen zu geraten.

Die S3 Leitlinie »Verhinderung von Zwang: Prävention und Therapie aggressiven Verhaltens bei Erwachsenen« von 2018 beinhaltet Empfehlungen zum Umgang mit aggressivem Verhalten. Die Leitlinie ist eine Querschnittsleitlinie, die sich nicht auf eine einzelne psychiatrische Diagnose fokussiert, sondern das Ziel verfolgt, Zwangsmaßnahmen möglichst zu vermeiden und im Bedarfsfall einen sensiblen und korrekten Umgang mit der Ausnahmesituation zu vermitteln. Darüber hinaus vermittelt die Leitlinie den aktuellen Wissensstand, setzt sich mit ethischen und rechtlichen Aspekten auseinander und zielt auf eine Verbesserung der Behandlungsqualität ab. Denn psychisch erkrankte Menschen haben ein Recht auf eine bestmögliche Versorgung, Sicherheit und Wahrung ihrer Menschenwürde. (vgl. S3-Leitlinie« Verhinderung von Zwang: Prävention und Therapie aggressiven Verhaltens bei Erwachsenen«)

Mögliche Reflexionsfragen zur Anregung von Diskussionen

Reflexionsfragen

- Sind Sie sich als Pflegende ihres eigenen Gewaltpotenzials bewusst?
- Haben Sie bereits Gewalt auf Station oder im Umgang mit Patient*innen oder Angehörigen erleben oder beobachten können? Und wenn ja, wie wurde innerhalb des Teams damit umgegangen?
- Gibt es Ihrer Meinung nach typische Handlungsfelder des pflegerischen Alltags, die für die Entstehung von Gewalt exponiert sind?

6.4.2.2 Maßnahmen im Umgang mit Aggression

Maßnahmen

Professionelle Beziehungsgestaltung:

- Verständnis und Empathie vermitteln
- Individualität akzeptieren
- Unterstützung anbieten
- Präsent sein
- Aufrichtig sein
- Partizipation fördern
- Respekt zeigen
- Klare Grenzen setzen
- Selbstbewusstsein zeigen

Selbstreflexion des eigenen inneren Erlebens und Verhaltens

- Wertschätzende Grundhaltung
- Eigenschutz gewährleisten und den Betroffenen bestmöglich schützen
- Eigene Grenzen wahrnehmen
- Nicht provozieren lassen

Setting:

- Konzepte und Leitlinien im Umgang mit Aggression, Zwangsmaßnahmen wie z. B. Fixierungen, Isolation, Zwangsmedikation usw.
- Präventive Umgebungsgestaltung
- Schulungen der Mitarbeitenden
- Nachbetreuung von betroffenen Mitarbeitenden und Patient*innen
- Notrufsysteme
- Gewaltreduzierende Milieugestaltung
- Supervisionen und Teambesprechungen

Patient*innen:

- Aggressives Verhalten ist häufig ein Mitteilungsversuch und eine Reaktion auf andere Emotionen und Befinden. Welche Hintergründe könnte es geben?
- Auf Frühwarnzeichen achten und Risiko einschätzen
- Die Betroffenen wahr- und ernstnehmen
- Beziehungsarbeit
- Behandlungsvereinbarungen
- Mitpatient*innen schützen und »Schaulustige« entfernen
- Medikamentengabe und Nebenwirkungen von Medikamenten beachten
- usw.

6.4.2.3 Exkurs: Rechtliche Rahmenbedingungen

> »Humanität besteht darin, dass nie ein Mensch dem Zweck geopfert wird« (Albert Schweitzer).

Im Zusammenhang mit rechtlichen Fragen und Einschränkungen sind humanistische und reflexive Haltungen Voraussetzung, um sich zuspitzende oder einschneidende Situationen für alle Beteiligten gut meistern zu können.

Menschlichkeit hängt vom Recht auf Unvollkommenheit ab und ist Indikator für die Humanität einer Gesellschaft. Dabei stellt sich die Frage, inwieweit sie das Recht auf Unvollkommenheit schützt. Im psychiatrischen Alltag ist es notwendig, immer die Legitimation von Gewalt und Zwang zu reflektieren und sich mit Selbstbestimmung und Ansätzen von Inklusion auseinanderzusetzen und in diesem Zusammenhang zu überlegen, inwieweit das Recht auf »Anderssein« auch zum Menschsein gehört. Wenn kritische Situationen unter ethisch-moralischen Gesichtspunkten betrachtet werden sollen, ist es notwendig, sich der Bedeutsamkeit der eigenen Werte und derjenigen von Betroffenen bewusst zu sein und sie immer wieder in Auswertungen einfließen zu lassen. Dabei gilt es auch zu reflektieren, was in Situationen bei mir und meinem Gegenüber ausgelöst wird und warum. Die Wahrnehmung und Sensibilität in spezifischen Situationen und Zuständen zu reagieren und zu handeln, können nur nach individueller Einschätzung und Beurteilung im jeweiligen Kontext geschehen. Dabei ist es wichtig, Fachkenntnisse sachgerecht anzuwenden.

Einige Begriffsklärungen

Gesetze

In der psychiatrischen Versorgung kommen unterschiedliche Gesetze zur Anwendung. Es übersteigt den Rahmen, sie ausführlich zu behandeln. Das Sozialgesetzbuch (SGB) mit seinen zwölf Büchern kommt zum Tragen, wie z. B. das Pflegeversicherungsgesetz und die Jugendhilfe.

Gerade im Zusammenhang mit Zwangsmedikation und Unterbringung sind derzeit die entsprechenden Ländergesetze durch die Anfang 2009 von der Bundesregierung ratifizierte UN-Konvention teilweise in Frage gestellt, neu verfasst und umgesetzt worden.

Allgemeine Aspekte

UN-Konvention über die Rechte von Menschen mit Behinderung (UN-BRK)

Die Psychiatrie-Erfahrenen Vertreter und Verbände fordern aufgrund der UN-Konvention (die für alle Behindertengruppen gilt), dass der freie Wille eines Menschen, der psychisch erkrankt oder behindert ist im Vordergrund stehen muss. Das bedeutet, dass die Selbst- und Fremdgefährdung, wie sie bisher definiert wird, so nicht zu halten ist und dass eine Position hinsichtlich der Autonomie eingenommen wird. Das würde dann bedeuten, dass Menschen nur freiwillig behandelt werden dürfen, weil auch nur dann eine Behandlung tatsächlich wirksam ist. Verweigern sie eine Behandlung, auch wenn der Grund dafür in einer Beeinflussung aufgrund psychischer Beeinträchtigung liegt, dürften sie dennoch nicht zwangsweise behandelt werden. Ein weiterer Grundsatz der Konvention ist, dass aus Integration Inklusion wird.

Inklusion

Inklusion bedeutet im Kern an keine Bedingungen geknüpfte Zugehörigkeit und Einbezogenheit. Inklusion ist also die Gegenstrategie zur Dominanz und basiert auf einem befähigten und einem befähigenden Gemeinwesen. Das bedeutet: ein »beziehungsreiches gemeinsames Sorgen« und auch gemeinsam Nachbarschaft leben, zudem die volle und wirksame Teilnahme und Teilhabe am gesellschaftlichen Leben sowie Respekt vor der Vielfalt des Menschseins. Teilhabe und Inklusion sind vor diesem Hintergrund Grundrechte.

Spezifische Aspekte

Betreuung (nach § 1896 BGB)

Der Begriff *Betreuung* ist vom Gesetzgeber mit Absicht gewählt worden, um dem Betreuer keine »Rechtsmacht« zu verleihen, sondern zu betonen, dass eine »treuhänderische Zuweisung« von Rechten erfolgt, die einzig und allein das »Wohl des Betreuten« im Blick hat und dass es in erster Linie um Fürsorge und Hilfe geht. Die Aufgabenkreise richten sich nach der Erforderlichkeit: Vermögensverwaltung, Sicherstellung ausreichender Betreuung, Beschaffung und Erhaltung der Wohnung, Aufenthaltsbestimmung (beinhaltet auch Unterbringung), Entscheidung über unterbringungsähnliche Maßnahmen (wie Fixierung, Bettgitter, Ruhigstellung) und sonstige Aufgaben der Personensorge. Am 01.01.2023 trat das Gesetz zur Reform des Vormundschafts- und Betreuungsrecht in Kraft. Dieses stärkt die Selbstbestimmung von Personen mit einer Betreuung sowie die Qualität der rechtlichen Betreuung. Damit wird dem § 12 der UN-Behindertenrechts-Konvention Rechnung getragen.

Im Betreuungsgesetz ist der Erforderlichkeitsgrundsatz oberstes Gebot. Es bedarf keiner Betreuung, wenn Betroffene einer Vertrauensperson eine Vorsorgevollmacht erteilt haben. Leitlinien für das Handeln des Betreuers sollen Hilfe, Unterstützung und Beratung des Betroffenen sein.

Schwerbehinderung

Auch psychische Erkrankungen werden ab einem gewissen Schweregrad und chronischem Verlauf als Behinderung anerkannt. Dabei wird zugrunde gelegt, dass eine dauerhafte Beeinträchtigung und Funktionsstörung in allen Lebensbereichen besteht und somit ein Anspruch auf einen Behindertenausweis und Nachteilsausgleich. Als Schwerbehindert gilt nach § 2 Abs. 2 Sozialgesetzbuch IX jede Person bei der ein Grad der Behinderung von 50% festgestellt wurde.

> Artikel 11, Abs.1 des Grundgesetzes
> (1) Alle Deutschen genießen Freizügigkeit im ganzen Bundesgebiet.
> (2) Dieses Recht darf nur durch Gesetz oder auf Grund eines Gesetzes und nur für die Fälle eingeschränkt werden, in denen eine ausreichende Lebensgrundlage nicht vorhanden ist und der Allgemeinheit daraus besondere Lasten entstehen würden oder in denen es zur Abwehr einer drohenden Gefahr für den Bestand oder die freiheitliche demokratische Grundordnung des Bundes oder eines Landes, zur Bekämpfung von Seuchengefahr, Naturkatastrophen oder besonders schweren Unglücksfällen, zum Schutze der Jugend vor Verwahrlosung oder um strafbaren Handlungen vorzubeugen, erforderlich ist.

Fixierung stellt eine Verletzung dieses Gesetzes dar. Gründe für eine Fixierung können Selbst- und Fremdgefährdung sein, Notwehr oder Notstand. Ziel ist es dabei, die Betroffenen vor sich selbst und andere vor ihnen zu schützen. Für solche kritischen Situationen bedarf es in jeder Einrichtung eines Standards zum Ablauf der Zwangsmaßnahme und Konzepte wie diese Vorkommnisse reflektiert und nachbesprochen werden.

Unterbringungsrecht

In der juristischen Sprache wird das Wort Unterbringung fast ausschließlich in Verbindung mit Freiheitsentziehung benutzt. Als Rechtsgrundlage zur zivilrechtlichen Unterbringung von psychisch erkrankten Menschen dienen die Unterbringungsgesetze der einzelnen Bundesländer. In diesen Gesetzen, die die Unterbringung gegen den Willen der Betroffenen regeln, sind die Unterbringungsvoraussetzung, Verfahren bei einer sofortigen Unterbringung und die Unterbringungsziele formuliert. Gegen einen Unterbringungsbeschluss haben die Betroffenen ein Beschwerderecht, darüber müssen sie aufgeklärt werden. Die Länderunterbringungsrechte wurden – wie bereits erwähnt – nach Inkrafttreten der UN-BRK überprüft und ggf. geändert.

Hilfe und Behandlung wider Willen

Psychiatrisches Handeln bewegt sich immer im Spannungsfeld zwischen Hilfe im Einzelnen und ordnungspolitischen Aufgaben sowie Erwartungen der Gesellschaft. Ziele sind die Behandlung und die Heilung eines Menschen, der an einer psychischen Erkrankung leidet. Der Schutz der Patient*innen und der Schutz anderer Personen führt zur sog. Hilfe wider den erklärten Willen von Betroffenen und beinhaltet in der Regel freiheitseinschränkende Maßnahmen wie Zwangseinweisung, Zwangsmedikation, Fixierung und/oder Isolation.

Seit 18.02.2013 ist das Gesetz zur Regelung der betreuungsrechtlichen Einwilligung in eine ärztliche Zwangsmaßnahme in Kraft. Regelungen für eine Zwangsmedikation betreffen:

- Die Maßnahme darf nur »zur Abwendung eines erheblichen gesundheitlichen Schadens« durchgeführt werden.
- Ein Arzt oder eine Ärztin, der oder die nicht direkt an der Behandlung des Betroffenen beteiligt ist, prüft die Notwendigkeit der Zwangsmedi-

kation und stellt fest, dass keine andere zumutbare Behandlungsform zur Verfügung steht, die den sonst drohenden erheblichen gesundheitlichen Schaden abwenden kann.

- Das Betreuungsgericht muss die Maßnahme explizit anordnen. Im Beschluss müssen Angaben zur Durchführung und Dokumentation der Maßnahme in der Verantwortung eines Arztes oder einer Ärztin explizit genannt werden.
- Die Anordnung einer Zwangsmedikation darf nur für zwei Wochen getroffen werden. Sollte sie länger erforderlich sein, muss das Betreuungsgericht die Anordnung verlängern. Insgesamt darf die Anordnung nicht länger als sechs Wochen betragen.

Derzeit wird von vielen Juristen aufgezeigt, welche Gesetze neu gefasst werden müssten, um den übergeordneten Rechtansprüchen Stand zu halten.

6.4.3 Bedeutung »chronisch krank«

Die Behandlung chronisch psychisch erkrankter Menschen erfordert gegenüber der Behandlung akut oder erstmalig erkrankter Personen eine besondere Herangehensweise. Diese Besonderheit beruht auf der oft jahrelangen, persönlichen Krankheits- und/oder Leidensgeschichte der Betroffenen und den vielen damit einhergehenden Erfahrungen im Umgang mit der Erkrankung. Betroffene beklagen in der Regel andauernde Beschwerden, zunehmende Einschränkungen, nachlassende Funktionsfähigkeit in verschiedenen Bereichen, häufigen Kontakt zu Ärzt*innen oder anderen professionell Helfenden oder auch den dauerhaften Gebrauch von Medikamenten. Dies sind nur einige Beispiele dafür, warum die Erkrankung oftmals als lebensbeschränkend, wenn nicht sogar lebensdominierend empfunden wird. Betroffene sehnen sich häufig nach »Normalität« und mehr Unabhängigkeit.

Erhalt der Eigenständigkeit

Der Fokus professioneller Pflegefachpersonen sollte hier ganz besonders auf dem Erhalt und der Förderung der individuellen Ressourcen und der Eigenständigkeit liegen. Die Betroffenen haben ein großes, persönliches Erfahrungswissen und wissen daher häufig genau, was ihnen hilft oder was nicht – einerlei ob es um medikamentöse Behandlung, bestimmte Therapien oder sonstige Interventionen geht. Es ist unabdingbarer Bestandteil dieses individuelle, persönliche Expertenwissen in den Pflege- und Behandlungsplan zu integrieren, um mit den Betroffenen geeignete Maßnahmen und Ziele abstimmen zu können.

Neben dem Erhalt der Selbstständigkeit des Einzelnen ist es eine der größten Herausforderungen, den Betroffenen trotz wiederkehrender oder bleibender Krankheitserscheinungen Hoffnung zu vermitteln und Lebensqualität zu erhalten, um ihm so das Bestehen von Phasen der (vorübergehenden) Verschlechterung zu erleichtern. Konzepte wie Empowerment und Recovery (▶ Kap. 1.4.1) helfen eine günstige pflegerische

Grundhaltung sowie Ansätze einer konstruktiven Arbeitsbeziehung zu entwickeln und ein vertrauensvolles Miteinander zu festigen.

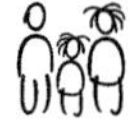

Am Fallbeispiel

Herr Holler war bereits mehrfach in stationärer akutpsychiatrischer Behandlung. Die vielen Aufenthalte mindern sein Selbstwertgefühl. Er hat keine Hoffnung auf Besserung und äußert: »Es wird sowieso nur noch schlimmer mit mir werden! Ich war einmal so begabt. Aber das habe ich alles verloren.« Frau Nau, Bezugspflegeperson auf der Station, möchte mit ihm Perspektiven erarbeiten. Dabei orientiert sie sich an seinen Ressourcen, Hobbys und Neigungen. Aus gemeinsamen Gesprächen weiß sie um seine Vorliebe zur Natur und Fotografie. Sie ermuntert Herrn Holler, Herrn Kunis zu bitten, ihm zum nächsten Besuch auf der Station seine Kamera mitzubringen, um sein Hobby wieder aufnehmen zu können.

An guten Tagen hält sich Herr Holler viel im Stationsgarten auf und fotografiert Blüten, Sträucher und Insekten. Für seinen kreativen Blick erhält er viel Anerkennung von Mitarbeitenden und Mitpatient*innen. Dieser Zuspruch baut ihn auf. Allmählich erkennt er, dass er nicht, wie geglaubt, »alles verloren« hat, sondern noch immer Dinge hat, an denen er sich erfreuen kann und auch Talente besitzt.

6.4.3.1 Vernetzung der Hilfen

Gerade bei chronisch psychisch erkrankten Menschen kommt es häufig vor, dass verschiedene Hilfeanbieter an der Behandlung, Begleitung und Betreuung beteiligt sind. Das jeweilige Setting kann ganz unterschiedlich sein. In Frage kommende Hilfsangebote reichen beispielsweise von der ambulanten Versorgung (Hausarzt, niedergelassener Psychiater oder Neurologe, psychiatrische Institutsambulanz) über komplementäre Hilfen (Tagesstätte, betreutes Wohnen) bis hin zu stationären Anlaufstellen (Krankenhaus, Tagesklinik für psychisch Kranke). So unterschiedlich das jeweilige Setting ist, so verschieden kann auch der Schwerpunkt der jeweilig gezielten Angebote sein – z. B. bei Diagnostik und Akutbehandlung, medikamentöser Behandlung, Gesprächstherapie oder Alltagsbegleitung. Dennoch haben alle Hilfsangebote, egal mit welchem konkreten Behandlungs- bzw. Unterstützungsauftrag, übergeordnet immer eine mögliche Gesundung bzw. bestmögliches Wohlbefinden oder Gesunderhaltung und Stabilität der Betroffenen zum Ziel. Um den vielseitigen Bedürfnissen chronisch psychisch kranker Menschen gerecht zu werden, ist eine engmaschige Kommunikation, Kooperation und Vernetzung der einzelnen an der Behandlung beteiligten Personen dringend notwendig, um eine umfassende und patientenorientierte Behandlung sicherstellen zu können.

Am Fallbeispiel

Herr Holler hat einen Hausarzt und einen Psychiater. Seit einiger Zeit hat zudem die gesetzliche Betreuerin Frau Wimmer bestimmte Aufgabenbereiche übernommen. Er wohnt in einer eigenen Wohnung, in der er von Mitarbeitenden des Betreuten Wohnens aufgesucht wird. Zusätzlich besucht er die Tagesstätte für psychisch Kranke. Die einzelnen Institutionen wissen voneinander und stehen in konstantem Austausch sowohl mit Herrn Holler als auch untereinander, um sich gegenseitig über Veränderungen zu informieren und um situationsgerecht auf seine Bedürfnisse eingehen zu können. Immer wieder kommt es zu Absprachen über die Verteilung von Aufgaben untereinander, beispielsweise über die verstärkte Motivation zur persönlichen Hygiene, die Beobachtung des Ernährungsstatus' oder die Begleitung zu diversen Terminen (Behördengänge). Herr Holler wird ganz selbstverständlich in die Prozesse einbezogen und/oder ggf. zeitnah informiert.

6.4.3.2 Behandlungsvereinbarung

Behandlungsvereinbarungen haben sich als besonders effektiv und wertvoll in der Betreuung von Menschen erwiesen, die chronisch psychisch erkrankt sind, insbesondere bei psychotischen Erkrankungen. In einer Behandlungsvereinbarung werden verschiedene Aspekte der Betreuung in akuten Krankheitssituationen mit dem Betroffenen in stabilen Zeiten ausgehandelt. Das Motto »Verhandeln statt Behandeln« wird hier in schriftlicher Form festgehalten, damit während der Akutbehandlung darauf zurückgegriffen werden kann (Sondersituationen ausgenommen). Die Vereinbarung wird zwischen den Betroffenen und der Klinik geschlossen. Diese fördert das Vertrauensverhältnis auf beiden Seiten sowie die Sicherheit im Umgang mit Akutsituationen. Betroffene können mit ihrer Hilfe Einfluss auf die Behandlung nehmen. Die Erfahrung zeigt, dass Betroffene mit einer Behandlungsvereinbarung eher Hilfe bei einer Verschlechterung suchen, da sie wissen, was auf sie zukommen wird. Die Verhandlung der beteiligten Akteure zum Abschluss einer Behandlungsvereinbarung fördert das Wissen der Beteiligten über die Wünsche, Möglichkeiten und Grenzen der je anderen Seite und verbessert die Zusammenarbeit und das Vertrauensverhältnis. Behandlungsvereinbarungen haben bislang noch keine rechtliche Konsequenz. Nicht jede Klinik arbeitet mit ihnen, obwohl ihr Nutzen in langjähriger Erfahrung belegt ist. Beispiele der auszuhandelnden Aspekte:

- Anzuwendende und auszuschließende Medikamente
- Ansprechpartner*innen, Bezugspersonen
- Verhalten in Krisensituationen
- Besonderheiten in Bezug auf Ausgang, Finanzen und Wohnungsangelegenheiten
- usw.

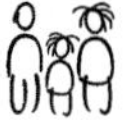

Am Fallbeispiel

Herrn Holler fällt es bislang schwer, sich an Hilfspersonen zu wenden oder sich stationär aufnehmen zu lassen. So kam es in den letzten Jahren wiederholt zu Krisensituationen und Zwangseinweisungen. Nach Abklingen der akuten Psychose setzte sich Herr Holler mit Herrn Kunis (Betreuer in der Tagesstätte), Frau Wimmer (gesetzliche Betreuerin), Frau Nau (stationäre Bezugspflegefachperson) und dem behandelnden Stationsarzt zusammen und sie erstellten eine Behandlungsvereinbarung.

Herrn Holler ist es ein wichtiges Anliegen, dass die Zahl der Ansprechpartner*innen in einer Krise recht klein und überschaubar gehalten wird. Weiter wünscht er sich, wenn er einer Neuroleptika-Einnahme zustimmt, in den Stationsgarten gehen zu dürfen, um sich zu entspannen. Große Sorge bereitete ihm bislang die Pflege seiner Kanarienvögel, wenn ein stationärer Aufenthalt von Nöten war. Frau Wimmer erklärt sich bereit, sich um die Versorgung der Kanarienvögel zu kümmern. Bei den ersten erkannten Zeichen einer Verschlechterung ist Herr Holler bereit, frühzeitig seinen ambulanten Psychiater aufzusuchen und Herrn Kunis zu informieren. Wenn nach zwei Wochen der angepassten Maßnahmen keine Besserung eingetreten ist, geht Herr Holler selbstständig zur Kriseninintervention auf die vereinbarte Station. In diesem Fall ist es Herrn Holler wichtig, während der ersten Tage viel Ruhe zu haben und seine Mahlzeiten im Zimmer einzunehmen. Gespräche mit Ärzt*innen wünscht er sich in Begleitung von Frau Nau oder einer benannten Vertretung. Beim Auftreten einer Eigen- oder Fremdgefährdung ist es Herrn Holler wichtig, die Wahl zu haben zwischen einer Medikamenteneinnahme und einer Fixierung, falls diese indiziert sein sollte. Dem wurde seitens der Station zugestimmt, es sei denn die Situation erfordert ein anderes Vorgehen. Dann ist dies Herrn Holler gegenüber zu begründen und mit Abstand nachzubesprechen.

6.4.3.3 Psychose-Seminar

Psychose-Seminare finden an vielen Orten, z. B. einmal im Monat an einem außerhalb der psychiatrischen Institutionen gelegenen Ort, statt. Sie dienen dem Austausch und gegenseitigen Lernen von Psychiatrie-Erfahrenen, Angehörigen und professionell Tätigen. Es sind Experten- und Gesprächsrunden, deren Ziel eine gleichberechtigte Verständigung über Psychosen ist. Sie sollen ein besseres und ganzheitliches Verständnis für Psychosen bewirken und bieten damit die Möglichkeit, die Arbeit in der Psychiatrie zu verändern. Dorothea Buck (Psychiatrie-Erfahrene) und Prof. Dr. Thomas Bock (Psychologe) waren die Begründer des ersten Psychose-Seminars 1989/1990 in Hamburg. Mittlerweile sind solche Seminare deutschlandweit vertreten. Sie dienen dem persönlichen Lernen und sollten von psychiatrisch Tätigen als Fortbildung wahrgenommen werden (vgl. http://www.trialog-psychoseseminar.de, Zugriff am 06.11.2025).

6.4.3.4 Stimmen-Hörer

Netzwerke Stimmenhörer gibt es in allen deutschsprachigen Ländern. In ihnen sind stimmenhörende Menschen vernetzt, die eine andere Form des Umgangs mit ihren Stimmen gelernt haben und/oder noch lernen. Das deutsche Netzwerk Stimmenhören bietet Beratung und Selbsthilfegruppen für stimmenhörende Menschen an und wird von zahlreichen Förderern wie Aktion Mensch aber auch dem GKV-Spitzenverband unterstützt (https://stimmenhoeren.de/, Zugriff am 06.11.2025).

6.5 Die unterschiedlichen Rollen der Pflegenden

Pflegeexpert*innen

Das Wissen um die rechtlichen Rahmenbedingungen im psychiatrischen Kontext, die unterschiedlichen Erscheinungsformen einer schizophrenen Erkrankung, die Auswirkung auf den Alltag sowie die verschiedenen Erklärungs-, Therapie- und Bewältigungsansätze oder auch biografische Entwicklungselemente zeichnen die Pflegefachpersonen aus. Darüber hinaus werden Einblicke in die Bedeutung von Chronisch-krank-Sein und entsprechende Handlungsmöglichkeiten zur Stärkung des Selbstbewusstseins und des Wohlbefindens benötigt.

Am Fallbeispiel

Herr Holler war mehrfach in stationärer akutpsychiatrischer Behandlung. Die vielen Aufenthalte mindern sein Selbstwertgefühl. Er hat keine Hoffnung auf Besserung […].

Die Bezugsperson orientiert sich an seinen Ressourcen, Hobbys und Neigungen und ermuntert Herrn Holler, seine Kamera zu benutzen. Dies unterstützt seine positive Wahrnehmung und beugt der Hoffnungslosigkeit vor. Präventives Denken manifestiert sich aber z. B. auch im Wahrnehmen von Frühwarnzeichen, im Umgang mit Krisen, im Erkennen von sich zuspitzenden Situationen, in der Reduzierung von Stress, in der Stärkung des sozialen Umfelds sowie in der Auseinandersetzung mit der Erkrankung selbst.

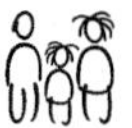

Am Fallbeispiel

Als es Herrn Holler bereits besser geht, erkennt er, dass Schlafstörungen der aktuellen Psychose schon Wochen vorausgegangen sind. Er fühlte sich tagsüber sehr motivations- und antriebslos, besuchte unregelmäßig die Tagesstätte und verschanzte sich in seiner Wohnung.

Gesundheitsfürsprecher*in

In einer guten Entlassungsvorbereitung wird die Rolle der Gesundheitsberater*innen deutlich und die Notwendigkeit von konstruktiver Zusammenarbeit, Kooperation und Koordination aller Beteiligten.

Interprofessionelle Partner*in

In diesem Zusammenhang ist auch die Rolle als interprofessionelle Partner*innen anzuführen. Dies zeigt sich insbesondere im gemeinsamen Gespräch mit dem zuständigen Arzt/der zuständigen Ärztin, der Bezugspflegeperson, den Betreuenden in der Tagesstätte und den Mitarbeitenden des betreuten Wohnens, um die Hilfen abzusprechen.

Lernende und Lehrende – Professionelles Vorbild

Der Gestaltung eines förderlichen Milieus und dem Umgang mit Aggressionen und Gewalt können letztendlich alle Rollen zugeordnet werden, insbesondere jedoch die Rolle des Lehrenden und Lernenden sowie der Vorbildfunktion, vor allem wenn einzelne Situationen nachbesprochen werden und festgehalten wird, was im Verhalten und in der Unterstützung hilfreich war. Diese Aspekte sind wichtige Bausteine in einer tragfähigen Beziehung.

Vermittler*in/ Manager*in

In der gemeinsamen Reflexion, in der kontinuierlichen Zusammenarbeit und in regelmäßigen Kontakten ist die Rolle des Kommunikators/der Kommunikatorin aber auch des Managers/der Managerin im Hinblick auf Herrn Holler zu identifizieren und erweist sich im Ausbau der Eigenverantwortung, in der Stärkung und Wahrnehmung von Patient*innen-Rechten, in der Aufklärung über die Erkrankung, der Weitergabe von Wissen und im Aushandeln innerhalb der Behandlung und des Pflegeprozesses, Beispiel dafür ist die Behandlungsvereinbarung von Herrn Holler.

Weiterführende Literaturempfehlung

Bock, T. (2020): *PraxisWissenn: Menschen mit Psychose-Erfahrung begleiten.* Köln: Psychiatrie Verlag.

Finzen, A. (2020): *Schizophrenie – Die Krankheit verstehen, behandeln, bewältigen.* Bonn: Psychiatrie Verlag.

Hüther, F.; Jäger, S.; Steinert, T. (2018): *Behandlungsverweigerung, Patientenautonomie und Zwangsmedikation.* Köln: Psychiatrie Verlag.

Knuf, A., Osterfeld, M., Seibert, U. (2007): *Selbstbefähigung fördern – Empowerment und psychiatrische Arbeit.* Bonn: Psychiatrie Verlag.

Knuf, A.; Gartelmann, A. (Hrsg.) (2020): *Bevor die Stimmen wiederkommen.* Köln: Psychiatrie Verlag.

Schlimme, J. E.; Brückner, B. (2017): *Die abklingende Psychose – Verständigung finden, Genesung begleiten.* Köln: Psychiatrie Verlag

Steinert, T. (2008): *Basiswissen: Umgang mit Gewalt in der Psychiatrie.* Bonn: Psychiatrie Verlag.

Belletristik

Green, H. (2004): *Ich hab dir nie einen Rosengarten versprochen.* Reinbek: Rowohlt.
Hansen, H, (Hrsg.) (2014): *Der Sinn meiner Psychose: Zwanzig Frauen und Männer berichten.* Neumünster: Paranus Verlag.
Jüttner, J. (2020): *Als ich aus der Zeit fiel. Mein Weg durch die paranoide Schizophrenie.* Keltern: Pinguletta Verlag.
Buch-Zerchin, D.S. (2005). *Auf den Spuren des Morgensterns – Psychose als Selbstfindung.* Neumünster: Paranus Verlag.

7 Menschen mit einer Borderline-Persönlichkeit – Wege aus dem Chaos?

Viele Menschen glauben, Menschen mit einer Borderline-Persönlichkeitsstörung erkenne man an ihren Narben: Alles was sie tun, ist, sich selbst verletzen – sich »ritzen«. Andere sagen, Selbstverletzung sei unter Jugendlichen und jungen Erwachsenen mittlerweile zur Modeerscheinung geworden – Ausdruck von Rebellion und ein Mittel, um die Aufmerksamkeit anderer zu erregen.

Vorurteile

Tatsächlich haben Menschen, die an einer Borderline-Erkrankung leiden, mit vielen dieser und anderer Klischees und Halbwahrheiten und Stigmatisierung zu kämpfen. Leider existieren diese Vorurteile nicht nur unter der Bevölkerung, sondern auch unter den professionell Helfenden.

Viele Betroffene empfinden ihr Leben ähnlich wie eine anhaltende Achterbahnfahrt, die durch ein andauerndes emotionales Auf und Ab gekennzeichnet ist. Der Leidensdruck, den dieser stete Wechsel mit sich bringt, darf dabei nicht unterschätzt werden. Was auf einen Außenstehenden aufregend und spannend wirken mag, stellt für die Betroffenen eine lange und oftmals sehr quälende Odyssee dar, auf der fortwährenden Suche nach Ruhe, Ausgleich und innerer Zufriedenheit.

Betroffene fühlen sich oft lieblos, haltlos, einsam, rastlos und angespannt. Im Inneren eint die Betroffenen eine tiefe Sehnsucht nach Nähe, Geborgenheit und Sicherheit, die sich einfach nicht dauerhaft einstellen will. Oftmals wird versucht die innere Leere und Taubheit mit intensiven Erlebnissen und extremen Handlungsweisen auszufüllen.

Die Bezeichnung *Borderline* kommt aus dem Englischen und bedeutet übersetzt Grenze oder Grenzgebiet. Dieser Begriff geht auf den amerikanischen Psychoanalytiker Adolf Stern zurück und möchte verdeutlichen, dass das Störungsbild sowohl neurotische (Verhaltens- und Erlebnisstörungen), als auch psychotische Symptome vor allem in hochakuten Krisen (Leibhalluzination, Wahngedanken) vereinen kann.

Der Umgang mit Betroffenen stellt psychiatrisch Tätige und das persönliche Umfeld oft vor große Herausforderungen, denn die Behandlung gestaltet sich nicht immer einfach. Es kann zu erhöhten Schwierigkeiten in der zwischenmenschlichen Beziehung oder ernstzunehmenden Komplikationen kommen. Dennoch ist es Aufgabe eines jeden professionellen Helfers, den Betroffenen trotz aller möglichen Turbulenzen mit der nötigen

Achtung, Wertschätzung und Respekt zu begegnen. Den steinigsten Weg haben schließlich die Betroffenen selbst zu gehen.

7.1 Fallbeispiel Frau Ross

Falldarstellung

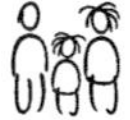

Komplizierter Fall

Melanie Ross, 29 Jahre alt, kam als Verlegung der Intensivstation zum wiederholten Male zur stationären Aufnahme. Sie machte einen verzweifelten Eindruck und weinte sehr, als sie von der Gesundheits- und Krankenpflegerin Nina Karlson begrüßt wurde. Frau Ross hatte an beiden Armen Verbände und ein Hämatom auf der linken Wange. Die Sanitäter übergaben, dass Frau Ross in suizidaler Absicht 300 mg Proneurin, Alkohol und Kokain eingenommen hatte. Auf der Intensivstation war sie sehr aufbrausend, da sie keine Möglichkeit hatte, ihren Freund zu kontaktieren.

Frau Ross berichtete Frau Karlson, dass sie einen Konflikt mit ihrem Lebensgefährten hatte, der sie daraufhin geschlagen habe. Sie gibt sich selbst die Schuld daran, da sie ihm im Streit gebeichtet habe, dass sie fremdgegangen sei. Dies sei ein unbedeutender One-Night-Stand gewesen nach einer Partynacht. Sie habe sich so leer, einsam und gleichzeitig sehr traurig gefühlt und habe diesen Zustand irgendwie kompensieren wollen. Es plagten sie nun große Schuldgefühle und sie glaubte, dass sie ein schlimmer Mensch sei. Sie liebe ihren Freund sehr und könne sich ein Leben ohne ihn nicht vorstellen. Sie sei gequält von der Vorstellung, er könne sie nun verlassen. Die Beziehung zu ihrem Partner bestehe seit drei Jahren mit immer wiederkehrenden Pausen. Er selbst nehme Kokain und LSD auf Partys zu sich. Insgesamt sei er sehr eifersüchtig und herrisch im Verhalten.

Melanie Ross kam vor zwei Jahren erstmals zur Krisenintervention in Behandlung. Sie klagt über immer wiederkehrende Suizidgedanken, innere Unruhe und Anspannung. Diesen fühle sie sich hilflos ausgeliefert und sie mache manchmal Sachen, die sie selbst nicht verstehen könne. Wenn es ihr schlecht ginge, was häufig der Fall sei, neige sie dazu, zu viel zu trinken, sich selbst zu verletzen und zu koksen. Zu ihrem selbstverletzenden Verhalten (SSV) zählte das sogenannte Ritzen, welches durch Aufschneiden der Haut gekennzeichnet ist. Ihr Drogenmissbrauch zählte ebenfalls zu selbstschädigenden Verhaltensweisen. Dies helfe ihr kurzfristig, ihre Anspannung und ihren inneren Schmerz zu kompensieren. Sie fühle eine innere Leere in sich, die durch nichts zu füllen sei. Sie zweifle sehr an ihrer Daseinsberechtigung in dieser Welt. Frau Ross beschrieb zudem starke Stimmungsschwankungen, die für sie nur schwer einschätzbar seien. Vor allem die Nächte seien eine schwere Zeit für sie, da alles so ruhig werde. Sie grüble viel und habe oft Alpträume. In ihrer Jugend habe sie unter einer Essstörung gelitten und sei diesbezüglich bereits in psychotherapeutischer Behandlung gewesen.

Aktuell hat Frau Ross einen regulären BMI (Body-Maß-Index). Sie selbst könne sich kaum im Spiegel betrachten, so sehr hasse sie sich selbst. So neige sie dazu, mit anderen Männern zu flirten, um ihr Selbstwertgefühl zu steigern, weswegen es immer wieder zu Konflikten mit ihrem Freund komme. Sie habe mehrere Beziehungen seit der Jugend gehabt. Die Partner hätten sie alle nur belogen und betrogen. Mit ihrem jetzigen Partner lebe sie in einer gemeinsamen Wohnung mit zwei Katzen. Ihre Katzen seien ihr Ein und Alles. Sie habe ein paar Freunde, mit denen sie ein sehr inniges Verhältnis habe. Doch trotz der Menschen um sich herum fühle sie sich einsam und innerlich verarmt. Sie ist derzeit in der Ausbildung zur Kauffrau für Bürokommunikation. Bei der Arbeit habe sie jedoch einige Schwierigkeiten durch ihre vielen Fehltage. Nun mache sie sich Sorgen, dass sie ihren Ausbildungsplatz verlieren könne. Vor dieser Ausbildung habe sie bereits mehrere Ausbildungen abgebrochen.

Ihre Kindheit beschrieb sie als sehr schwierig. Als Frau Ross elf Jahre alt war, habe sich ihre sechs Jahre ältere Schwester umgebracht. Frau Ross beschrieb, wie sehr sie an ihrer Schwester gehangen habe. Sie habe das Gefühl, dass die Schwester sie im Stich gelassen habe. In der Familie sei es zu gewalttätigen Übergriffen gekommen, seit sie sich erinnern könne. Vor allem der Vater habe die Familie tyrannisiert. Häufig sei sie Zeugin geworden, wie ihr Vater ihre Schwester sexuell missbraucht habe. Ob ihr Vater, außer Schläge, ihr etwas angetan habe, wisse sie nicht. Sie habe große Erinnerungslücken ihre Kindheit betreffend. Ihre Mutter habe sie schon immer als überfordert erlebt. Unterstützung habe sie von ihrer Mutter nicht erwarten können, auch wenn sie sich diese sehr gewünscht habe.

Nach dem Suizid der Schwester sei sie dann von ihrer Großmutter aufgezogen worden und habe keinen Kontakt mehr zu ihren Eltern gehabt. Sie sei für ihre Mutter eine zu große Belastung gewesen. Das Jugendamt sei bereits vorher mehrere Male bei ihnen zu Hause gewesen. Laut ihrer Mutter sei sie schuld, dass ihre Familie zerrüttet sei. Ihre Eltern trennten sich, kurz nachdem ihre Schwester verstarb. Ihre Großmutter sei eine strenge, aber gerechte Frau gewesen. Sie starb vor drei Jahren. Ihre Großmutter sei ihr großer Halt gewesen und die einzige Person, auf die sie sich immer habe verlassen können. Sie fehle ihr sehr, und sie habe das Gefühl, den Boden unter den Füßen verloren zu haben. Alle würden sie verlassen, ob durch den Tod oder durch willentliche Trennung.

Während der ersten Aufenthalte misstraute Frau Ross allen Mitarbeitenden. Es kam oftmals zu Konflikten zwischen Frau Ross und den Mitarbeitenden. Konflikte mit einzelnen Personen führten bei Frau Ross zu Krisen und zu genereller Ablehnung der Person. Bei positiver Erfahrung hob sie diese betreffende Person besonders hervor. Da Frau Ross ihre Eindrücke über die einzelnen Teammitglieder offen ansprach, führte dies zu Irritationen innerhalb des Teams. Es gestaltete sich anfangs schwierig, klare Absprachen zu treffen und diese einzuhalten. Es gab immer wieder Situationen, die ein Abweichen der Absprachen erforderlich machten und dadurch zusätzlich zu Unsicherheiten bei Frau Ross und beim Team führten. Während ihren Ausgängen und auch innerhalb der Station verletzte sie sich häufig selbst. Teilweise musste sie chirurgisch versorgt werden. Gemeinsam wurde ein Behandlungsvertrag mit ihr erstellt. Es wurde unter anderem vereinbart, dass Frau Ross sich bei Suizidgedanken und starker innerer Anspannung beim Pflegedienst meldet. Dies wurde genutzt, um hilfreiche Gegenstrategien gemeinsam zu erproben. Regelmäßige Gespräche mit ihrer Bezugspflegekraft unterstützten ein gegenseitiges Kennenlernen und den Beziehungsaufbau. So war Frau Ross sehr erleichtert, bei der Aufnahme Frau Karlson zu treffen, die ihre frühere Bezugspflegeperson war.

7.2 Die Erkrankung: Verbreitung, Ursachen, Verlauf und Diagnostik

Persönlichkeitsstörungen zeichnen sich durch Probleme mit dem eigenen Selbst aus wie viele Menschen sie kennen z. B. der Frage nach der eigenen Identität, dem Selbstwertgefühl, der Steuerung des eigenen Verhaltens und/oder zwischenmenschliche Störungen wie befriedigende Beziehungen aufbauen, erhalten und mit Konflikten in Beziehungen adäquat umgehen zu können. Allerdings ist die Ausprägung dieser Probleme deutlich stärker und langanhaltender (zwei Jahre oder länger) als bei anderen Menschen. Dies kann zu vermehrtem Stress, Belastungen und Beeinträchtigungen in sozialen Situationen wie z. B. im schulischen oder beruflichen aber auch im persönlichen und familiären Kontext führen. Das bedeutet, dass nicht nur die betroffene Person selbst leidet, sondern auch die ihr nahestehenden Menschen dadurch beeinträchtigt sein können.

Die ICD 11 (WHO 2022) unterscheidet die Persönlichkeitsstörungen nicht mehr in Kategorien wie z. B. die ängstlich vermeidende oder zwanghafte Persönlichkeitsstörung, sondern in Dimensionen ihrer jeweiligen Merkmalsausprägung. Das hat unter anderem damit zu tun, dass es bislang keine evidenzbasierten, störungsspezifischen Interventionen für die einzelnen Persönlichkeitsstörungen gibt. Eine Ausnahme hiervon stellt die Borderline-Persönlichkeitsstörung dar (Herpertz 2018, Schmeck & Birkhölzer 2020, Rosenbach & Renneberg 2023).

7.2.1 Diagnostik

Beim Stellen der Diagnose wird in mehreren Schritten anhand nachfolgender Fragen vorgegangen:

- Sind die allgemeinen Kriterien für eine Persönlichkeitsstörung erfüllt?
- Wie ist der Schweregrad (leichtgradig, mittelgradig, schwergradig)?
- Wie ist das Persönlichkeitsprofil bezogen auf die Merkmale: Negative Affektivität, Distanziertheit, Dissozialität, Enthemmung und Zwanghaftigkeit?
- Liegt das Muster der Borderline-Persönlichkeit in typischer Form vor?

Zur letzten Frage wird in der deutschen Entwurfsfassung der ICD festgehalten:

> »Das Borderline-Muster kann auf Personen angewandt werden, deren Persönlichkeitsstörung durch ein durchdringendes Muster der Instabilität zwischenmenschlicher Beziehungen, des Selbstbilds und der Affekte sowie durch eine ausgeprägte Impulsivität gekennzeichnet ist, die sich in vielen der folgenden Punkte äußert: Verzweifeltes Bemühen, eine tatsächliche oder eingebildete Verlassenheit zu vermeiden; ein Muster instabiler und intensiver zwischenmenschlicher Beziehungen; Identitätsstörung, die sich in einem ausgeprägten und anhaltend instabilen Selbstbild oder Selbstwertgefühl manifestiert; eine Tendenz zu unüberlegtem Handeln in Zuständen starker negativer Affekte, die zu potenziell selbstschädigenden Verhaltensweisen führen; Wiederkehrende Episoden von Selbstverletzung; emotionale Instabilität aufgrund ausgeprägter Stimmungsreaktivität; chronische Gefühle der Leere; unangemessen starke Wut oder Schwierigkeiten, die Wut zu kontrollieren; vorübergehende dissoziative Symptome oder psychoseähnliche Züge in Situationen hoher affektiver Erregung.« (ICD 11, 6D11.5)

Bei der Diagnosestellung sollen zur Einschätzung der Schweregrade und der Ausprägung der Merkmale strukturierte Selbsteinschätzungsinstrumente und strukturierte diagnostische Interviews verwendet werden, die um Anamnese und Fremdanamnese ergänzt werden sollten.

Eine spezielle Diagnostik der Borderline-Persönlichkeitsstörung soll laut Leitlinie (DGPPN 2022) erfolgen, wenn eines der fünf nachfolgenden Merkmale vorliegt:

- Wiederholtes suizidales oder selbstverletzendes/selbstschädigendes Verhalten
- Emotionale Instabilität
- Gleichzeitiges Vorliegen mehrerer psychischer Störungsbilder
- Kein befriedigender Behandlungserfolg hinsichtlich vorliegender psychischer Symptome durch bisher durchgeführte Therapien
- Sehr beeinträchtigtes psychosoziales Funktionsniveau

7.2.2 Ursachen

Faktoren

Wie bei allen psychischen Erkrankungen geht man auch hier von einem multifaktoriellen Geschehen aus, namentlich von einer gegenseitigen Beeinflussung von biologischen, psychischen und sozialen Faktoren. Laut der obengenannten Leitlinie (DGPPN 2022) gehören zu den biologischen Risiken eine genetische Vulnerabilität, eine mittlere bis hohe Erblichkeit sowie neurobiologische Einschränkungen. Zu den sozialen Risiken zählen dysfunktionale Beziehungen zu Eltern mit inkonsistentem Erziehungsverhalten, sexueller, physischer oder verbaler Missbrauch, Vernachlässigung, mütterliche Feindseligkeit sowie Mobbingerfahrungen in Kindheit und Jugend.

7.2.3 Verbreitung

Die Borderline-Persönlichkeitsstörung ist eine weit verbreitete Erkrankung. Ihr Vorkommen wird bei 2% der Allgemeinbevölkerung angenommen, in stationären psychiatrischen Einrichtungen liegt ihr Anteil bei 20%, d.h., die Betroffenen suchen häufig psychiatrische Hilfe auf. Angaben zur biologischen Geschlechterverteilung variieren im Verhältnis von Frauen zu Männern zwischen 3:1 bis zu 1,3%: 0,9% (DGPPN 2022). Ob Frauen tatsächlich häufiger von der Erkrankung betroffen sind als Männer ist nicht eindeutig. Die Gründe dafür können unterschiedlicher Natur sein, so wird angenommen, dass betroffene Frauen häufiger Hilfe aufsuchen als betroffene Männer und dass Männer eher zu Aggressionen gegenüber anderen Menschen neigen und deswegen eher in forensischen Einrichtungen zu finden sind (Dudeck et al. 2006). Eine in Deutschland durchgeführte epidemiologische Studie (Arens, Stopsack, Spitzer et al 2013) untersuchte in einer nichtklinischen Gruppe von 2488 Personen unterschiedlicher Altersgruppen die Häufigkeit und den Verlauf der Borderline-Persönlichkeitsstörung und fand keine Unterschiede zwischen den biologischen Geschlechtern. Menschen, die an einer Borderline- Persönlichkeitsstörung leiden, neigen als Jugendliche zu 95% und als Erwachsene zu 90% zu selbstverletzendem Verhalten (Reichel & Kaess 2021) und haben ein erhöhtes Suizidrisiko mit einer Suizidrate von 2–5% (Stoffers-Winterling, Krause-Utz et al 2021).

Die Symptome der Borderline-Persönlichkeitsstörung sind sehr vielfältig. Anzeichen können einzeln oder gebündelt auch bei anderen psychischen Erkrankungen auftreten. Daher ist eine genaue Beobachtung und differentialdiagnostische Abklärung unbedingt notwendig. Zu den häufigen psychischen Komorbiditäten gehören Depressive Störungen, die posttraumatische Belastungsstörung (PTSD), Angststörungen, ADHS, Substanzabhängigkeit, bipolare Störungen, dissoziative Störungen, somatoforme Störungen und Essstörungen wie Anorexie, Bulimie oder Adipositas. Literaturempfehlungen für eine weitere Beschäftigung mit Essstörungen finden sich am Ende des Kapitels.

Früher wurde davon ausgegangen, dass die Borderline-Persönlichkeitsstörung erst im Erwachsenenalter sicher diagnostiziert werden kann. Inzwischen hat man festgestellt, dass es für den Verlauf der Erkrankung große Vorteile hat, wenn Menschen möglichst früh diagnostiziert werden und eine evidenzbasierte Behandlung erhalten. Deswegen wird nun die diagnostische Abklärung auch bei Jugendlichen ab 12 Jahren empfohlen (DGPPN 2022).

7.2.4 Verlauf

Die Borderline-Persönlichkeitsstörung wird, entgegen früheren Annahmen, nicht mehr als chronisch verlaufende Erkrankung verstanden. Eine Längsschnittstudie über nunmehr 24 Jahre (Zanarini, Hein, Temes et al 2023) in der 290 Patient*innen mit einer Borderline-Persönlichkeitsstörung im Abstand von zwei Jahren systematisch untersucht wurden, konnte zeigen, dass die meisten (nach 16 Jahren 99%) ein Nachlassen der Symptome erleben und viele im Laufe ihres Lebens eine vollständige Genesung erfahren (Temes & Zanarini 2018). Die o.g. Leitlinie (DGPPPN 2022) geht davon aus, dass 40% der Betroffenen nicht vollumfänglich von der Störung genesen. Während Einschränkungen im zwischenmenschlichen und beruflichen Lebensbereich bestehen bleiben, verbessern sich die impulsiven Symptome wie Selbstverletzendes Verhalten und Suizidversuche mit zunehmendem Lebensalter.

7.2.5 Symptome

Zu den Symptomen dieser Erkrankung gehören:

Störung der Affektregulation

Störung der Affektregulation: Betroffene sind affektiv sehr instabil und haben schnelle Stimmungswechsel, die sehr ausgeprägt sein können und manchmal weder für das Umfeld noch für sie selbst ersichtliche Ursachen haben. Da Betroffene die aktuell vorherrschende Stimmungslage immer als sehr intensiv empfinden, kann dies zu starker unangemessener Wut, Ärger oder auch Verzweiflung führen. Aufgrund großer Schwierigkeiten der emotionalen Selbstregulation kann es dann häufig zu explosiven Gefühlsveräußerungen kommen. Außerhalb dieser »Gefühle der Extreme« haben Betroffene auch oftmals ein Gefühl der chronischen, inneren Leere und Taubheit.

Impulsivität

Impulsivität: Um das intensive innere Gefühlserleben ausdrücken und bewältigen zu können, neigen Betroffene zu überschießenden Handlungen und Verhaltensweisen. Dies kann sich in Form von selbstverletzendem (bewusste Verletzung des eigenen Körpers) oder selbstschädigendem Verhalten (Substanzmissbrauch, zügellose Sexualität, gestörtes Essverhalten) äußern. Im Extremfall reicht das individuelle impulsive Verhalten bis hin zu wiederholten suizidalen Gedanken, Androhungen, Handlungen oder Versuchen.

Instabiles Identitätserleben: Betroffene haben mitunter starke Erlebnisschwankungen ihres inneren Selbstbildes. Sie können das Gefühl zu sich selbst, ihrem inneren Erleben oder ihrem Körper verlieren. Dies kann bis zu vorübergehenden paranoiden Vorstellungen oder schweren Dissoziationen führen.

Instabiles Identitätserleben

Instabile, aber intensive zwischenmenschliche Beziehungen: Besonders schwer für Betroffene ist die ständige Verlustangst von wichtig geglaubten Personen. Erkrankte können sehr schnell Bindungen zu anderen Menschen aufbauen, die sie rasch als intensiv und elementar erleben. Doch schon bei geringen Irritationen tendieren sie dazu, mit starker Verunsicherung zu reagieren. D. h., es kommt oft zu einem verzweifelten Bestreben, reales oder vorgestelltes Verlassen-Werden zu verhindern. Aufgrund mangelnder Konflikt- und Frustrationsfähigkeit kann es so zu einem plötzlichen Wechsel von der Idealisierung eines Menschen hin zur absoluten Entwertung derselben Person kommen.

Instabile, aber intensive zwischenmenschliche Beziehungen

Durch die Symptome der Borderline-Persönlichkeitsstörung sind Angehörige, Familien und Partner*innen besonders belastet und sollten selbst auch Unterstützung erhalten. Diese Unterstützung kann in Form von Selbsthilfegruppen, von begleiteten Angehörigengruppen, von Gruppenangeboten, die z. B. auf DBT (Dialektisch-Behaviorale-Therapie) oder MBT-basierten Therapiekonzepten (Mentalisierungsbasierte Therapie) beruhen, angeboten werden. Wichtig ist, dass sie jeweils auch fundierte Informationen zur Borderline-Persönlichkeitsstörung und deren Behandlung enthalten (Psychoedukation). Dies kann Familienmitglieder und Partner*innen deutlich entlasten.

Angehörige

7.3 Behandlung und Therapie

7.3.1 Psychoedukation

Psychoedukation hat zum Ziel, fachliche Inhalte einer Erkrankung für die Betroffenen verständlich zu vermitteln (Bäuml/Pitschel-Walz 2003). Die Betroffenen können mit dem erlangten Wissen bessere Selbstbeobachtung durchführen und entsprechende Bewältigungsstrategien erwerben. Das Wissen über den Umgang mit der Erkrankung und die jeweiligen Möglichkeiten der Behandlung geben dem Betroffenen Hoffnung und versetzen ihn in eine gewisse Handlungsfähigkeit. Psychoedukation ermöglicht es den Betroffenen, ihre Situation aktiv beeinflussen zu können. Deswegen soll die Diagnose den Betroffenen und mit ihrer Zustimmung, den ihr

Ziel

nahestehenden Menschen rasch mitgeteilt und erklärt werden (DGPPN 2022).

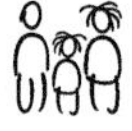

Am Fallbeispiel

Als Frau Ross Inhalte der Erkrankung vermittelt werden, erkennt sie sich in vielen Punkten wieder. Sie hat das Gefühl, ihre Schwierigkeiten besser zu verstehen. Ihr wird einiges klar. Vor allem das Gefühl, die Situation beeinflussen zu können, gibt ihr Hoffnung.

7.3.2 Achtsamkeitstraining

Achtsamkeitsübungen sollen einen vollkommenen Gegenwartsbezug (Anderssen-Reuster 2011) schaffen. Dies geschieht durch die Aufmerksamkeit und Konzentration auf die Sinneserfahrung und durch das Wahrnehmen der inneren und äußeren Umgebung. Achtsamkeitsübungen müssen regelmäßig eingeübt werden, um sie sich bewusst zunutze machen zu können. Sie verhelfen dazu, in ein inneres wie äußeres Gleichgewicht zu gelangen. Angeleitetes Achtsamkeitstraining kann mittels verschiedener Übungen durchgeführt werden. Bekannt sind vor allem Körperwahrnehmungsübungen und Sinnesübungen. Diese bedienen sich des Achtsamkeitsprinzips. Bei Menschen mit einer Borderline-Persönlichkeitsstörung kann dies die Fähigkeit zur Emotionsregulation, Impulskontrolle und Anspannungsregulation positiv unterstützen. Betroffene leiden oftmals unter dem Gefühl plötzlicher innerer Anspannung. Mithilfe von Eigenbeobachtung und innerer Achtsamkeit werden der allmähliche Anstieg von Anspannung sowie deren eventuelle Auslöser deutlicher und greifbarer. So können die Betroffenen je nach Anspannungsintensität verschiedene Gegenmaßnahmen ergreifen.

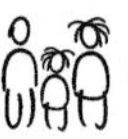

Am Fallbeispiel

Zur Unterstützung der inneren Achtsamkeit führt Frau Ross ein Spannungstagebuch. In diesem Tagebuch fragt sie sich mehrmals am Tag, wie hoch ihr aktueller Anspannungsgrad ist und durch welche Situationen er sich entweder erhöht oder verringert.

In der Fortführung kann Frau Ross je nach Anspannungsintensität ihre Körpersymptome und Gedanken den verschiedenen Emotionen zuordnen. Diese Einschätzung ermöglicht es ihr, Skills anzuwenden, die ihr zur Linderung der Anspannung verhelfen.

7.3.3 Fertigkeitstraining (Skills-Training)

Jeder Mensch besitzt Fähigkeiten und Fertigkeiten, die der Bewältigung von Anforderungen dienen. Diese werden auch Skills genannt. Bei Menschen mit einer Borderline-Persönlichkeitsstörung wird ein gezieltes Skills-

Training (Bohus/Wolf 2009) durchgeführt. Die Anwendung von Skills dient der Emotionsregulation und Unterstützung der Anspannungsreduktion.

Skills-Training hat zum Ziel, selbstverletzendes Verhalten zu vermeiden oder abzuschwächen. Die Anwendung von Skills ist eng gekoppelt an die Fähigkeit zur eigenen inneren Achtsamkeit. Betroffene müssen ihre Anzeichen von Anspannung wahrnehmen, deuten und einschätzen lernen. Erst dann ist es möglich, je nach Anspannung verschiedene Skills anzuwenden. Skills-Training unterstützt die Selbsthilfe. Ziel

Am Fallbeispiel

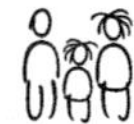

Frau Ross hat mittlerweile gelernt, dass ihr bei niedriger bis mittlerer Anspannung Spaziergänge und der Umgang mit ihren Katzen guttun. Auch ihre Musik hilft ihr, sich abzureagieren und zu entspannen. Bei starker Anspannung, die sonst zu selbstverletzenden Verhalten führen würde, wendet sie starke Reize als Skill an. Sie nimmt Chilischoten in den Mund und drückt sich Kühlakkus an die Handgelenke.

7.3.4 Psychotherapie

Als derzeit am besten untersuchte Psychotherapieverfahren für die Borderline-Persönlichkeitsstörung gelten die Dialektisch Behaviorale Therapie (DBT) nach Marsha Linehan und die Mentalisierungsbasierte Therapie (MBT) nach Bateman & Fogerty (DGPPN 2022).

Die DBT wurde als störungsspezifische Therapie auf Basis der kognitiven Verhaltenstherapie entwickelt und konzentriert sich auf Störungen der Emotionsregulation. Dabei werden insbesondere die Wichtigkeit der therapeutischen Beziehung sowie dialektischer Prozesse (Gegensätzliches abwägen und zu einem neuen Ganzen zusammenfügen) betont.

DIE MBT beruht auf der menschlichen Fähigkeit zu mentalisieren, d. h., sich zu fragen, welche Gedanken, Gefühle, Einstellungen unser eigenes Verhalten, aber auch das Verhalten anderer Menschen, hervorrufen. Es geht darum, eigene und fremde Gefühle zu erkennen und zu reflektieren. In der MBT werden diese Fähigkeit gefördert und stabilisiert, um damit die Emotionsregulation zu verbessern.

In der Behandlung ist die Beziehung zwischen Therapeut*in und Patient*in im besonderen Fokus. Es kommt häufig zu Therapieabbrüchen oder zum Infrage stellen der Beziehung.

Einen gesonderten Schwerpunkt bildet die Arbeit mit Übertragung und Gegenübertragung. Übertragung

Unter *Übertragung* versteht man die Gefühle, die der Klient dem Therapeuten gegenüber entwickelt.

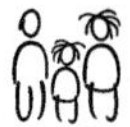

Am Fallbeispiel

Frau Ross hat den unbewussten Wunsch, von der Mutter gesehen und geschützt zu werden. Dies überträgt sie auf Frau Karlson.

Unter *Gegenübertragung* versteht man die Gefühle des Therapeuten als Reaktion auf die Übertragung.

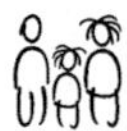

Am Fallbeispiel

Frau Karlson entwickelt ein starkes Bedürfnis, Frau Ross vor Bedrohungen zu schützen.

7.3.5 Abwehrmechanismen

Nach der Psychoanalytikerin Anna Freud (2000, S. 9) stellen Abwehrmechanismen jene Mittel dar, »mit denen das Ich sich gegen Unlust und Angst verteidigt und seine Herrschaft über impulsives Verhalten, Affekte und Triebansprüche zu befestigen versucht«. Auf diese Mechanismen greift der Mensch zurück, um Überforderungssituationen und emotionale Belastungssituationen zu kompensieren und zu bewältigen. Die Abwehrmechanismen laufen unbewusst ab.

Primäre Abwehrmechanismen

Bei Menschen mit einer Borderline-Persönlichkeitsstörung sind besonders die primären bzw. frühen Abwehrmechanismen erkennbar. Daher ist es für die Pflegenden wichtig, diese zu kennen, um bei ersten Anzeichen oder Umsetzungsschwierigkeiten mit ihnen zu arbeiten. Besonders primäre Abwehrmechanismen können für die Beziehungsgestaltung und das eigene Erleben der Pflegenden belastend sein. Die Hauptfunktion der Abwehr ist der Verdrängungsmechanismus. Die Verdrängung schützt das Ich vor Bedrohungen. Die Erinnerungen sind zwar vorhanden, aber für das Bewusstsein erschwert zugänglich.

Zu den primären Abwehrmechanismen zählen:

Spaltung

Spaltung: Die Zusammenhänge werden nicht im Ganzen erfasst, sondern auseinandergerissen und auf mehrere Personen aufgeteilt. So entsteht die Unterteilung in »nur gut« oder »nur schlecht«.

Projektion

Projektion: Eigene innere Anteile wie Gefühle, Verhalten, Wünsche, Triebe etc. werden auf ein Gegenüber übertragen und dort wahrgenommen. Die eigenen Anteile sind schwer erkennbar.

Projektive Identifikation

Projektive Identifikation: Eigene unerträgliche intrapsychische Erlebnisse werden auf ein Gegenüber projiziert und das Gegenüber dazu gebracht, unbewusst das Projizierte tatsächlich zu erleben.

Introjektion

Introjektion: Ein unbewusster Mechanismus bei Bedrohungserleben, sich fremde Gedanken, Gefühle, Normen, Werte, Wünsche von anderen Personen einzuverleiben und zu übernehmen.

Konversion

Konversion: Ein innerer Konflikt wird auf ein für den Konflikt symbolhaften Körperbereich übertragen, z. B. Erblindung oder Lähmung.

Verleugnung der Realität

Verleugnung bzw. Leugnung der Realität: Veränderungen in der Umgebung/Realität werden zwar wahrgenommen, aber emotional und rational geleugnet und nicht anerkannt.

Sekundäre Abwehrmechanismen

Zu den sekundären Abwehrmechanismen zählen beispielsweise die Intellektualisierung (eine abstrakte und betont eloquente Sichtweise verhilft zugrunde liegende Gefühle nicht wahrnehmen zu müssen), Rationalisierung (unangenehme Gefühle/Gedanken/Handlungen werden rational betrachtet und in einen logischen Zusammenhang gebracht und damit innerlich gerechtfertigt), Affektualisierung (es kommt zur Umleitung von starken Affekten auf nebensächliche Ereignisse, die dadurch oftmals dramatisiert wirken).

7.3.6 Imaginationsübungen

Unter Imaginationsübungen versteht man das Arbeiten mithilfe von inneren Bildern (Reddemann 2007). Diese Bilder können vorgegeben, angeleitet und selbst entwickelt werden. Die inneren Bilder haben eine Rückkopplung auf das emotionale Erleben. Imagination kann Ressourcen fördern und mit schwierigen Lebensereignissen umzugehen helfen.

Am Fallbeispiel

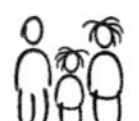

Frau Ross hat in ihrem Leben eine lange Zeit kein sicheres und stabilisierendes Umfeld gehabt. Sie hat seelische und vermutlich auch körperliche Gewalt erfahren, so dass sie in ihrer Wahrnehmung ständig auf Bedrohung und Angriff wartet. Wenn Frau Ross in Situationen gerät, die sie unsicher machen, neigt sie teilweise zu überschießendem Verhalten. Frau Ross arbeitet seit dem ersten stationären Aufenthalt mit ihrer Bezugspflegeperson Frau Karlson an der Erstellung eines inneren »sicheren Ortes«. Diesen sicheren Ort verwendet Frau Ross in Situationen, in denen sie sich angespannt und ängstlich fühlt.

7.3.7 Medikamente

Es gibt keine Medikamente, welche die Borderline-Persönlichkeitsstörung ursächlich bekämpfen könnte. Allenfalls können Medikamente für einen umschriebenen Zeitraum zur symptomatischen Behandlung und in Ergänzung zur Psychotherapie eingesetzt werden. Medikamente, die Abhängigkeit hervorrufen können, sollen nicht eingesetzt werden und auch Psychopharmaka, die in einer Überdosis tödlich sein können, sollen wegen der Suizidgefahr nur vorsichtig verordnet werden (DGPPN 2022).

7.3.8 Pflegerische Schwerpunkte

Umgang mit dem Betroffenen

Der Umgang mit Menschen, die an einer Borderline-Persönlichkeitsstörung leiden, erfordert auf der einen Seite ein umfassendes Verständnis des Störungsbildes und andererseits ein individuelles Vorgehen auf Basis der Biografie der einzelnen Betroffenen. Dabei ist ausschlaggebend, welche Grundhaltung die einzelne Pflegefachperson gegenüber dem Erkrankten einnimmt und welche gemeinsam erarbeiteten pflegerischen Maßnahmen für den- oder diejenigen passend sind. Die Symptomvielfalt von Menschen mit einer Borderline-Persönlichkeitsstörung stellt die Mitarbeitenden oft vor große Herausforderungen. Die innere Zerrissenheit und das schwache Identitätsgefühl der Betroffenen spiegeln sich vor allem in der wechselhaften Beziehungsgestaltung zu Personen ihres Umfelds wider. Oftmals wirken erkrankte Menschen auf ihr Umfeld sehr kompetent und werden teilweise sogar als interessante Persönlichkeiten wahrgenommen – die sie zweifelsohne auch sein können. Häufig zeigen sich erst im konkreten Umgang die Komplexität des Erkrankungsbildes und das Ausmaß der individuellen Symptomausprägung. Je wesentlicher die Rolle der eigenen Person im Rahmen der Behandlung ist, z. B. als Bezugspflegende*r, behandelnde Ärztin oder Arzt oder Psychologin/Psychologe, desto eher wird man die Auswirkungen der zum Störungsbild dazugehörigen instabilen Beziehungsfähigkeit zu spüren bekommen.

Es kann zu Widersprüchlichkeiten, Auseinandersetzungen, sowie intra- und interpersonellen Konflikten kommen, die den professionell Helfenden viel Fachwissen, Empathie, Geduld und vor allem Reflexionsvermögen abverlangen. Häufig gelingt es Betroffenen aufgrund ihrer Störung nicht, äußere Begebenheiten oder Konflikte wertfrei und auf Basis des eigentlichen Inhalts (Sachebene) zu betrachten. Es existiert eine starke innere Tendenz, alle Geschehnisse »persönlich« zu verstehen. Der Erkrankte hört dann nahezu ausschließlich auf dem »Beziehungsohr« (▶ Kap. 2.3.5, Schulz von Thun) und stellt auch schon bei kleinen Dingen die Beziehung zum Interaktionspartner in Frage. Für die Pflegefachpersonen ist es daher von größter Wichtigkeit, sich dieser Auswirkungen des Störungsbildes bewusst zu sein und dies nicht persönlich zu nehmen. Die Rolle der Pflegefachperson ist hierbei sehr wichtig, um vorbildgebend zu wirken, indem sie den Betroffenen alternative Möglichkeiten der Beziehungsgestaltung vorlebt und sie daran teilhaben lässt (Lernen am Modell). Dabei ist es hilfreich, wenn die Pflegefachperson in der Lage ist, die hinter abweisenden, idealisierenden oder entwertenden Äußerungen oder Verhaltensweisen liegenden Gefühle der Betroffenen zu verstehen und sie stellvertretend zu verbalisieren.

Zusammenarbeit mit Betroffenen

Die Zusammenarbeit mit Betroffenen muss auf Basis einer authentischen Beziehung fußen, welche es ermöglicht, emotionale Konstanz, Bereitschaft und Belastbarkeit aufzubauen und aufrecht zu erhalten. Betroffene neigen dazu, Helfende schnell in persönlichen »Beschlag« zu nehmen. Der Fokus der pflegerischen Beziehung sollte daher immer auf Erhaltung und Förderung der Eigenständigkeit und Entscheidungsfähigkeit beruhen, um keine zusätzlichen Abhängigkeiten zu fördern.

Andernfalls kann es schnell zur Verantwortungsabgabe an die Helfenden und Idealisierung des Gegenübers kommen. Dabei können schon kleinere Enttäuschungen auf Seiten der Betroffenen zu großer innerer Frustration mit gleichzeitiger und plötzlicher Entwertung derselben Person führen. Für die Gestaltung einer konstanten pflegerischen Beziehung ist eine sensibel austarierte Nähe-Distanz-Regulierung von großer Bedeutung. Die auf Biografie und Beobachtungen beruhende Reflektion der eigenen inneren Anteile, Gefühle, Verhaltensweisen und Wahrnehmungen ist ein unverzichtbarer, kontinuierlicher Bestandteil des Pflegeprozesses. Eigene Gefühle müssen getrennt von denen der Betroffenen wahrgenommen werden, um zu vermeiden, dass intensive persönliche Verwicklungen den Arbeitsprozess behindern. Dazu muss sich die Pflegefachperson der Wirkung von Übertragung und Gegenübertragung sowie der persönlichen Abwehrmechanismen der jeweiligen Betroffenen bewusst sein. Für die Zusammenarbeit in der Behandlung im interdisziplinären Team sind folgende Punkte hilfreich:

- Schaffen von klaren und eindeutigen Rahmenbedingungen und Strukturen in der Behandlung
- Frühe und deutliche Absprachen bezüglich der Behandlungsziele und Verantwortlichkeiten der einzelnen Berufsgruppen
- Einheitliches Vorgehen im Falle von Komplikationen (einheitliche »Linie«)
- Hohe Kooperationsbereitschaft untereinander
- Offener und engmaschiger Austausch über wechselhafte oder gegensätzliche Beobachtungen, Impulse und Beziehungsstrukturen, um durch die verschiedenen Eindrücke ein Gesamtbild entwerfen zu können
- Emotional belastete oder persönlich involvierte Mitarbeiter entlasten
- Regelmäßige Supervision

7.3.8.1 Supervision

Supervision ist ein aus dem Lateinischen abgeleiteter Begriff und bedeutet übersetzt so viel wie, die Dinge von oben zu betrachten oder zu überschauen.

Supervision ist ein wichtiger Bestandteil der Arbeit von professionell Helfenden im Gesundheitswesen. Vor allem im psychiatrischen Sektor zählt die Supervision, als ein elementares Reflexionsverfahren, zum unabdingbaren Instrument, um den Behandlungsprozess überprüfen, sichern und optimieren zu können.

In der Behandlung von Menschen mit psychischen Erkrankungen kann es immer wieder vorkommen, dass der Prozess ins Stocken gerät, sich Behandlungsziele trotz größter Bemühungen nicht einstellen wollen, es zu

Konflikten oder Uneinigkeiten im Team kommt oder die individuelle Belastung einzelner oder mehrerer am Prozess Beteiligter einer professionellen Arbeit mit dem Betroffenen im Wege steht.

Supervisionen werden immer durch außenstehende, speziell ausgebildete Moderator*innen geleitet. Diese unterstützen das Team dabei, Einblick in die Psychodynamik der vorgestellten Problematik oder Fallsituation zu erlangen. Durch bestimmte Kommunikationstechniken unterstützen sie einerseits die Problemformulierung und andererseits dabei, den Austausch in eine konstruktive Richtung zu lenken. Zu den wesentlichen Zielen der Supervision gehören:

Ziele

- Loslösung von interpersonellen Verstrickungen oder Gefühlsübertragungen
- Objektivere Sicht auf den vorliegenden Fall
- Förderung der Selbst- und Fremdwahrnehmung
- Stärkung des Selbsthilfe- und Konfliktlösepotenzials der Teammitglieder
- Erweiterung der Handlungskompetenz
- Entwicklung von Behandlungsperspektiven oder Lösungsansätzen
- Förderung eines guten und professionellen Arbeitsklimas

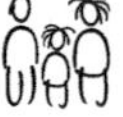

Am Fallbeispiel

In der Behandlung von Frau Ross kommt es mehrfach zu bestimmten Situationen, welche die Teammitglieder unter Handlungsdruck bringen (selbstverletzendes Verhalten, Suizidalität, Vernachlässigung der Therapien). Häufig kommt es dabei zu Unstimmigkeiten im multiprofessionellen Team, indem individuell motivierte Entscheidungen getroffen werden, die dem Behandlungsplan widersprechen, der zu Beginn mit Frau Ross vereinbart wurde. Dies führt zu zunehmenden Auseinandersetzungen und Konflikten innerhalb des Teams. Einzelne Mitglieder, vor allem Frau Karlson, fühlen sich für das Verhalten von Frau Ross sehr verantwortlich. Frau Karlson zweifelt an ihrer Professionalität und persönlichen Kompetenz, als Frau Ross sich nach einem Bezugspflegegespräch tiefe Schnittwunden zufügt. Im Rahmen einer Supervision gelingt es den Teilnehmenden schließlich, die vorhandenen Schwierigkeiten anzusprechen. Frau Karlson kann ihre Schuldgefühle ablegen und fühlt sich entlastet, da sie erkennt, dass Frau Ross' Verhalten als Teil der Störung und deren Behandlung zu sehen ist und nicht als Zeichen ihrer persönlichen Unfähigkeit. Gemeinsam entwerfen sie eine Strategie, wie in einem solchen oder ähnlichen Fall zukünftig vorgegangen werden soll.

7.3.8.2 Bezugspflege

Unter Bezugspflege versteht man ein ganzheitlich orientiertes Organisationssystem der Pflege, bei welchem die einzelne Pflegefachperson im Rahmen ihres beruflichen Tätigkeitsbereichs für alle gesundheitlichen Belange einer bestimmten, von ihr zu betreuenden Person zuständig ist (Abderhalden/Needham 2000). Sie trägt die Verantwortung für die Planung, Einhaltung, Umsetzung, Überprüfung und Evaluation des individuellen Pflegeprozesses. Gemeinsam mit der zu betreuenden Person formuliert sie Behandlungsziele und findet geeignete Maßnahmen, die der Zielerreichung dienen. Dabei ist sie zuständig für die Koordination, Steuerung, Ausführung oder Delegation aller geplanten Maßnahmen. Sie schafft Behandlungstransparenz und arbeitet interdisziplinär und multiprofessionell mit anderen Berufsgruppen zusammen. Im interkollegialen Diskurs versteht sie sich als »Advokat« der Betroffenen, indem sie sich im Zuge ihrer beruflichen Verantwortung für dessen Wohlergehen einsetzt.

Voraussetzung

Grundvoraussetzung für gelingende Bezugspflege ist eine auf Empathie, Wertschätzung und Achtung aufbauende Beziehung zwischen Pflegenden und Betroffenen. Für psychiatrisch Pflegende ist dieses Konzept von größter Bedeutung, da die prozesshafte Begleitung gerade hier besonders wichtig ist und die Pflegefachperson selbst das Instrument ihres beruflichen Tuns ist.

Vorteile

Vorteile der Bezugspflege in der Behandlung aus Sicht der Betroffenen:

- Die Betroffenen nehmen aktiv an der Gestaltung des Pflegeprozesses teil
- Sie fühlen sich ernst genommen
- Sie haben eine konkrete Ansprechperson
- Sie können ihre Bedürfnisse »gebündelt« äußern
- Sie können eine Beziehung aufbauen und gestalten und erleben diese als tragfähig genug, um auch Konflikte austragen zu können
- Sie erleben die Kontinuität der zwischenmenschlichen Beziehung
- Sie können Vertrauen aufbauen, auf dessen Basis das Verbalisieren von intimen und privaten Dingen (Biografie, Gefühle, Probleme, Sorgen, Wünsche …) leichter fällt
- Sie haben ein natürliches Gegenüber, an dem sie sich auch im Umgang mit anderen orientieren können (Vorbildwirkung der Pflegefachperson)

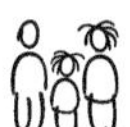

Am Fallbeispiel

Als Frau Ross zum wiederholten Male auf der psychiatrischen Station aufgenommen wird, ist es ihr sehr unangenehm.

Sie schämt sich, ist zeitgleich wütend und fürchtet die bohrenden Fragen des Arztes, warum sie sich mit Tabletten und Alkohol habe umbringen wollen. Als sie Frau Karlson auf Station entdeckt, ist sie sofort erleichtert. Sie war bereits während früherer Aufenthalte ihre Bezugspflegeperson. Sie vertraut Frau Karlson. Im gemeinsamen Aufnahmegespräch mit ihr und dem Arzt gelingt es ihr leichter, ihre Abneigung zu überwinden und über die Vorfälle zu sprechen.

In der fortlaufenden Behandlung nimmt Frau Karlson eine sehr wichtige Rolle ein. Sie vermittelt Frau Ross Maßnahmen zur Anspannungsregulation, übt mit ihr Skills ein, ist Beraterin im Umgang mit

Mitpatient*innen und ihre erste Ansprechpartnerin in akuten Krisenzuständen. Am meisten profitiert Frau Ross jedoch dadurch, dass Frau Karlson ihr eine konstante Beziehung liefert. Sie hat keine Angst vor Verlust oder Abbruch. Das verstärkt ihr Vertrauen und ermöglicht es ihr, sich zu öffnen.

7.3.8.3 Exkurs: Pflegetheorien

Pflegetheorien schaffen eine theoriegeleitete Basis für die Pflegepraxis. Sie dienen der systematischen Betrachtungsweise vorhandener Pflegephänomene und definieren die Rolle und Aufgabe der Pflegefachpersonen im Gesundheitssystem. Dabei machen sie immer auch Aussagen über das vorhandene Menschenbild und Wertesystem, das pflegerische Selbstverständnis, das allgemeine Gesundheits- und Krankheitsverständnis sowie über umgebungsbezogene Faktoren, die Einfluss auf die Ausübung professioneller Pflege haben. Nach Meleis (1999) lassen sich Pflegetheorien ihrem inhaltlichen Schwerpunkt nach wie folgt kategorisieren:

- Pflegeergebnismodelle (Wozu/Warum wird so gehandelt? Mit welchem Ergebnis pflegen wir?)
- Pflegebedürfnismodelle (Was wird getan? Welche Handlungen übt die Pflegefachperson aus?)
- Pflegeinteraktionsmodelle (Wie wird gehandelt? Auf welche Art und Weise werden Maßnahmen umgesetzt?)

Jede einzelne, bewährte Pflegetheorie hat ihre Berechtigung in der Pflegepraxis. Die Kunst der professionell tätigen Pflegefachperson liegt darin, situationsabhängig zu entscheiden, welche Pflegetheorie auf die jeweilige Patientensituation am zutreffendsten anzuwenden ist.

In der psychiatrischen Pflege, deren Schwerpunkt maßgeblich auf der individuellen Beziehungspflege beruht, eignen sich Pflegeinteraktionsmodelle besonders gut, um Anhalt und Orientierung für die Umsetzung der praktischen Pflege zu erhalten. Eine wichtige Pflegetheoretikerin ist in diesem Zusammenhang Hildegard Peplau (1909–1999).

Hildegard Peplau (1997) hat (1952 war die erste, 1988 die letzte Veröffentlichung von Peplau selbst) die Psychodynamische Krankenpflege in ihrer Theorie der zwischenmenschlichen Beziehung in der Pflege beschrieben.

Zu wesentlichen Inhalten der Theorie gehören die von ihr definierten Phasen der Pflege-Patient-Beziehung (▶ Tab. 7.1) und die sieben verschiedenen Rollen, die die Pflegefachperson in der Ausübung ihrer Tätigkeit gegenüber den Patient*innen einnimmt.

Tab. 7.1: Phasen der Arbeitsbeziehung

Phasen der Beziehung	Am Fallbeispiel
Orientierungsphase • Phase der Kontaktaufnahme • Patient*in hat das Bedürfnis nach Hilfe und Unterstützung • Erste Einschätzung der Probleme und Ressourcen • Einschätzung des individuellen Hilfebedarfs	• Frau Ross erscheint auf Station. • Gemeinsames Aufnahmegespräch mit Arzt und Frau Karlson erfolgt. • Frau Ross beschreibt die konfliktreiche Beziehung zu ihrem Freund und schildert ihren Lebensüberdruss. • Sie bittet um Unterstützung bei der Überwindung dieser Lebenskrise.
Identifikationsphase Der Patient oder die Patientin baut Vertrauen auf und identifiziert sich mit den professionell Helfenden. Die zu unterstützende Person öffnet sich und begreift sich als Teil des Arbeitsprozesses. Es erfolgt eine genaue Zielformulierung. Ein Pflege- und Behandlungsplan wird erstellt.	Frau Ross hat sich im Stationsgefüge eingefunden. Sie vertraut Frau Karlson und mittlerweile auch ihrem Arzt. Sie setzt sich mit ihren Bedürfnissen auseinander und wünscht sich mehr innere Stabilität und Möglichkeiten zur Selbstregulation ihrer wechselhaften Befindlichkeit. Gemeinsam wird der Pflege- und Behandlungsplan formuliert.
Nutzungs-/Ausbeutungsphase Die betroffene Person setzt sich aktiv für ihre Bedürfnisbefriedigung ein. Sie beginnt die personalen, fachlichen, sozialen und methodischen Kompetenzen der Pflegefachperson zugunsten ihrer Genesung zu nutzen. Geplante Maßnahmen werden umgesetzt, durchgeführt und eingeübt.	Frau Ross besucht die pflegerischen Gruppen und Therapien auf Station und hat regelmäßig Arzt- und Bezugspflegegespräche. Sie nutzt die verschiedenen Angebote und erweitert dabei ihre persönlichen Fähig- und Fertigkeiten im Umgang mit ihrer Erkrankung. Sie wird sicherer im persönlichen Krisenmanagement.
Ablösungsphase Pflegefachperson und betroffene Person lösen sich aus der gemeinsamen Arbeitsbeziehung. Die betroffene Person entwickelt zukunftsgerichtete Pläne, zu deren Umsetzung sie pflegeunabhängig ist. Der Pflegeprozess wird rückwirkend betrachtet und evaluiert.	Frau Ross fühlt sich gestärkt und selbstsicherer. Sie wird zunehmend unabhängiger von der Unterstützung ihrer Bezugspflegeperson. Sie ist wieder eigenständig in ihrer Entscheidungsfindung und beschäftigt sich mit ihrer beruflichen Zukunft. Sie sucht einen ambulanten Therapieplatz. Frau Ross und Frau Karlson reflektieren den Pflegeprozess.

Pflegetheoretische Rollen nach Peplau im Pflegeprozess

Rollen nach Peplau

*Rolle als Fremde*r/Unbekannte*r:* Die Pflegefachperson begegnet den Betroffenen als fremde Person. Die Begegnung muss wertfrei, achtsam und unbefangen erfolgen. Es gilt, die Betroffenen so zu akzeptieren, wie sie sind, um eine Atmosphäre der Offenheit zu schaffen.

*Rolle als Unterstützer*in/Hilfsperson/Ressource:* Die Pflegefachperson hört den Betroffenen aufmerksam zu. Sie informiert über Möglichkeiten der Behandlung, Hilfsmöglichkeiten und Unterstützungsangebote.

Rolle als Führungsperson: Die Pflegefachperson geht vorbildgebend voran und ist in der Lage, die Betroffenen, wenn nötig, zu führen und Orientierung zu geben. Dabei agiert sie im Sinne eines demokratischen Führungsstils und betrachtet die Betroffenen als aktive und gleichberechtigte Beziehungspartner*innen.

Rolle als Lehrender: Die Pflegefachperson vermittelt Wissen, ermöglicht den Betroffenen Einblick in ihren jeweiligen Gesundheitszustand und ist an ihrem Wissenszuwachs interessiert. Sie ist in der Lage, die Betroffenen anzuleiten und zu instruieren, den eigenen Gefühlen auf die Spur zu kommen und eigene Lernerfahrungen zu machen.

*Rolle als Stellvertreter*in/Ersatzperson:* Die Pflegefachperson ist sich ihrer Funktion als Stellvertretende für Personen des privaten oder früheren Umfelds bewusst. Durch die Stellvertreterrolle können komplexe Beziehungsmuster zu Dritten erfasst und problematische Gefühle aufgearbeitet werden.

*Rolle als Berater*in:* Die Pflegefachperson ist Ansprechpartner*in und Wegbegleiter*in in Krisen. Sie hilft, Wünsche und Bedürfnisse der Betroffenen zu identifizieren, und unterstützt sie bei der Entscheidungsfindung. Sie fördert Selbstständigkeit und Autonomie der Betroffenen und trägt so zu deren aktiver Krankheitsbewältigung bei.

7.3.8.4 Umgang mit selbstverletzendem Verhalten

Selbstverletzendes Verhalten

Selbstverletzendes Verhalten ist per Definition eine absichtliche, freiwillige Schädigung des Körpergewebes ohne suizidale Absicht, die sozial nicht akzeptiert, direkt und repetitiv ist (Petermann & Nitkowski 2015). Selbstverletzungen weisen ein breites Spektrum auf und sind nicht zwangsläufig ein Krankheitssymptom. Es gibt z. B. bestimmte religiöse Rituale, wie Geißelung und andere gesellschaftlich akzeptierte Formen der Selbstschädigung wie Piercings und Tätowierungen.

Selbstverletzendes Verhalten wird in dieser engen Definition von Selbstschädigendem Verhalten abgegrenzt. Demnach gehörte z. B. ein ungesunder Lebensstil, Rauchen usw., genauso wie hoch risikobehaftetes Verhalten, wie mit dem Auto rasen oder auch manche Extremsportarten, zu selbstschädigendem Verhalten.

Bezogen auf die Borderline-Persönlichkeitsstörung dient das Selbstverletzende Verhalten der Spannungs- und Emotionsregulation, auch dem Beenden dissoziativer Zustände, der Selbstbestrafung und der interpersonellen Kommunikation (Reichl & Kaess 2021).

Ein wichtiges therapeutisches Ziel ist es in diesem Zusammenhang, alternative Bewältigungsstrategien mit dem Betroffenen einzuüben.

Am Fallbeispiel

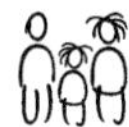

Frau Ross neigt zu selbstverletzendem Verhalten in Form von »Ritzen« und zu selbstschädigendem Verhalten in Form von Koksen und übermäßigem Alkoholkonsum.

Während des stationären Aufenthalts kam es nach einem Telefonat mit ihrem Freund zu einer Krise. Dies machte sie so hilflos und angespannt, dass sie sich im Ausgang mit einer Scherbe an den Unterschenkeln ritzte. Aufgelöst und voller Scham kam sie zurück auf Station. Da sie bereits Vertrauen zu Frau Karlson entwickelt hatte, zeigte sie ihre Verletzungen.

Pflegeinterventionen

Pflegeinterventionen bei selbstverletzendem Verhalten:

- Wundversorgung
- Behandelnden Arzt oder Ärztin und Mitarbeitende des Teams informieren
- Begrenztes stabilisierendes Gespräch (das Verhalten nicht durch gesonderte Aufmerksamkeit bestärken)
- Die Betroffenen eine Verhaltensanalyse durchführen lassen (meist schriftlich in Form vorgefertigter Formulare)
- Zum späteren Zeitpunkt die Situation mit den Betroffenen nachbesprechen (Selbstanalyse kann dazu eine wichtige Hilfe sein)
- Ebenso kann das Eisbergmodell (Schoppmann, Herrmann & Tilly 2015) zur Unterstützung der Reflektion für die Bezugspflegeperson und die betroffene Person hilfreich sein.

Am Fallbeispiel

In dem Telefonat mit ihrem Freund wurde ihr wieder deutlich, wie sehr sie ihn mit ihrem Fremdgehen verletzt hatte. Sie schämte sich und wertete ihr vergangenes Verhalten sehr ab. Dies führte sie zu ausgeprägtem Selbsthass und großer Traurigkeit über sich selbst, dass sie sich zu dem Zeitpunkt nicht in der Lage fühlte, ihre Skills anzuwenden. Jetzt sei sie wütend darüber, was sie getan habe. Frau Karlson bestärkte sie darin, dass sie gleich den Kontakt zum Pflegefachperson gesucht hat. Frau Ross wurde ermutigt, sich bereits vor dem Auftreten von selbstverletzendem Verhalten an die Mitarbeitenden zu wenden. Es wurden gemeinsam neue Skills eingeübt.

7.3.8.5 Umgang mit Suizidalität

Suizidalität

Eine Folge von psychischen Krisen und Erkrankungen kann die Suizidalität oder ein durchgeführter Suizid sein.

2021 hat die DGPPN die S3-Leitlinie »Umgang mit Suizidalität« auf den Weg gebracht und betont, dass es sich um ein diagnoseübergreifendes

Syndrom handelt mit speziellen Risikofaktoren und Verlauf. Die Leitlinie richtet sich an alle Fachkräfte der ambulanten und stationären Versorgung, die mit suizidalen Menschen befasst sind. Die überarbeitete Fassung soll 2026 zur Verfügung stehen.

Suizidalität definiert sich über Gedanken sowie Gefühle an den eigenen Tod und den Wunsch nach Ruhe/Pause vom Leben und vom Leid. Weiter zählen dazu Handlungen und Impulse, die den eigenen Tod herbeiführen oder ihn durch Unterlassen oder Risikoverhalten in Kauf nehmen. Suizidalität kann ganz akut, kurzfristig auftreten, aber auch als sogenannte Basissuizidalität über lange Zeit bestehen.

Suizidale Äußerungen sind stets ernst zu nehmen; sie sind immer ein Ausdruck großer Not.

Suizidalität zählt zu den Grenzerfahrungen in der Betreuung psychisch erkrankter Menschen. Das Suizidrisiko von Betroffenen einschätzen zu können, ist eine schwierige Aufgabe und es gibt keine vollkommene Garantie dafür, Menschen vor einem Suizid bewahren zu können. Die erste und effektivste Maßnahme bei Verdacht auf Suizidalität ist es, die Betroffenen danach zu fragen. Das Ansprechen führt nicht zu Suizidgedanken oder Handlungen. Es besteht häufig die Meinung, dass dann erst die Gedanken geweckt werden, das Gegenteil ist der Fall, der betroffene Mensch fühlt sich oft durch Aussprechen erleichtert.

Die Suizidalität sollte bei allen psychischen Erkrankungen systematisch erhoben werden. Ergeben sich dabei Anhalte, kann eine gezielte Einschätzung der Suizidgefährdung, ein Risiko- oder Fokusassessment vorgenommen werden (Kozel 2015). Dabei werden in einem Gespräch die Risikofaktoren ermittelt, und der Betroffene wird nach Art und Umfang seiner suizidalen Gedanken befragt. Als Hilfsmittel kann die Suizidalitätspyramide herangezogen werden, auf deren Stufe eins und zwei präventive Maßnahmen wirkungsvoll sind (Eink/Haltenhoff 2006).
(► Abb. 7.1).

Beobachtungskriterien/Hinweise für Suizidalität (nach Schädle-Deininger/Villinger 2014):

- Überraschende Verhaltensänderung ohne ersichtlichen Grund
- Plötzliche Änderung der Stimmungslage ohne erkennbaren Anlass
- Veränderung in Beziehung und Kommunikation
- Einengung von Interessen und Gedanken
- Entwertung der eigenen Person
- Gehemmte Aggression oder gegen die eigene Person gerichtete Aggression
- Verbale Ankündigung

- Fehlende Zukunftsperspektive; absolute Verzweiflung und Sinnlosigkeit
- Frühere Suizidhandlungen oder suizidale Krisen

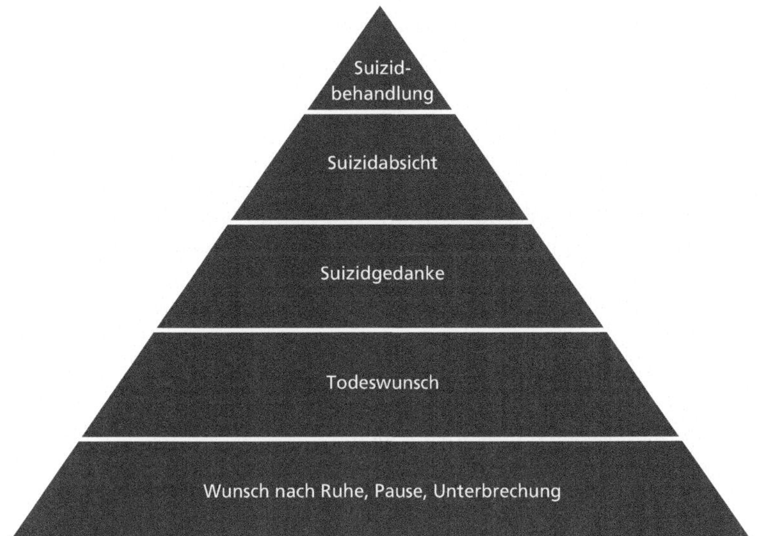

Abb. 7.1: Suizidalitätspyramide

Pflegeinterventionen

Zu den wichtigsten Pflegeinterventionen bei suizidgefährdeten Menschen gehört der engmaschige und verlässliche Kontakt sowie die Kommunikation und die auf Beobachtung und Aussagen beruhende Situationseinschätzung des Befindens des Betroffenen.

Hauptziel bei akuter Suizidalität ist es, das Leben der betroffenen Menschen zu erhalten, indem schützende Maßnahmen ergriffen werden. Dazu gehört die pflegerische Intensivbetreuung erwachsener Menschen in psychiatrischer Behandlung (AFG-PsyP 2019), die empfiehlt:

> »[...] die psychiatrische Intensivbetreuung mit dem Schwerpunkt Sicherheit [einzusetzen], um selbstgefährdendes Verhalten weitest möglich zu verhindern oder Dritte zu schützen.« (a.a.O. S. 6).

Diese Form der Intensivbetreuung zielt auf die Gestaltung einer beziehungsorientierten Intervention ab, die in drei Levels erbracht werden kann, namentlich als konstanter Kontakt in physischer Reichweite, als konstanter Kontakt ohne andauernde physische Reichweite (Sicht- und/oder Hörweite) und als intermittierender Kontakt, bei dem die betroffene Person in festgelegten Zeitintervallen aufgesucht wird.

In der praktischen Umsetzung können dazu ergänzende Maßnahmen wie veränderte Ausgangsregelungen, Entfernung von riskanten Utensilien wie Schere, Messer, Gürtel, oder auch medikamentöse Entlastung hinzukommen. Außerdem gilt es, aktuelle Belastungen, wenn irgend möglich, zu reduzieren, indem vordergründige Krisenherde wie finanzielle Sorgen, Schwierigkeiten mit Behörden, Wohnungsangelegenheiten, Konflikte mit dem Umfeld usw. erfasst und gemeinsam bearbeitet werden. Die einzelnen Entlastungsmöglichkeiten sind individuell und vielfältig.

Allein die Enttabuisierung des Themas Suizidalität im Gespräch kann die Situation bereits verändern und neue Ansatzpunkte entstehen lassen. Daneben ist es wichtig, vorhandene innere, wie äußere Ressourcen und Stabilisatoren gemeinsam zu identifizieren, die dem einzelnen Menschen trotz der schweren Krise Halt und Sinn geben und damit lebenserhaltend und motivierend wirken können. Die festgestellten Ressourcen gilt es bestmöglich zu fördern. Wenn beispielsweise die Beziehung zu den eigenen Kindern als lebenserhaltendes Argument benannt wird, kann der Kontakt zu ihnen hilfreich und unterstützend zum Durchleben der Krise sein.

Doch trotz aller Maßnahmen und Bemühungen können Komplikationen nicht immer verhindert werden. Das individuelle Motiv oder Verhalten der Betroffenen ist für uns Außenstehende nicht immer vorhersehbar oder nachvollziehbar. Pflegefachpersonen müssen sich dessen bewusst sein, um im Falle eines Suizidversuchs nicht übermäßig unter persönlichen Selbstzweifeln oder Schuldgefühlen zu leiden.

7.4 Die unterschiedlichen Rollen der Pflegenden

Pflegeexpert*in

Die Rolle der Pflegefachpersonen manifestiert sich in der umfassenden Sichtweise der Symptome und Erklärungen zu den vielfältigen Zusammenhängen mit der Biografie sowie den traumatischen Erlebnissen und Entwicklungsfaktoren. Das Wissen um unterschiedliche Behandlungsmöglichkeiten, Selbsthilfepotenziale und Trainingsmöglichkeiten wie Skills, Achtsamkeit oder Entspannung sind wichtige Voraussetzungen, um hilfreich zu sein. Die pflegerische Einschätzung und konkretes gezieltes Handeln in kritischen Situationen, wie beim Auftreten selbstverletzenden Verhaltens und Suizidalität, erfordern tiefgehende fachliche und methodische Handlungskompetenzen. Außerdem wird in diesem Fallbeispiel deutlich, dass es ein gutes Maß an Wissen, Kenntnissen und Fertigkeiten braucht, um mit Menschen mit einer Borderline-Störung professionell umgehen zu können. Beispielsweise führt Frau Ross mit Unterstützung der Pflege ein Spannungstagebuch und wendet gezielt in angespannten Situationen Skills an.

Vermittler*in

Im gezielten Gespräch, z. B. über die aktuelle Befindlichkeit und die Analyse, in welchen Situationen sich der Spannungsgrad erhöht oder verringert, zeigt sich die kommunikative Rolle. Auch in der Durchführung der Bezugspflege kommen verbale und nonverbale kommunikative Ansätze zum Tragen, z. B. in einer tragfähigen, begleitenden Beziehung, in der es um Ansprechbarkeit und Verlässlichkeit geht.

In diesem Zusammenhang ist die Bezugsperson Frau Karlson Gesundheitsberaterin, indem sie Frau Ross gezielt Maßnahmen zur Anpassungsregulation vermittelt, ihre Ansprechpartnerin in Krisensituationen ist, was das Vertrauen stärkt, und mit ihr alternative Handlungsmöglichkeiten identifiziert und einübt, die zur Stabilisierung beitragen können.

Gesundheitsfürsprecher*in

Die pflegerischen Rollen und Phasen nach Peplau können bei der Reflexion und im Prozess eine gute theoretische Grundlage bilden.

Überhaupt wird an den vielfältigen theoretischen Grundlagen deutlich, dass eine Zusammenarbeit in einem multiprofessionellen Team Voraussetzung für gelingende Hilfe ist. Dazu gehören klare Absprachen und ein einheitliches Vorgehen bei Komplikationen, wie beispielsweise selbstverletzendem Verhalten.

Interprofessionelle Partner*in

In Supervisionen und interdisziplinären Besprechungen reflektiert Frau Karlson die einzelnen Schritte mit Frau Ross und die damit verbundenen Besonderheiten.

An der Übernahme von Verantwortung durch die Bezugspflegeperson zeigt sich die Managerrolle. Es gilt eigenverantwortlich für die eigene Abwesenheit für Vertretung zu sorgen, Frau Ross nur so viel Verantwortung abzunehmen wie nötig und ihre Ressourcen zu mobilisieren, um einen immer wiederkehrenden Klinikaufenthalt zu vermeiden. Dies ist ein ständiger Prozess des gemeinsamen Lernens und der gemeinsamen Entwicklung. Frau Ross fühlt sich im Hinblick auf die Entlassung gestärkt und selbstsicherer, unabhängiger und trifft wieder eigene Entscheidungen.

Manager*in

Frau Karlson nimmt im Verlauf unterschiedliche Rollen ein, z. B. die Rolle als Lehrende, indem sie Wissen vermittelt und Frau Ross Einblick in ihre Erkrankung und Gesundungsmöglichkeiten gibt. Dabei machen beide gemeinsame Lernerfahrungen.

Lernende und Lehrende

In der Rolle als Beraterin ist Frau Karlson Ansprechpartnerin sowie Begleiterin in Krisen und fördert die Selbstständigkeit und Autonomie von Frau Ross. In diesem Kontext kommt die Vorbildfunktion zum Tragen, beispielsweise im Verhalten in Auseinandersetzungen oder im Finden sowie in der Anwendung von Konfliktlösungsstrategien.

Professionelles Vorbild

Weiterführende Literaturempfehlung

DFPPP (2024): *Praxisempfehlung Beziehungsgestaltung mit Menschen mit Borderline-Persönlichkeitsstörung.* Zugriff am 11.12.2025 unter https://dfpp.de/wp-content/uploads/2024/10/PraxisempfehlungBeziehungsgestaltungBorderline_DFPP2024.pdf.

Knuf, A., Tilly, C. (2009): *Borderline – Das Selbsthilfebuch.* Bonn: Balance buch + medien verlag.

Rahn, E. (2013): *Borderline verstehen und bewältigen.* 4. Aufl. Köln: Balance buch + medien verlag.

Röhr, H.-P. (2006): *Weg aus dem Chaos – Das Hans-mein-Igel-Syndrom oder Die Borderline-Störung verstehen.* München: Deutscher Taschenbuch Verlag.

Schoppmann, S. (2003): *»Dann habe ich ihr einfach meine Arme hingehalten«. Selbstverletzendes Verhalten aus der Perspektive der Betroffenen.* Bern: Huber.

Wersin, P. & Schoppmann, S. (2019). *Selbstverletzendes Verhalten. Wie Sie Jugendliche unterstützen können.* Köln: Balance Buch + Medienverlag. Belletristik.

Belletristik

Kreismann, J., Straus, H. (2012): *Ich hasse dich – verlass mich nicht – Die schwarzweiße Welt der Borderline-Persönlichkeit.* München: Kösel.

Tilly, C., Offermann, A. (2012): *Mama, Mia und das Schleuderprogramm. Kindern Borderline erklären.* Bonn: Balance buch + medien verlag.

Literatur zu Essstörungen

Meermann, R. & Borgart, E.-J. (2006): *Essstörungen: Anorexie und Bulimie. Ein kognitiv-verhaltenstherapeutischer Leitfaden für Therapeuten.* Stuttgart: Kohlhammer Verlag.

Sammet, I., Dammann, G., Wiesli, P, Müller, M. (Hrsg.) (2016): *Adipositas. Interdisziplinäre Behandlung und psychosomatische Perspektive.* Stuttgart: Kohlhammer Verlag.

Leibl, C., Wach, G. & Voderholzer, U (2018): *Hilferuf Essstörung. Rat und Hilfe für Betroffene, Angehörige und Therapeuten.* Stuttgart: Kohlhammer Verlag.

III Verzeichnisse

Literaturverzeichnis

Akademische Fachgesellschaft Psychiatrische Pflege (AFG-PsyP) des Schweizerischen Vereins für Pflegewissenschaft (VFP) (Hrsg.) (2019): *Intensivbetreuungen erwachsener Menschen in psychiatrischer Behandlung: Empfehlungen.* Bern: Autor.

Aktion Psychisch Kranke (APK) e.V. (1991): *Zur Lage der Psychiatrie in der ehemaligen DDR. Bestandsaufnahme und Empfehlungen.* Zugriff am 30.10.2025 unter https://www.apk-ev.de/fileadmin/downloads/Zur_Lage_der_Psychiatrie_in_der_ehem._DDR_BMG-Bestandsaufnahme_und_Empfehlungen.pdf

Anderssen-Reuster, U. (Hrsg.) (2011): *Achtsamkeit in Psychotherapie und Psychosomatik.* 2. Aufl. Stuttgart, New York: Schattauer.

Andreasson, S., Allebeck, P., Engstrom, A., Rydberg, U. (1987): Cannabis and schizophrenia. A longitudinal study of Swedish conscripts. *Lancet*, 2, 1438–1486.

Arbeitskreis Pflege in der Deutschen Gesellschaft für Soziale Psychiatrie e.V. (DGSP) (1994): *»Pflegeprofil: Grundriss psychiatrischer Pflege«*, Köln.

Arens, E. A., Stopsack, M., Spitzer, C. et al. (2013). Borderline Personality Disorder in four different age groups. A cross-sectional study of community residents in Germany. *Journal of Personality Disorders*, 27(2), 196–207.

Bäuml, J., Pitschel-Walz, G. (2003): *Psychoedukation bei schizophrenen Erkrankungen.* Stuttgart: Schattauer.

Beauftragter der Bundesregierung für die Belange von Menschen mit Behinderung (o.D.): Die UN-Behindertenrechtskonvention. Übereinkommen über die Rechte von Menschen mit Behinderungen. Zugriff am 30.12.2025 unter https://www.institut-fuer-menschenrechte.de/fileadmin/Redaktion/PDF/DB_Menschenrechtsschutz/CRPD/CRPD_Konvention_und_Fakultativprotokoll.pdf

Beck, A. T. (1999): *Kognitive Therapie bei Depressionen.* Weinheim, Basel: Beltz.

Berkowitz, L. (1980): *Aggression.* In: Arnold W., Eysenck H. J., Meili R. (Hrsg.): *Lexikon der Psychologie.* Freiburg: Herder.

Böhm, E. (2005): *Seelenlifting statt Gesichtsstraffung. Älterwerden akzeptieren – Lebensantriebe reaktivieren.* Bonn: Psychiatrie Verlag.

Bohus, M., Wolf, M. (2009): *Interaktives Skills-Training für Borderline-Patienten. Manual zur CD-ROM für die therapeutische Arbeit.* Stuttgart: Schattauer.

Bowlby, J. (2006): *Trennung, Angst und Zorn.* München: Reinhardt.

Brown, G. W., Monck, E. M., Carstairs, G. M. (1962): Influences of family life on the course of schizophrenic illness. In: *British Journal of Preventive and Social Medicine*, 16, 55–68.

Buchholz, T., Schürenberg, A. (2005): *Lebensbegleitung alter Menschen, Basale Stimulation in der Pflege alter Menschen.* 2. Aufl. Bern: Huber.

Bundesgesetzblatt Jahrgang 2008 Teil II Nr. 35, ausgegeben zu Bonn am 31.12.2008, ab Seite 1419.

Chalier, S.(Hrsg.) (20212): *Fachpflege Gerontopsychiatrie.* München, Jena: Urban&Fischer

Degenhardt, L., Hall, W. (2006): Is Cannabis use a contributory cause of psychosis? In: *Canadian Journal of Psychiatry* 51, 556–565.

Deutsche Gesellschaft für Psychiatrie und Psychotherapie, Psychosomatik und Nervenheilkunde (DGPPN) (2022): *S3-Leitlinie Borderline-Persönlichkeitsstörung.* AWMF-Register Nr. 038–015. Zugriff am 07.11.2025 unter https://register.awmf.org/de/leitlinien/detail/038-015.

Deutsche Hauptstelle für Suchtfragen (DHS) (2013): *Alkohol – Risiken.* Zugriff am 07.11.2025 unter https://www.dhs.de/suechte/alkohol/risiken/.

Deutsche Hauptstelle für Suchtfragen (DHS) (o.D.): *Alkohol – Zahlen, Daten, Fakten.* Zugriff am 08.01.2026 unter https://www.dhs.de/suechte/alkohol/zahlen-daten-fakten/

Deutsches Netzwerk für Qualitätsentwicklung in der Pflege (DNQP) (Hrsg.) (2009): *Expertenstandard Entlassungsmanagement in der Pflege.* 1. Aktualisierung. Osnabrück: Hochschule Osnabrück.

Deutsches Zentrum für Altersfragen (2009): *Statistisches Informationssystem GeroStat*; Alzheimer Europe.

Dudeck, M., Barnow, S., Spitzer, C. et al. (2006): Persönlichkeitsstörungen und sexuelle Traumata bei forensischen Patienten mit Sexualdelikten. *Psychother Psychosom Med Psychol*, 56, 147–53.

Eink, M., Haltenhoff, H. (2006): *Basiswissen Umgang mit suizidgefährdeten Menschen.* Bonn: Psychiatrie-Verlag.

Ellis, A., Joffe Ellis, D. (2012): *Rational-Emotive Verhaltenstherapie.* München, Basel: Reinhardt.

Feil, N., Klerk-Rubin, V. (2013): *Validation: ein Weg zum Verständnis verwirrter alter Menschen.* 10. Aufl. München, Basel: Ernst Reinhard.

Fiechter, V., Meier, M. (1993): *Pflegeplanung. Eine Anleitung für die Praxis.* 9. Aufl. Basel: Recom.

Fischer, R. (2013): *Kontrolliertes Trinken – ein Ansatz in der Wohnungslosenhilfe.* Psychosozial, 13, 21–23.

Freud, A. (2000): *Das Ich und die Abwehrmechanismen.* 16. Aufl. Frankfurt a.M.: Fischer Taschenbuchverlag.

Freud, S. (1971): *Studienausgabe Band 6, Hemmung, Symptom und Angst.* Frankfurt a.M.: S. Fischer.

Gordon, M., Bartholomeyczik, S. (Hrsg.) (2001): *Pflegediagnosen: Theoretische Grundlagen.* München, Jena: Urban & Fischer, S. 13.

Gutensohn, S. (2000): *Endstation Alzheimer? Ein überzeugendes Konzept zur stationären Betreuung.* Frankfurt a.M.: Mabuse.

Hatch, F., Maietta, L. (2003): *Kinästhetik. Gesundheitsentwicklung und menschliche Funktionen.* 2. Aufl. München: Urban & Fischer bei Elsevier.

Herpertz, S. (2018): Neue Wege der Klassifikation von Persönlichkeitsstörungen in ICD-11. *Fortschr Neurol Psychiatr.* 86: 150–155. doi: 10.1055/a-0576-7149

Höll, T., Michel, P.-O. (1989): Irrenpflege im 19. Jahrhundert – Die Wärterfrage in der Diskussion der deutschen Psychiater, *Werkstattschriften zu Sozialpsychiatrie, 44.* Köln: Psychiatrie Verlag.

ICD-10-GM, Version 2026 (2026): ICD F.60.3. Zugriff am 22.08.2013 unter https://www.icd-code.de/icd/code/F60.3-.html

Jellinek, E. M. (1960): *The Disease Concept of Alcoholism.* New Haven: Hillhouse.

Knuf, A. (2006): *Basiswissen: Empowerment in der psychiatrischen Arbeit.* Bonn: Psychiatrie Verlag.

Kozel, B. (2015): *Professionelle Pflege bei Suizidalität.* Köln: Psychiatrie Verlag.

Krug, W. (2008): *Berufs- und Wirtschaftspädagogik, Newsletter*, September. Zugriff am 10.09.2013 unter www.bwpat.de//ht2008.

Kunze, H., Kaltenbach, L. (Hrsg.) (1996): *Psychiatrie-Personalverordnung – Textausgabe mit Materialien zur Erläuterung.* Stuttgart: Kohlhammer.

Löhr, M., Schulz, M., Nienaber, A. (2023): *Safewards – Sicherheit durch Beziehung und Milieu.* Köln: Psychiatrie Verlag

Magraf, J., Müller Spahn, F. (Hrsg.) (2009): *Pschyrembel, Psychiatrie, Klinische Psychologie, Psychotherapie.* Berlin: Walter de Gruyter.

Mattenklotz, J. (2010). Hilfe zur Selbsthilfe. Patienten finden Wege aus der Angstfalle. In: *Pflegen: Psychosozial* 1, S. 16–25.

Meleis, A. I. (1999): *Pflegetheorie – Gegenstand, Entwicklung und Perspektiven des theoretischen Denkens in der Pflege.* Bern: Huber.

Metzing, S. (2007): *Kinder und Jugendliche als pflegende Angehörige. Erleben und Gestalten familialer Pflege.* Bern: Huber.
Mowrer, O. H. (1947): On the dual nature of learning – a reinterpretation of »conditioning« and »problemsolving«. In: *Harvard Educational Review*, 17, S. 102–14.
Needham, I., Abderhalden, C. (2002): Bezugspflege in der stationären psychiatrischen Pflege. *Psychiatrische Pflege Heute*, 8, 189–193. doi: 10.1055/s-2002–33554.
Nitzschke, B. (2012): Beziehung zwischen Angehörigen und Pflegenden. Eine Chance, voneinander zu lernen. In: *Praxiswissen psychosozial*, 10, S. 47–50.
Peplau, H. (1997): *Zwischenmenschliche Beziehungen in der Pflege – ausgewählte Werke.* Bern: Huber.
Peplau, H. E. (1988): *Interpersonal Relations in Nursing.* London: Macmillan.
Perko, J. E., Kreigh, H. Z. (1988): *Psychiatric and Mental Health Nursing.* In: Schädle-Deininger, H., Villinger, U. (1996): *Praktische Psychiatrische Pflege.* Bonn: Psychiatrie Verlag.
Petermann, F., Nitkowski, D. (2015). *Selbstverletzendes Verhalten.* Göttingen: Hogrefe.
Preuss, U., Moggi, F.: (2024): *Affektive Störungen und Sucht.* Stuttgart: Kohlhammer.
Reddemann, L. (2007): *Imagination als heilsame Kraft – Zur Behandlung von Traumafolgen mit ressourcenorientierten Verfahren.* Stuttgart: Klett-Cotta.
Reichl, C., Kaess, M. (2021): Self-Harm in the context of borderline personality disorder. *Current Opinion in Psychology*, 37, S. 139–144.
Reinecker, H. (2005): *Grundlagen der Verhaltenstherapie.* Weinheim: Beltz.
Richard, N. (2004): Kommunikation und Körpersprache mit Menschen mit Demenz. Die Integrative Validation®. In: *Unterricht Pflege. Interaktion in der Pflege von Menschen mit Demenz*, 9 (5), S. 13–17.
Rieker, M.(2022): *Menschen mit Alkoholabhängigkeit begleiten:* Psychiatrie Verlag.
Rosenbach, C., Renneberg, B. (2023): Diagnostik von Persönlichkeitsstörungen nach ICD-11. In: *PSYCH up2date*, 17, S. 513–526. doi: 10.1055/a-1869–3209.
Ruthemann, U. (1993): *Aggression und Gewalt im Altenheim.* Basel: Recom.
Sauter, D., Abderhalden, C., Needham, I., Wolff, S.(Hrsg.) (2023): *Lehrbuch Psychiatrische Pflege.* Göttingen: Hogrefe.
Schädle-Deininger, H. (2006): *Fachpflege Psychiatrie.* München, Jena: Elsevier Urban & Fischer.
Schädle-Deininger, H. (2008): *Basiswissen: Psychiatrische Pflege.* Bonn: Psychiatrie Verlag.
Schädle-Deininger, H. (2010a). Menschen mit Angst professionell begegnen. Das Pflegephänomen Angst erkennen, einschätzen und pflegerisch begleiten. In: *Pflegen: Psychosozial* (1), S. 10–15.
Schädle-Deininger, H. (2010b): *Fachpflege Psychiatrie.* Frankfurt a. M.: Mabuse.
Schädle-Deininger, H., Villinger, U. (1996): *Praktische Psychiatrische Pflege – Arbeitshilfen für den Alltag.* Bonn: Psychiatrie Verlag.
Schmeck, K., Birkhölzer, M. (2021): Die Konzeption von Persönlichkeitsstörungen in der ICD-11. *Zeitschrift für Kinder- und Jugendpsychiatrie und Psychotherapie*; 49 (6), 480–485.
Schmiedgen, S. (2012): Der Glaube versetzt Berge. Wie viel Spiritualität ist erlaubt? In: *Praxiswissen psychosozial*, 11, S. 34–38.
Schoppmann, S., Herrmann, M., Tilly, C. (2015). *Borderline begegnen. Miteinander umgehen lernen.* Köln. Psychiatrie Verlag GmbH.
Schulz von Thun, F. (1981): *Miteinander reden 1 – Störungen und Klärungen. Allgemeine Psychologie der Kommunikation.* Reinbek: Rowohlt.
Skärsäter, I. (2010): *Evidenzbasierte Pflegeinterventionen für Menschen mit schwerer Depression und Angst. Empfehlungen für die Praxis.* In: Hahn, S., Schulz, M., Schoppmann, S. et al. (Hrsg.): *»Depressivität und Suizidalität« Prävention – Früherkennung-Pflegeinterventionen – Selbsthilfe.* Unterostendorf: Ibicura, S. 316–338.
Staack, S. (2004): *Milieutherapie. Ein Konzept zur Betreuung demenziell Erkrankter.* Hannover: Vincentz Network.
Stefan, H., Allmer, F., Schalek, K. et al. (2013): *POP – Praxisorientierte Pflegediagnostik.* Wien, New York: Springer.

Steinert, T. (2008): *Basiswissen: Umgang mit Gewalt in der Psychiatrie.* Bonn: Psychiatrie Verlag.

Steppe, H. (2001): *Krankenpflege im Nationalsozialismus.* Frankfurt: Mabuse.

Stoffers-Winterling, J., Krause-Utz, A., Lieb, K., bohus, M. (2021): Was wissen wir heute über die Borderline-Persönlichkeitsstörung? Aktuelles zu Ätiologie, Diagnostik und Therapie. *Nervenarzt,* 92, S. 643–652.

Teismann, T., Dorrmann, W. (2021): *Suizidalität.* Göttingen: Hogrefe.

Temes, C. M., Zanarini, M. C. (2018): The Longitudinal Course of Borderline Personality Disorder. *Psychiatr Clin North Am.* 41(4); S. 685–694. doi: 10.1016/j.psc.2018.07.002.

Thiel, H., Jensen, M., Traxler, S. (Hrsg.) (2006): *Psychiatrie für Pflegeberufe.* 4. Aufl. München: Elsevier, Urban & Fischer.

Townsend, M. (2012): *Pflegediagnosen und Pflegemaßnahmen für die psychiatrische Pflege, Handbuch zur Pflegeplanerstellung.* 3. Aufl. Bern: Huber.

Ullrich, L., Sitzmann, F., Schewior-Popp, S. (2004): *Thiemes Pflege. Das Lehrbuch für Pflegende in Ausbildung.* Stuttgart: Thieme.

UN-Behindertenrechtskonvention. Verfügbar über: http://www.aktion-mensch.de/inklusion/un-konvention-leicht-erklaert.php?et_cid=28&et_lid=86213 , Zugriff am 03.01.2026.

Vaughn, C., Leff, J. P. (1976): The measurement of expressed emotion in the families of psychiatric patients. In: *British Journal of Social and Clinical Psychology* (15), S. 157–165.

Watzlawick, P. et al. (1990): *Menschliche Kommunikation*, Bern: Hogrefe.

Watzlawick, P., Beavin J. D., Jackson, D.D. (2011): *Menschliche Kommunikation – Formen, Störungen, Paradoxien.* 12. Aufl. Bern: Huber.

WHO (2001): *World Health Report: 2001: Mental Health: new understanding, new hope.* S. 11. Zugriff am 26.11.2008 unter: http://www.who.int/whr/2001.

WHO (2007): *International Statistical Classification of Diseases and Related Health Problems. 10th Revision, Version for 2007.* Zugriff am 01.04.2009 unter: http://www.who.int/classifications/apps/icd/icd10online.

WHO (2011): *Europäische Region der WHO hat höchsten Alkoholkonsum weltweit. Mitgliedstaaten wollen den schädlichen Alkoholkonsum verringern.* Zugriff am 10.08.2013 unter: http://www.euro.who.int/de/what-we-publish/information-for-the-media/sections/latest-press-releases/european-region-has-heaviest-drinking-in-the-world.

WHO (2022). *Internationale Klassifikation der Krankheiten 11. Revision. Deutsche Entwurfsfassung.* Zugriff am 21.07.2024 unter: https://www.bfarm.de/DE/Kodiersysteme/Klassifikationen/ICD/ICD-11/uebersetzung/_node.html

Wiedemann, G. (2003): Psychoedukative Interventionen in der Behandlung von Patienten mit schizophrenen Störungen. In: *Nervenarzt*, 74, S. 789–808.

Wittchen, H. U. (1991): Der Langzeitverlauf unbehandelter Angststörungen: Wie häufig sind Spontanremissionen? In: *Verhaltenstherapie,* 1, S. 273–282.

Wittchen, H. U., Jacobi, F. (2001): Die Versorgungssituation psychischer Störungen – Eine klinisch-epidemiologische Abschätzung anhand des Bundesgesundheitssurveys 1998. In: *Bundesgesundheitsblatt,* 44, S. 993–1000.

Wittchen, H.-U. (1992): 10 goldenen Regeln zur Angstbewältigung als Materialbeigabe. In: *Pflegen: Psychosozial*, 1, 2010.

Wolfersdorf, M., Schüler, M. (2004): *Depressionen im Alter.* Stuttgart: Kohlhammer.

Wrase, J. (2009): *Menschen, Biere und Neurone. Neurobiologie und Sucht: Was Suchttherapeuten von den Neurowissenschaften lernen können.* Vortrag vom 02.04.2009. Zugriff am 10.08.2013 unter: http://www.ahg.de/AHG/Standorte/Remscheid/Klinik/Remscheider_Gespraeche/Hintergrund/34Neurobiologie_und_Sucht.html.

Zanarini, M. C., Hein, K. E., Temes, C. M. et al. (2023): Pathways to Health Reported by Patients with Borderline Personality Disorder with a Good Overall Outcome Versus a Fair-Poor Outcome Over 24 Years of Prospective Follow-Up. *J Pers Disord.* 37(4), S. 456–468. doi: 10.1521/pedi.2023.37.4.456.

Stichwortverzeichnis

R

S

T

U

V

W

Z